SEBASTIAN KRÜGER
backstage

SEBASTIAN KRÜGER

backstage

Verlag Gerd Hatje

Herausgegeben von Hans Joachim Neyer

Mitarbeit:
Friedrich Gross, Monika Herlt und Katharina Pieczyk

Erschienen 1994 im Verlag Gerd Hatje, Stuttgart
ISBN 3-7757-0534-1

Printed in Germany

Gestaltung: Peter Steiner
Herstellung: Ruth Wurster
Lektorat: Ute Barba
Reproduktionen: System-Repro, Filderstadt
Gesamtherstellung: Dr. Cantz'sche Druckerei,
Ostfildern-Ruit bei Stuttgart

Umschlagvorderseite:
William S. Burroughs mit Hund und Colt, 1989 (Kat. 103)
Umschlagrückseite: Mick Jagger, 1988 (Kat. 1)

INHALT

VORWORT

Wörtlich übersetzt, bedeutet *backstage* »hinter den Kulissen«. Seitdem aber Begriffe wie »öffentliche Meinung« oder »Diskussionsrunde« durch Vokabeln wie »Medien« und »Talkshow« ersetzt werden, bedeutet es auch noch etwas anderes als bloß »hinter der Bühne«.

Jeder weiß, was eine Talkshow ist. Talkmaster sind bekannter als die meisten Politiker, auf jeden Fall beliebter. Einige von ihnen, so Thomas Gottschalk, Alfred Biolek und Günther Jauch, hat Sebastian Krüger porträtiert. Über den moralischen Wert, insbesondere der politischen Talkshow, streiten die Fachleute. Die einen schätzen sie als eine »Übung in angewandter Demokratie«. Die Talkshow als »öffentlicher Raum zum Austragen von Gegensätzen«, der aus Untertanen »selbstbewußte Citoyens« (Henryk M. Broder) gemacht habe. Die anderen verurteilen die Talkshow als Teil des Showgeschäfts und nennen sie »Kulissendemokratie« (Klaus Plake), in der sehr viel intensiver und häufiger manipuliert werde als in der Politik.

Die Medienstars des internationalen Showgeschäfts aus Kultur und Politik posieren auf der kleinen Bühne von Sebastian Krüger. Neben seiner Staffelei stehen ihre Fotoporträts, die Ausgangspunkt seiner Karikaturen sind. Sie führen uns *backstage,* wo die medienbedingte Maske fällt, wo abgeschminkt wird. Hinter dem Star wird der Mensch erkennbar.

Dies wird deutlich beim Betrachten des Katalogtitels: Ein alter Mann und sein Hund. Man sagt, daß sich Mensch und Tier im Alter immer ähnlicher werden, wie ein altes Ehepaar. In unserem Titelbild lassen sich weitgehende Parallelen aufzeigen: Da korrespondieren die Augen des Menschen mit denen des Hundes. Die gleichen herabhängenden Mundwinkel. Öffnet der Mann seine Lippen, tropft ihm gleich seinem Hund ein ekelhaft grüner Speichel aus dem Mund. Erschießt er ihn gar, wäre der anschließende Selbstmord keine Überraschung.

Der Mann ist nicht irgendwer; er heißt William S. Burroughs und gehört zu den Vorläufern der literarischen »Beat Generation«. Heute zählt er zu den Kultfiguren des internationalen Showgeschäfts, die Sebastian Krüger bevorzugt mit Feder und Acryl aufs Korn nimmt. Wie jeder dieser Stars, hat auch Burroughs sein Markenzeichen: die Pistole. Sie erfüllt den gleichen Zweck wie das Lispeln des Literatur-Talkmasters: Wiedererkennen – Einschaltquoten.

1990 feiern die Medien das Musical *The Black Rider* als das Bühnenereignis des Jahres, eine »*Cats*-Version für Intellektuelle und Snobs« *(Der Spiegel),* die sich weltweit vermarkten läßt. Robert Wilson führte Regie im Hamburger Thalia Theater. Tom Waits schrieb die Musik und Burroughs das Buch.

Es basiert auf einem tragischen Ereignis, das der *Stern* vom 29. März 1990 folgendermaßen beschreibt:
»Während einer Party stellte sich Burroughs' Ehefrau voll Übermut ein Cocktailglas auf den Kopf und forderte ihren Mann auf, den Wilhelm Tell zu spielen. Der Drogenpoet griff zur Waffe, zielte zu tief und tötete seine Frau. Naheliegend auch, daß Burroughs, der jahrelang Junkie war, die *Freischütz*-Vorlage in eine Heroin-Parabel verwandelt hat: ›Zwischen Ziel und Auge‹, heißt es in *Black Rider,* ›fällt ein Schatten ... Finsternis am hellen Tag ... meine Hände kalt und taub ... ich taste nach den Kugeln wie ein Junkie nach dem letzten Stoff.‹«
Ein schöner Werbespruch, »... ich taste nach den Kugeln wie ein Junkie nach dem letzten Stoff«. Leben und Sterben im Rampenlicht. Medienstars wie Mick Jagger und Frank Zappa, Jack Nicholson und David Bowie wollten mit Burroughs arbeiten. Sebastian Krüger hat alle porträtiert, *on stage* und *backstage* zugleich. Bei Krüger bleibt Burroughs Kultfigur und alter Mann mit Hund in einem. Vielleicht liegt darin der besondere Reiz der Porträtkarikaturen von Sebastian Krüger: den Starkult durchschaubar zu machen.
Mein besonderer Dank für geleistete Unterstützung beim Zustandekommen dieser Ausstellung gilt zunächst dem Künstler, Sebastian Krüger. Dank auch an Hartmut Becker für geduldige Hilfestellung. Friedrich Gross betreute das Vorhaben wissenschaftlich. Das Katalogverzeichnis erstellte Katharina Pieczyk. Rolf Heinemann gestaltete die Ausstellung. Für die gute Zusammenarbeit möchte ich mich herzlich bedanken; auf seiten des Verlags vor allem bei Frau Ruth Wurster.

Hans Joachim Neyer

KÖPFE, DIE REIZEN

Friedrich Gross

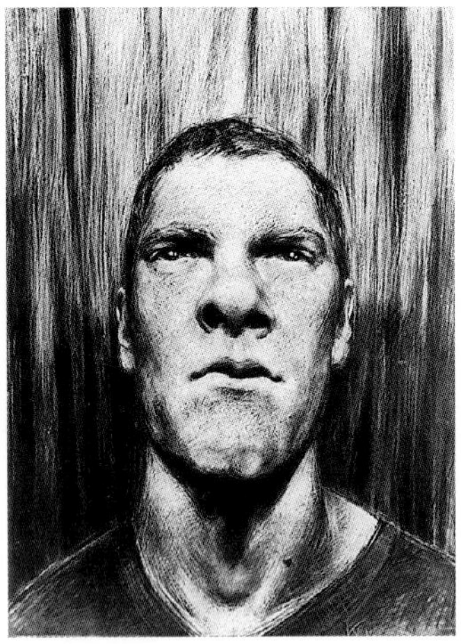

1 Sebastian Krüger: Selbstporträt nach Paßfoto, 1985 (Kat. 166)

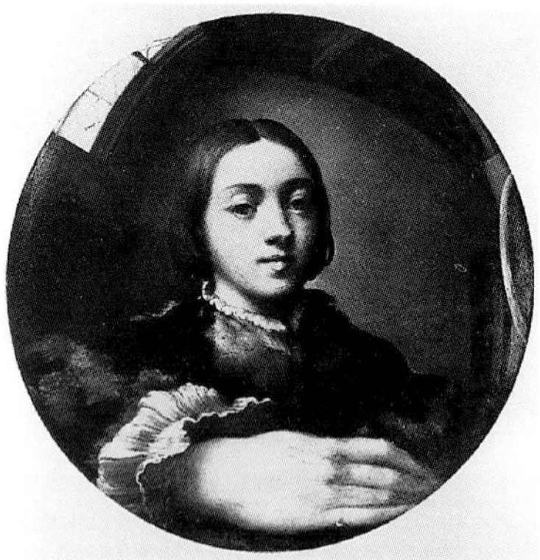

2 Parmigianino: Selbstbildnis im Konvexspiegel, 1524. Wien, Kunsthistorisches Museum

Energiestrotzend springen Sebastian Krügers Köpfe in den Blick, ob beim Grinsen Helmut Kohl das Überfett an die Seiten treibt, unter Glitzeräuglein (neueste Bundeskanzlerversion, September 1994),[1] ob der moralische Alptraumschriftsteller William Seward Burroughs sein spitz gezähntes Haifischmaul aufsperrt (1988, Abb. 7) oder ob der leichenfarbene Blödel-Showmaster Karl Dall – tieffallendes Augenlid hier, hochgetriebener Wachblick dort – unterm Nasenkolben die Lippenwülste schwaflerisch aus dem Bart stülpt (1991, Kat. 55): diese Ausdruckskraft bleibt des jungen Künstlers Mysterium und Qualitätszeichen.

Neben den Porträtkarikaturen, welche keineswegs Reißerisches scheuen, faszinieren Krüger Studien der eigenen Züge, Selbstbildnisse. Dem frontal dargebotenen Antlitz in *Selbstporträt nach Paßfoto* (1985, Abb. 1) verleihen schwingende Stauchungen, Verschiebungen gegen die Symmetrieachse, schwankendes Modellieren Ungreifbarkeit, ja eine Art Simultaneität der Ansichten. Herabgeminderte, verhäßlichte Formen stellen das Physiognomische auf eine harte Probe. Prosaisch wirkt die Situation der Automatenaufnahme, doch der übliche neutrale Vorhang wandelt sich zum vertikal fein zerfaserten, unregelmäßigen Raum, den oben Licht, unten Dunkel teilen. Daraus ragt der strukturdichtere Kopf. Kalte Distanz schaffen desillusionierende Farben, beschränkt auf bläuliches Hellgrau, Weiß, Schwarzbraun, Schwarz. Merklich vergrößertes Kinn und verkleinerte Stirn suggerieren perspektivische Verkürzung, als ob der Kopf sich höbe. Doch Untersicht fehlt bei der abgeflachten Kinnpartie, und das Antlitz kippt in die Vertikale zurück, schonungslos dem Licht ausgeliefert, das schräg von vorne oben kommt und die zurückgenommene Stirn dennoch vergeistigt. Diese Preisgabe in Fotohelligkeit wird durch das kurze Haar und die enganliegenden Ohren radikalisiert: Dekorative Abschweifungen fehlen. Halt vermitteln tiefe Schatten des Hals-Kinn-Teils, der Oberlippe, Nasenlöcher, Augenhöhlen. Aus zusammengekniffenen Augen, die unschön auseinanderliegen, richtet sich der Blick sucherisch in die Höhe und Weite. Wahrheitspathos prägt diese Künstleraugen. Hier gibt es keinerlei Schwanken.

Verzerrungen bei der Ich-Analyse nutzte wohl erstmals der Lombarde Francesco Mazzola (Parmigianino), der 1524 ein *Selbstbildnis im Konvexspiegel* auf eine kleine Holzkalotte malte (Abb. 2). Auch die zeichnende, vergrößerte Schöpferhand vorn in der Mitte wird gekrümmt, fast teigig gedehnt, und im gleichsam rotierenden Raum bietet nur der verkleinerte Kopf, Sitz des Geistes, Konstanz. Diese idealistische Sicht, welche alles Vorhandene unsteten Veränderungen anheimgibt – außer der ideenerfüll-

ten Schönheit des jugendlichen Genies, die Giorgio Vasari rühmte –, bleibt durch Jahrhunderte getrennt von der prosaischen Auffassung Krügers, dessen Verzerrungen das eigene Gesicht erobern. Häßliches erscheint unter dem betont modernen Apparatelicht noch bekräftigt, und bei allem perspektivischen Schwanken der Person erweist sich allein das Prinzip des Strebens nach künstlerischer Wahrheit als stabil, das sich in den energievollen Lichtpunkten der kaum sichtbaren Augen konzentriert.
Doch wie milde oder scharf verfahren Stift und Pinsel von Sebastian Krüger, wenn es ans Karikieren heutiger Berühmtheiten geht? Ist der Künstler fair? Behält seine Kritik Biß? Welche Verzerrungen werden ausdruckspräzisierend und -steigernd eingesetzt?

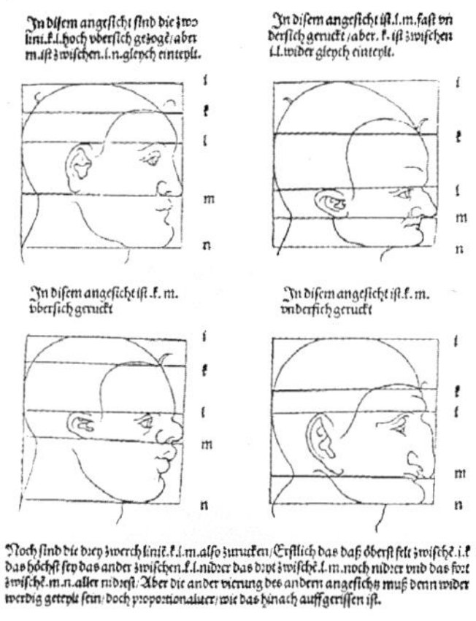

3 Albrecht Dürer: Proportionsstudien von Kopf und Gesicht, 1528. Holzschnitte aus: Vier Bücher von menschlicher Proportion…, Nürnberg M.D.XXiij, Das drytt Buch (unpaginiert)

Verzerrungssysteme

Das Repertoire moderner Karikatur lebt aus historischen Erfahrungen. Wenn Albrecht Dürer in seiner 1528 veröffentlichten Proportionslehre des Menschen auch die Größenverhältnisse von Kopf und Gesicht systematisch variierte (Abb. 3), so erprobte er Abwandlungsmöglichkeiten, um eine Norm, um das, was Schönheit sei, eingrenzen zu können. Wie Dürer hielt Leonardo da Vinci am ästhetischen Grundprinzip der Schönheit fest, gelangte aber durch Beobachtungen von Volkstypen im Alltag zur Darstellung grotesker Köpfe, deren Häßlichkeit er wohl bewußt steigerte und deren Gesichter er starken Formkontrasten unterwarf. Fortan wurden »normale«, »schöne« und »häßliche« Köpfe häufig vergleichend dargestellt; ein augenfälliges Beispiel bietet das gezeichnete *Sammelblatt mit fünfzehn Köpfen* (1574) von Daniel Lindtmayer (Abb. 4), das Jugend und Alter, Heiliges und Profanes, Schönes und Häßliches miteinander konfrontiert, wobei die Maßstäbe ins Schwanken geraten.

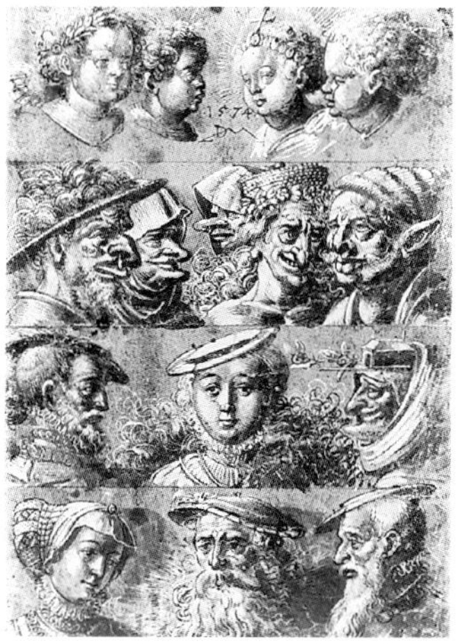

4 Daniel Lindtmayer: Sammelblatt mit fünfzehn Köpfen, 1574. Feder in Schwarz, laviert, weiß gehöht, auf dunkelgrau grundiertem Papier, 30,1 x 20,6 cm. Karlsruhe, Staatliche Kunsthalle

Geometrisch exakt berechnete Verzerrungen lieferte die Anamorphose, deren Bilder aus einem bestimmten Blickwinkel oder mit Hilfe eines entsprechenden Spiegels wieder entzerrt erscheinen konnten. Die kunstgeschichtlich wohl berühmteste Anamorphose enthält der untere Mittelteil des Gemäldes *Die Gesandten* (1533) von Hans Holbein dem Jüngeren: Ein längliches, diagonal angeordnetes Gebilde erweist sich bei der Betrachtung schräg von unten her als Totenschädel, der auf das Vergängliche, Vergebliche des menschlichen Strebens und seiner Kunst »versteckt« hindeutet. Zum attraktiven Modespielzeug für Wunderkammern wurde die Anamorphose im Barock. Das barocke Ölbild (um 1635) eines französischen

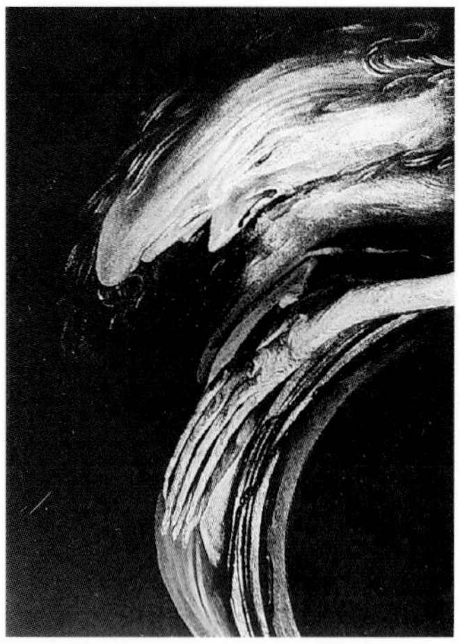

5 Französischer Caravaggio-Nachfolger: Der heilige Hieronymus im Gebet, um 1635 (Ausschnitt). Öl auf Leinwand, 42,4x58,5 cm. Utrecht, Centraal Museum. Anamorphose für einen zylindrischen Spiegel

Caravaggio-Nachfolgers zeigt – schaurig schön – den stark krümmungsverzerrten *Heiligen Hieronymus im Gebet* (Abb. 5).[2] Die innere Bogenfläche unserer Abbildung ist Teil jenes Kreises, auf den ein zylindrischer Spiegel gleichen Durchmessers gestellt wird, in welchem das Motiv des liegenden Bildes aufrecht und proportionsrichtig erscheint. Das eigentliche Gemälde bildet hier mithin nur ein vorläufiges Stadium der visuellen Überraschung.

Keine Entzerrung verlangt die Porträtkarikatur *Chet Baker* (1989, Abb. S. 38) von Sebastian Krüger, deren Krümmungsstauchung gleichwohl an den anamorphotischen heiligen Hieronymus erinnern mag. Mehr noch: Gab Dürer bei der Profilsicht des Kopfes eine gerade, konvexe und konkave Linie an, nach der sich die jeweilige Gesichtsverformung richten konnte, so läßt sich gewiß der *Chet-Baker*-Kopf Krügers auf die Möglichkeit des Konkaven zurückführen.

Solange ein künstlerischer Schönheitskanon bestand, der sich Idealen der Antike und Hochrenaissance verpflichtet fühlte, gehörten individuelle körperliche Besonderheiten, Abweichungen und vor allem Bauern-, Bettler- und Lohnarbeiterfiguren in der Kunst einem Niederen Stil an. Da die Karikatur ganz selbstverständlich Absonderliches, Groteskes, Häßliches gestaltete, wurde sie als künstlerische Gattung von vornherein den niedersten Bereichen des Niederen Stils zugerechnet. Doch in den politischen, sozialen und kulturellen Revolutionen des 18. und 19. Jahrhunderts zerbrachen auch die traditionellen Schönheitsnormen und künstlerischen Wertesysteme, und viele Abstraktionsmöglichkeiten, die sonst nur in der Karikatur Narrenfreiheit besaßen, wanderten als legitime Gestaltungsweisen zur sogenannten Hochkunst ab. Auch neigte sich der Hohe Stil kräftig nach unten. Den Rest besorgten die Entgrenzungen der Klassischen Moderne, vor allem die Befreiungen des experimentierfreudigen Surrealismus. Die Karikatur büßte dabei sogar ihre Avantgarde-Rolle gegenüber »hochkünstlerischer« Malerei und Graphik ein. Schönheit hat sich seither aufgelöst in einen kontextabhängigen Plural und spielt hinsichtlich der gegenwärtigen Kunst kaum noch eine Rolle. (Anders freilich steht es mit dem Einfluß insbesondere von Frauenschönheit auf Reklame und Medien.) Überraschung und Spaß, die man heute auf Jahrmärkten in entsprechenden Kabinetten über Dehnungen, Längungen, unregelmäßige Verzerrungen und teilweise oder völlige Auflösungen im zylindrisch, konkav, konvex oder irregulär gekrümmten Großspiegel empfinden kann, setzen als Kontrast nicht feste Schönheitsvorstellungen voraus, sondern lediglich die Norm des ebenen Spiegels, welcher ein (seitenverkehrtes) Bild ohne ästhetische Festlegungen, Beschränkungen liefert. Eine solche Norm schlichter Abbildungsähnlichkeit, wie sie das »unbewaffnete« gesunde Auge beständig aufrechterhält, mag auch die speziell dazu trainierte Fotografie bieten. Demgegenüber lassen sich in unserer Zeit Verzerrungssysteme aller Art mit Hilfe geeigneter Linsen und Linsenkombinationen oder vermittels des Computers erzeugen.

Diese Situation moderner Möglichkeiten und Tabulosigkeit kann der Karikaturist dazu nutzen, sich an Arbeiten von Vorgängern oder Künstlerkollegen zu orientieren, letztlich bleibt er aber der eigenen künstlerischen Phantasie und Entscheidungsfreiheit überlassen. Sebastian Krüger ist weit davon entfernt, ein bestimmtes Verzerrungssystem als allein gültig und wesensgemäß anzuerkennen, das er konsequent in jedem Fall anwenden würde. Vielmehr gibt er sich dem Spiel spontan quellender Intuitionen anheim und erreicht eine erstaunliche Ausdrucksvielfalt. Zur Krümmungsverzerrung des erwähnten *Chet-Baker*-Kopfes (1989, Abb. S. 38), welche expressives Wollen des älteren Cool Jazz romantisierend, ja nostalgisch veranschaulicht, wobei das Graublau Licht und Farbe von Jazzkellern und Kneipennächten, das zerfurchte Gesicht den Alterungsprozeß (Grufti-Look) widerspiegeln, kontrastiert beispielsweise entschieden die stechend formenklare Längung bei *Gianfranco Fini* (1994, Abb. 6), verbunden mit weiteren Proportionsabwandlungen. Während Krügers *Chet Baker* titanisch einen Sound-Raum erschafft, in den er sich zugleich hineinformt (die Faszination gewinnt mythische Kraft), bleckt der aalglatte Neofaschist Fini als berechnender Demagoge ohne Geheimnis den Betrachter aus ekelhafter Nähe frontal an. Die geschrumpfte Stirn, deren Stauchung durch das dunkle, rechtsseitig ausgreifende Haar noch bekräftigt erscheint, gibt den Mangel an geistiger Humanität deshalb so schlagend zu erkennen, weil der riesige offene Mund, in dem kariöse Hauerzähne starren, eine starke Spannung zur Stirn vermittelt. Nur physisch-materielles Freß- und Volksredenorgan ist dieser Mund, dessen Zunge sich abstoßend fleischig nach oben wälzt, und der die Gesichtspartie unterhalb der schiefen Kolbennase vollständig beherrscht, so daß Wangen Streckfalten werden und Kinn und Hals verschwinden. Die übergroße Intelligenzbrille, welche den Blick zu den hochgezogenen Beelzebub-Ohren leitet, verdeutlicht die Abstands- und Horizontenge fanatisch emporgewendeter Augen. Kaltblaues Bühnenlicht stößt das rosabräunliche Gesicht mit roten Lippenwülsten nach vorn und streift dessen Seite.

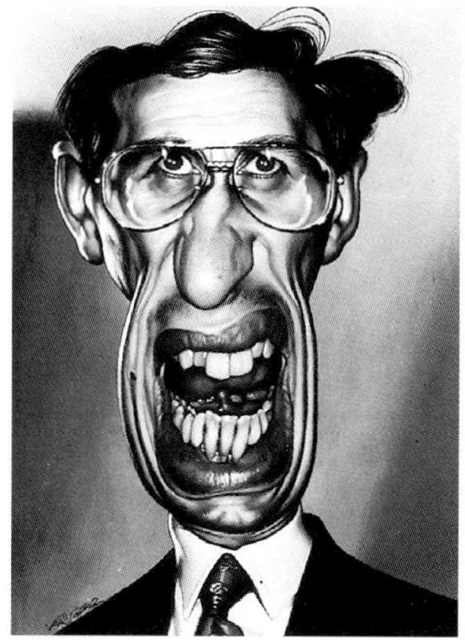

6 Sebastian Krüger:
Gianfranco Fini, 1994 (Kat. 88)

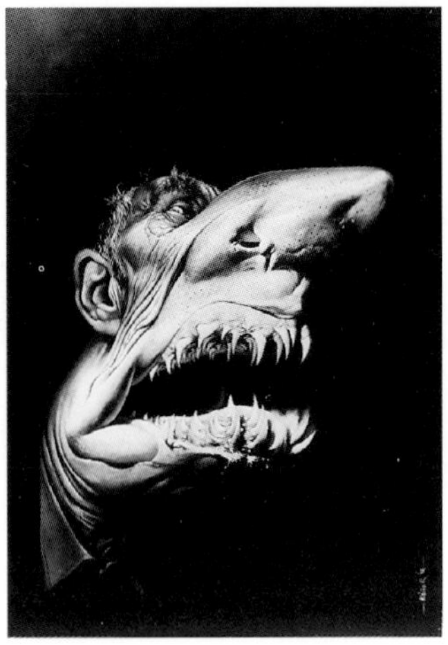

7 Sebastian Krüger: »Sharky« (William S. Burroughs), 1988 (Kat. 58)

Sebastian Krüger verwendet auch die gängige Birnenform für Kanzler-Kohl-Köpfe und mag an jene Birne denken, die Jean Mulatier mit der amerikanischen Flagge versah und ihr umrißgerecht den Kopf des früheren USA-Präsidenten Richard Nixon einfügte – die Birne als fruchtige Aura![3] Noch näherliegend erscheint ein Bezug Krügers zur Ur-Birne der Karikatur, zur Kopfbirne des Juste-Milieu- und Bürgerkönigs Louis Philippe (Regierungszeit 1830–1848), die Charles Philipon 1831 erfand und die bald andere Karikaturisten seines Verlages übernahmen. Kohl als Kanzler einer Zweidrittelgesellschaft mag satirisch zu jenem französischen König der prosperierenden Bourgeoisie passen. – Übrigens wurde ein freundlich lächelnder Kohl auf dem Titelblatt der Nummer 34 (22. August 1994) des modernen Nachrichtenmagazins *Focus* als *Der Bürger-King* apostrophiert, was zugleich an den – für Karikaturisten – birnenförmigen Louis Philippe und, eliminiert man in Gedanken die Ü-Pünktelchen, an das entsprechende Fast food eines überall gegenwärtigen amerikanischen Konzerns denken läßt.

Physiognomisches und Mimik

Das Raubtier Mensch findet wohl den treffendsten Ausdruck als groteskes, luftatmendes Hai-Wesen, doch wenn Sebastian Krüger – halb verabscheuend, halb verehrend – den Meister William Seward Burroughs als *»Sharky«* (1988, Abb. 7) porträtierte, so gab er zugleich einer Obsession nach, welche ihn seit Kindertagen verfolgt: Alptraumbild des heranschießenden Hais, der gierig das Maul mit unzähligen Zahnspitzen aufreißt. Knapp ist der Künstler dem Monstrum auf dem *Selbstporträt mit Hai* (1987/88, Abb. S. 135) entronnen und kann ihm dankend eine Limonadendose in den Rachen werfen. Alles Fremde, Zerstörerische, alles Feindliche, Menschenfeindliche ist für Krüger im Bewußten oder Unbewußten, im Privaten oder in der Sozietät »Hai«. Mit Fleiß, Hingabe und dem Wissensdrang eines Aldrovandi, Buffon, Brehm beobachtete der Künstler Haifische (auch mit Hilfe von Film und Video), ging viele Bücher durch und zeichnete akribische Studien. So verband er bestürzend augenfällig Tier- und Menschenphysiognomie und überführte die humane in theriomorphe Mimik: Burroughs erscheint eben nicht etwas unscharf als gütig lächelnder Bürger unter weichem Hut wie auf dem Schutzumschlag der ins Deutsche übersetzten Biographie von Barry Miles (Mai 1994),[4] sondern als derjenige, welcher schonungslos Pforten zur drogenerzeugten Halluzination, zu Psychosen, zum physischen Suchtverfall des Leibes, zum Verbrechen, zu sexuellen Extremen, Perversionen, zu vertiertesten Niederungen der modernen Großstadtgesellschaft aufreißt und seinem Wort den verwundenden, angstschaffenden Biß des »Hais« verleiht. Bräunlichgraue Junkie-, Leichen- und Monsterfarben und das drohend schummernde, ungreifbare Dunkel lassen angesichts der diagonal vorpreschenden Bestie, welche ihr Auge bösartig verdreht, das Blut angenehm stocken.

Geheimes Verständnis für Übereinstimmung von menschlichem und tierischem Ausdruck zeigten bereits antike Figuren bocksbeiniger, geschwänzter Satyrn, deren grobe, verschmitzte Gesichter mit struppigen Haaren und Bärten dionysische Orgien und Alkoholsüchte voraussetzen mochten. Systematisch stellte wohl als erster Giovanni Battista della Porta in seinem Werk *De humana physiognomia Libri IV* (1586) nach antiken Quellen und Vorbildern Parallelen von menschlichen und tierischen Physiognomien zusammen. Auf dieses Werk griffen der französische Barockmaler Charles Le Brun (1619–1690), der sich mit dem mimischen Ausdruck menschlicher Leidenschaften nach der Klassifizierung des René Descartes befaßte (Abb. 8), und Johann Caspar Lavater in seinen *Physiognomischen Fragmenten zur Beförderung der Menschenkenntnis und Menschenliebe* (1775–1778) zurück.

Lavaters phantasievolle, reich illustrierte und zumeist wenig haltbare, jedoch europaweit berühmte Zuordnungen konstitutionsbedingter Kopf-, Schädel- und Antlitzformen (Physiognomien) sowie situationsabhängiger Veränderungen von Gesichtszügen (Mimik) zu bestimmten psychischen Vermögen, Persönlichkeitseigenschaften und Emotionen wurden geistvoll von Georg Christoph Lichtenberg verspottet, der 1799 in seinem *Fragment von Schwänzen* eine Charakterkunde der Sau-, Doggen- und Purschenschwänze skizzierte und beispielsweise einem kleinen, krummen *Purschenschwanz* folgenden Ausdruck zuschrieb: »Satyrmäßig verdrehte Meerrettichform. Der Kahlköpfigkeit letzter Tribut, an Schwanzheit bezahlt. Alte Feldmarschallskraft, zu Fähnrichsnatur aufpomadet, aufgekämmt und aufaffektiert. Kampf zwischen Natur und Kunst, wo beide auf dem Platz bleiben.«[5] Zwar griff Sebastian Krüger diese Parodie nicht auf, als er zwei Lichtenberg-Karikaturen zum zweihundertfünfzigsten Geburtstag des Schriftstellers und Physikers fertigte, doch in *Geistesblitz* (1992, Abb. 9) rückte er den am Pult Schreibenden ins Profil, wie der besessen schmunzelnd und mit lustigem Augenrollen – pointierte Verschränkung komischer Physiognomie und Mimik – einen physikalischen Zickzackstrahl empfängt,

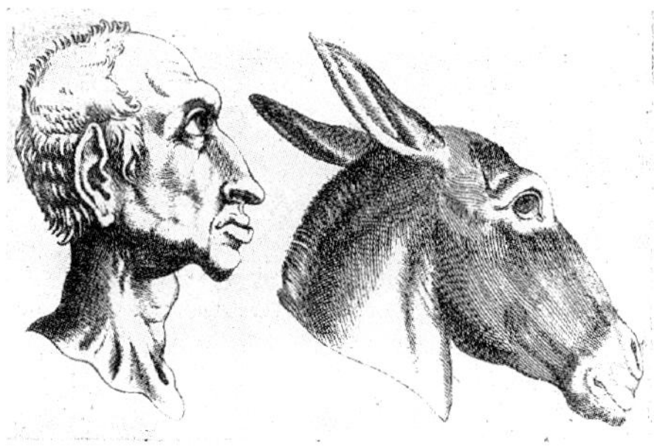

8 Nach Carles Le Brun: Parallele zwischen Mensch und Esel, um 1668. Illustration aus: Louis-Jean-Marie Morel d'Arleux: Dissertation sur un traité de Charles Le Brun, concernant le rapport de la physiognomie humaine avec celle des animaux, Paris 1806

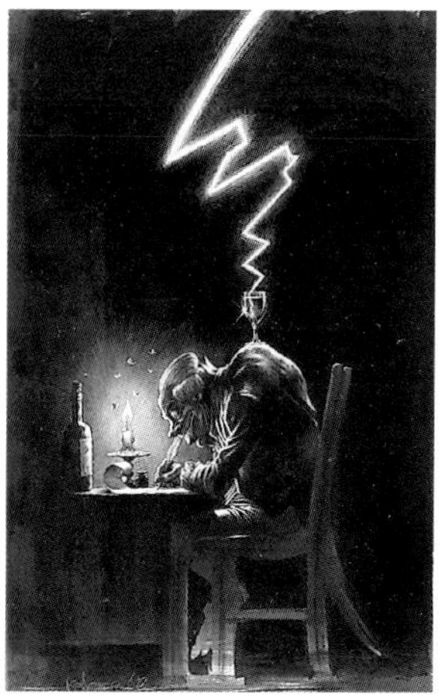

9 Sebastian Krüger: Geistesblitz, 1992 (Kat. 177)

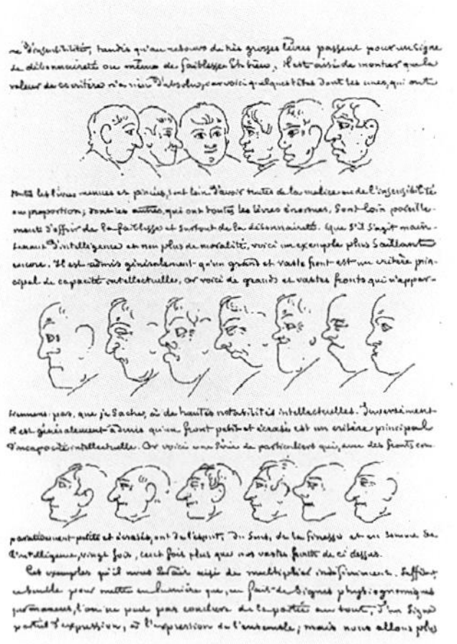

10 Rodolphe Töpffer: Lippen- und Stirnformen können nicht eindeutig den Eigenschaften der Gefühllosigkeit, Gutmütigkeit, Schwäche, Dummheit oder Intelligenz zugeordnet werden. Aus: Essai de Physiognomie, 1845, S. 18

vielleicht zum Ärger Goethes oder eines ernsten Genies: Benjamin Franklins Blitz, mit dem der Göttinger Professor sich intensiv und lange herumschlug, fährt in das Rotweinglas, welches den versteckens- und verachtenswürdigen Buckel ziert – fertig ist der alkoholische Witz-Blitz und ein neuer Aphorismus! Lichtenbergs Aufklärung lebe!

Für eine Geschichte der Porträtkarikatur und ihrer physiognomischen und mimischen Möglichkeiten hochbedeutsam erscheint der *Essai de Physiognomie* (1845) von Rodolphe Töpffer (Abb. 10). Sehr kritisch gegenüber Lavater, hielt sich dieser Schriftsteller und Künstler bei der psychologischen Interpretation physiognomischer Formen zurück und bevorzugte die Deutung des mimischen Ausdrucks. Daß aber Köpfe und Gesichter, mit wenigen Strichen hingeworfen, bereits sehr unterschiedliche Anmutungen hervorrufen, dies demonstrierte Töpffer höchst überzeugend. Seither entwickelte sich eine Ausdruckspsychologie, die im Werk von Ludwig Klages (beispielsweise *Ausdrucksbewegung und Gestaltungskraft,* 1913) noch stark spekulative Momente enthält, sich jedoch vermittels der Konstitutionstypologie von Ernst Kretschmer (*Körperbau und Charakter,* 1921), exakter Verhaltensbeobachtungen, Experimente, statistischer Verfahren zur ernsthaften Wissenschaft wandelte und durch Robert Kirchhoff (*Ausdruckspsychologie,* 1965, Band 5 des *Handbuches der Psychologie*) eine solide theoretische Grundlegung erfuhr. Rasch folgten bis heute große Fortschritte und starke Differenzierungen der fachlichen Ausdruckspsychologie. Wie weit deren Ergebnisse von Karikaturisten und Kunsthistorikern genutzt werden, muß hier dahingestellt bleiben.

Eine zentrale Rolle im Werk des Sebastian Krüger spielen Porträtkarikaturen, die das menschliche Gesicht zum Hauptgegenstand machen und letztlich aus der Faszination durch physiognomisch und mimisch Auffallendes, Überraschendes, Anreizendes leben. Der arbeitende Gesichtsausdruck vermag prinzipiell – ob von Bühnen, Kinoleinwänden, Bildschirmen her oder in persönlichen Einzel- und Gruppengesprächen – das Empfinden, Denken, ja Verhalten der Partner entscheidend zu beeinflussen, sogar zu steuern, und Krüger wird nicht müde, darauf hinzuweisen, daß hier Muster wirken, die bereits durch den Blickkontakt von Kleinkind und Mutter beim Milchsaugen an der Brust begründet wurden. Die »reine« Porträtkarikatur, welche ihre satirischen Umwandlungen auf Kopf, Gesicht oder Halbfigur beschränkt, nimmt entgegen landläufigen Auffassungen nur einen geringen Teil des Gesamtgebietes der Karikatur ein, und unter »raren« Porträtkarikaturisten wie Gerard Alsteens, Finn Graff, David Hughes, Jean Mulatier und vielleicht Erich Sokol ragt Sebastian Krüger vor allem als verfremdungswendiger, ausdruckssteigernder Maler (nicht so sehr als Zeichner) heraus, als malender Meisterphysiognom und -mimiker.

Künstlerische Kraft zur Ausdrucksvielfalt beweisen nicht allein Krügers Porträtkarikaturen und Musikerporträts der Rockgruppe »Rolling Stones« in Form von Studien, Einfällen, Variationen, Bildnisfolgen, sondern auch gemalte und gezeichnete Kopfserien zu Politik, Schauspiel, Film, Fernsehen, ob in humorvoll und sarkastisch hinterfragter »stage«-Pose der Prominenten und Stars oder in untertreibendem, auch jämmerlichem »backstage«. Gewiß setzt Krüger hier Traditionen fort, die bis zu Apostel-, Heiligen-, Papst-, Königs- und Kaiserserien, Galerien römischer Helden und berühmter Männer, Porträts für Künstlervitensammlungen (Giorgio Vasari 1550/1568, Joachim von Sandrart 1675, Jean Baptiste Descamps 1753) seit Renaissance und Barock zurückreichen. In eine Blüte-, ja Wucherzeit für Karikaturen, in die Epoche der Französischen Revolution von 1789, ragte die opulente Farbgraphikserie *Portraits des grands hommes, femmes illustres et sujets mémorables de France, gravés et imprimés en couleurs dédiés au roi,* die als Kopfensemble Fürstinnen, Fürsten und Könige Frankreichs, als kleine Szenenbilder deren hervorragendste Taten bot, noch hoffnungsfroh 1786 begann, jedoch 1792 einging, pünktlich zum Fall der Monarchie. Später führte Helden und Widersacher der Revolution ein eigener Bildnisband der *Tableaux historiques de la Révolution Française* (Paris 1802) vor Augen. Reihen von Porträtkarikaturen rissen im 19. Jahrhundert der stimulierenden Umwälzungen nicht ab. Köpfe und Tierleiber vereinigte die Serie *La Ménagerie Impériale* (1870) von Paul Hadol, welche zwanzig Jahre Zweites Französisches Kaiserreich karikierte. Solche und andere historische Serienfäden nimmt Sebastian Krüger auf, wenn er für eine Telefonkartenreihe des Nachrichtenmagazins *Der Spiegel* die Bundespräsidenten von Heuss bis von Weizsäcker mit spitzem Stift erfaßt (Abb. 15) oder in sensitiver Feinmalerei zur Bundestagswahl 1994 für den *Stern* sechs Politikern der Wiedervereinigungs- und Kohl-Zeit am physiognomischen und mimischen Zeuge flickt: der grinsenden Fett-Birne selbst, dem »Pfuinanz«(Alfred Jarry)-Kraftmeier Theo Waigel, dem SPD-Chef Rudolf Scharping (dynamische, aber starre Puppe), dem FDP-Außenminister Klaus Kinkel, dem PDS-Weisen Gregor Gysi (welch funkelnde Warzen und Intelligenz!), dem starken Obergrünen Joschka Fischer.

Lachen in jovialer oder teuflischer Über-Mimik, Narretei durchwirkt die Porträtkarikatur Krügers – kein anderer Karikaturist erreicht ihn darin –,

11 Wilhelm Busch: Lachender Teufel. Fotozinkographie aus: Wilhelm-Busch-Album. Humoristischer Hausschatz, München 1893 (5. Auflage), S. 3. Titelvignette zu: Die Fromme Helene, Erstausgabe 1872

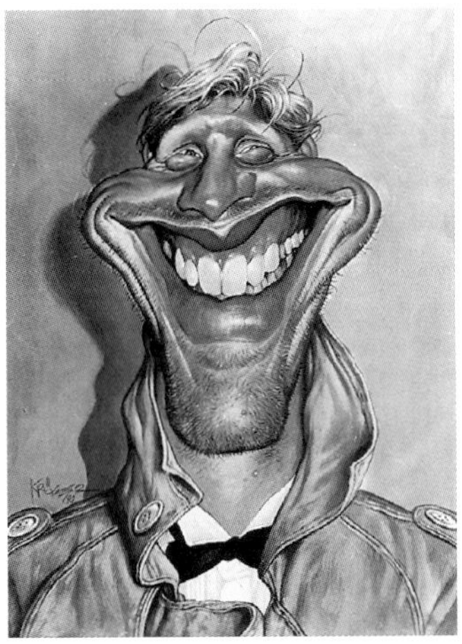

12 Sebastian Krüger: Boris Becker, 1990. Nach: Alles wird besser! Karikaturen von Sebastian Krüger, Novemberblatt, Lappan Verlag, Oldenburg 1994

jenes von der »Hochkunst« stets verachtete, verdrängte Lachen, welches Realisten des Niederen Genrestils in den Niederlanden des 17. Jahrhunderts, zum Beispiel Judith Leyster und Frans Hals, aus dem ästhetischen Untergrund befreiten. Auch Wilhelm Busch bevorzugte das Lachen, steigerte es nicht selten zur herzhaften Teufelsgroteske. Wenn Sebastian Krüger die Physiognomie generell durch Mimik ausdruckspointierend umformt und die Grenzen zwischen konstitutionell festen und a priori beweglichen Gesichtspartien eigenwillig auflöst, um Expressionsenergie freizusetzen, so gibt ihm das Lachen eine besonders günstige Gelegenheit. Während die Teufelchenvignette des kulturkämpferischen Stücks *Die Fromme Helene* (1872) von Busch (Abb. 11) das Fratzengrinsen durch eine den Mund verdeckende, ersetzende Schriftrolle (eben der nationalliberalen Katholizismusparodie des Autors) noch viel breiter zieht (seitliche Haltekrallen bekräftigen das In-die-Breite-Ziehen und Grinsen), so stechen bei Krügers *Boris Becker* (1990, Abb. 12) die lachend gedehnten Mundwinkel scharf ins noch übrige überstraffe Wangenfleisch. Welche Lauthalsigkeit des Lachens – und welches Grienen! Unter dem kleinen Brauenbogen blinken lustige Äuglein zwischen zusammengeschobenen Lidern. Die Nase dominiert breit, die Stirn verschwindet unterm winzigen Blondhaarscheitel. Was riesig trapezförmig nach unten ragt, sind die Unterlippe – großer oberer Zahnbogen und Zahnfleisch springen in den Blick – und das Bartstoppelkinn. Des flapsigen Tennisstars Lümmelmaul gibt entschieden den Ausschlag, aber so etwas wie Geist hat sich in ein winziges »Denkgehäuse« (Wilhelm Busch) über dem Lach-Trapez verkrochen. Grundformen-Dümmlichkeit (Trapez plus haarbesetzter Kleinbogen) bietet die Visage des Vielverlierers. Psyche wird in der Verzerrung schieres Fleisch, dieses verzerrt sich zu Psyche – Grundprinzip der Karikatur des jungen Meisters, dessen brillante Malerei, sensibel und dennoch großzügig, nur rein Materielles vergegenwärtigt: vergängliches, weiches Seelenfleisch.

Malerei als Karikatur

Unfug allein läßt »Freie Malerei« (so der Kunsthochschul-Fachjargon) als »Hochkunst« weit über der »Karikatur« rangieren, denn es gibt nur gute, weniger gute und schlechte Kunst, und wer dürfte den ersten Stein werfen oder es der Karikatur prinzipiell verbieten, sehr gute Kunst zu werden oder zu sein? Sebastian Krüger gehört zu jenen eigenständigen Künstlern – und das sind nicht wenige in der Kunstgeschichte –, die zwar an einer Kunstaka-

demie studierten, jedoch zu scharfer Opposition gegen den Arbeits-, Lehr- und Korrekturbetrieb fanden, wie beispielsweise die deutschen Romantiker Caspar David Friedrich und Philipp Otto Runge. Dennoch zeigt Krügers Malerei und Graphik »akademische« Wendigkeit, und diese ästhetische Freiheit erlaubt es dem Künstler, auch jene durchtriebene, höchst »akademische« Naivität, ja Unbeholfenheit beispielsweise eines Ernst Kahl zu schätzen, von der er selbst in seiner Kunst so weit entfernt ist. Könnte man sagen, daß Karikatur generell einen engeren Bezirk innerhalb der umfassenden Heimat der Bildkunst einnimmt, so müßte man zugeben, daß die ästhetische Arbeit Krügers diese »Grenze« negiert. Malerei und Handzeichnung werden bei ihm Karikatur, diese wird Bildkunst.
Geisterhaftes Filmlicht in der Skalenbeschränkung auf weißliche bis tiefdunkle Grautöne steigert das Abstoßende des Gemäldes *William S. Burroughs mit Hund und Colt* (1989, Abb. S. 77). Unausweichliche Nah- und Frontalsicht des Menschen- und Tierantlitzes, die beide durch Längung, Stauchung und Ausmergelung einander angeglichen und gleichermaßen der gesunden Vitalität beraubt sind, schafft Beklemmung über solch morbide Schicksalsgemeinschaft. Der Bernsteinschimmer weit aufgerißner Augen mit grünlichen Pupillen drückt ans Irresein grenzende Überbewußtheit aus. Diese Diagnose wird von der Schärfe der lichtreflexmodellierenden Malerei als gegenständliche Analyse bekräftigt. Das im Gegensinn ähnlich Schräge klobiger Nasen und Münder verstärkt die gemeinsame Verrücktheit. Aber dem niedriger gestellten Hund tropft Speichel aus unschön geöffneten Lefzen, und seine animalische Stufe verraten auch die hängenden, gleichwohl abgespreizten und nach Verständnis ringenden Ohren. Der homosexuelle Dichter Burroughs, Waffennarr und Liebhaber von Wildwestfilmen (wie übrigens Krüger), der bei einem häufig wiederholten »Wilhelm-Tell-Spiel« am 6. September 1951 nicht das Glas auf dem Kopf seiner Ehefrau getroffen hatte, sondern tödlich deren Stirn – wodurch eine gewiß problematische Beziehung ihr abruptes Ende fand –,[6] richtet hier seinen alten Lieblingsrevolver auf den Freund, nicht nur um eine existentielle Grenzsituation auszukosten, sondern um auch den Betrachter mit der Frage nach moralischen Grenzen und Grenzen des bürgerlichen Philisterdaseins überhaupt – der libertäre Burroughs erscheint wie ein alter Büroangestellter – sensationshaschend und doch satirisch zu konfrontieren. Die extreme Farbbeschränkung und teilweise harte Beleuchtungshelligkeit verdeutlichen noch das Zärtlich-Sanfte der Pinselführung, das romantisierende Schimmern. Ohne Übersteigerungen der »Karikatur« erreichte das

Gemälde nicht seine formal- und inhaltsästhetische Komplexität. »Backstage«, das ist hier ironisches künstlerisches Vordringen zu geheimsten Motiven und Verhaltenssteuerungen, weit der konventionellen »stage« der Alltagsrealität entrückt.

Expressive Auflösungen bietet *»Naaaw« says Burroughs. He's loading the chamber of an old colt. 41 Peacemaker* (1987, Abb. S. 72). Die »gute« konkrete gegenständliche Form bleibt lediglich Grenzfall. Krügers hervorragende Fähigkeit, physiognomische und mimische Hauptzüge, welche eine Wiedererkennbarkeit des Gesichts gewährleisten, bei aller Verzerrung und formennivellierenden Abstraktion in die neue Bildnisgestaltung zu überführen, bewährt sich. Das Zigarettenrauchen verweist einerseits auf die Gewohnheit des dargestellten amerikanischen Lieblingsschriftstellers von Krüger, andererseits auf ein Standardmotiv der Alltäglichkeit im Theater des 20. Jahrhunderts. Der eingefügte Schriftzug »Naaaw« und die obere Textpassage rufen Lautmalereien von Beischriften zu Comic-Bildern und die Verwendung von Slang-Ausdrücken in der amerikanischen modernen Literatur in Erinnerung. Krüger kalkulierte die Zufallsstrukturen der spontanen, zum Teil gestischen Malerei und Zeichnung sehr sorgfältig, wohl um damit das Trachten von Burroughs anzudeuten, in seinen Texten nur Ungekünsteltes, Unverbildetes, die Wahrheit elementarer Lebens- und Seelenäußerungen wiederzugeben. Auch erzeugen die Form- und Farbauflösungen vor dem grellgelben Grund eine Atmosphäre des Rausches. Burroughs wollte durch Drogenkonsum sein Konzept einer befreienden Bewußtseinserweiterung verwirklichen. Gewiß drückt die expressive Freizügigkeit Krügers hier zudem Anarchisches aus und läßt an die Shotgun Art von Burroughs denken, der, das Prinzip des Action Painting abwandelnd, mit Schrotkugeln auf Farbdosen schoß, um Spritz-, Klecks- und Fließstrukturen als zufallsgesteuerte Malerei zu gewinnen.[7]

Jack Nicholson (1993, Abb. S. 94): Person wird Prozeß, ist weder vermittels einer einzigen formenstrengen Porträtform zu bannen, noch als feststehendes Sein ohne Aktion zu erfassen. Saftige, dynamische Pinselhiebe, starke Hell-Dunkel-Kontraste, Gegenbewegung von Kopf und entschieden zum Betrachter weisender Zigarettenhand lassen einen knallharten Thriller-Helden ins Auge springen, den Filmschauspieler Jack Nicholson, *Hollywoods Wolf im Schafspelz,* so der Titel einer populären Biographie.[8] Zur Maske wird die Brille, deren spitze Fassung Energien einer umgekehrten perspektivischen Vergrößerung aufnimmt. Fanatische Augenlichtpunkte glitzern in rötlichen Gläsern. Wie die Brille kompakte Form gewinnt, so springt die Nase fleischig vor, und die riesigen Zahnreihen des bissigen Mundes materialisieren sich gleißend, öffnen ihre Schere unter dem zusammengeschobenen Wangenfleisch für das Wälzen der Blutzunge. Filmlicht durchschauert phantastisch die halb verflüchtigte, halb ihre physische Präsenz übertreibende Erscheinung.

Musik fürs Auge, malerische Klangweiden bietet Krügers Kunst, wenn sie sich seiner Lieblingsrockgruppe spannungsreich bemächtigt, der »Rolling Stones«. Das Künstlerherz schlägt zwischen Einfühlungsporträt, facettenreicher Variation, frecher Herausforderung und scharfer Porträtkarikatur, besonders für Keith Richards mit dem silbernen Totenkopfring. Paßt der Ausdruck »backstage« noch, wenn ein faltiger Keith Richards in rotem Unterhemd und schwarzer Jacke mit blauen Aufschlägen – welch dekorativer Effekt! – den Kopf, der von dichter Malerei zu skeletthafter Zeichnungsdürre wechselt, skeptisch zurück- und zur Seite biegt und der Blick auf den Totenschädel im Regal fällt, hinter dem die Weinbrandflasche emporragt? Wenn »backstage« wahrheitsbesessene Desillusion meint, das Suchen nach allzumenschlich Kleinem, den verlustreichen Übertritt von der Herrschersphäre des Über-Ich zur grauen Normalität des Ich und tiefer zur Sphäre des Unbewußten, so zeigt dieser *Keith Richards mit Totenkopf* (1993, Abb. S. 87) doch viel Über-Ich. Dem vom Hai verfolgten, lachenden *Keith Richards in New York* (1991, Abb. S. 85), dessen Brille Mick Jagger spiegelt, können wir den farbleuchtenden *Jimi Hendrix* (1992, Abb. S. 69) gegenüberstellen, der in bunter Phantasieuniform lässig und romantisch vor Großstadthäusern in Himmelshelle ragt. Seit alters her haben Bildkunst und Musik zueinandergefunden, haben in Konzert- und Musikerdarstellungen des niederländischen 17. Jahrhunderts und des europäischen 18. Jahrhunderts neue Schwesterlichkeit begründet, ihren Bund mit dem *Niccolò Paganini* von Eugène Delacroix, mit Adolph von Menzels Musikszenen und den Francisco-d'Andrade-Fassungen des Max Slevogt bekräftigt und lassen nun Sebastian Krüger für eine Pop-Version ihrer Gemeinschaft wirken.

Malerei als Karikatur für den hochberühmten Maler Pablo Picasso (1881–1973) und ein staunendes Publikum: Wollte das auflagenstarke, bunte Bilderbuch *Adieu Picasso* von David Douglas Duncan, das zwei Jahre nach Picassos Tod erschien, dem Meister Reverenz erweisen und ihn zugleich dem Volke in seinem Privatleben und einigen Werken nahebringen, so wurde der Mensch und Künstler auf den vielen Seiten eher konsumträchtig verdeckt, als daß es gelang, ihn ehrlich »backstage« zu packen. Krüger reizte das ganzseitige Farbbild *Picasso vor der Schloßtüre*

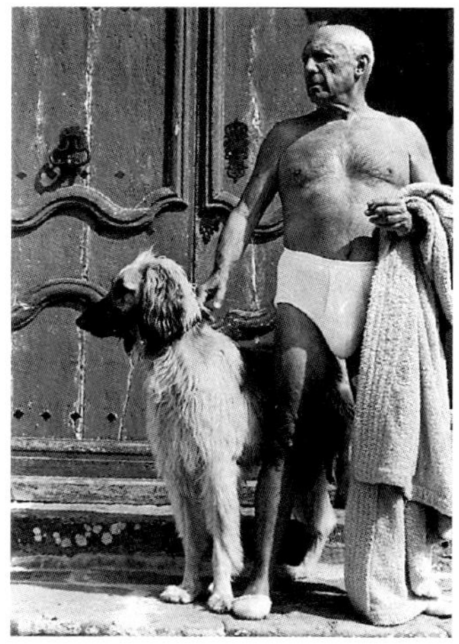

13 Picasso vor der Schloßtüre von Vauvenargues mit »Kabul« im Frühjahr 1961. Aus: David Douglas Duncan: Adieu Picasso, Wien/München/Zürich 1975, S. 253. Vgl. Abb. S. 51

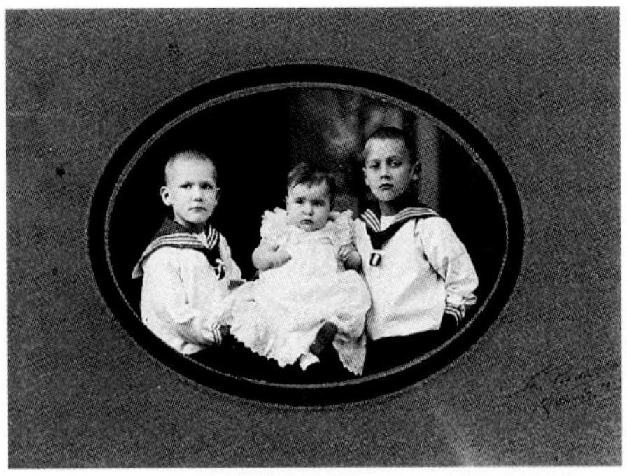

14 Der Großvater und dessen Brüder, Weihnachten 1913. Fotografie, 15,2x22,7 cm (mit Montierung)

von Vauvenargues mit »Kabul« im Frühjahr 1961 (Abb. 13) – gelungene Unterhosenreklame –, und er beschloß, dem Publikum die nackte Wahrheit vor Augen zu führen, den größten Künstler des 20. Jahrhunderts gänzlich zu entkleiden. »Lump«, sagt Picasso vor schummerndem, waberndem hellem Grund – leckere Malerei – zu unserem Krüger (Abb. S. 51), und ärgerlich ziehen sich Arm und Bein etwas zusammen, und das grüne Badetuch leuchtet hell – Augenweide!

Überdies zwei gemalte und karikierte Denkmäler für das ewige Kunstakademievorbild Joseph Beuys, den vormals ein vernagelter Kultusminister aus dem Amt jagte und dem freche Düsseldorfer Studenten den Hut raubten, um sich selbst diese Autoritätstrophäe wechselseitig überzustülpen. Der blaue Schamane mit glosenden Roboteraugen, Werk von Doktor Frankenstein der Mary Shelley (1818), o Lust des angenehmen Porträtkarikatur-Schauers: *Joseph Beuys in Blau* (1993, Abb. S. 53). Und der ernste Lebens-Fett-Fanatiker mit einem Schnecken- und Todesauge, fahl, ausgezehrt, reif für sein Grab: *»25% weniger Fett« (Joseph Beuys),* 1992 (Abb. S. 52). – Sebastian Krüger nutzt für seine Porträtkarikaturen alle Arten originaler oder im Rasterdruck reproduzierter Fotografien (und bei Bedarf andere Vorlagen) und kann seine Arbeit erst beginnen, wenn die Sammlung von Ansichten genügende Auswahl eröffnet. Kaum anders verfuhr Meister Franz von Lenbach (1836–1904), der aber nur Porträts malte und Karikaturen nur zeichnete.

Fotos verwendet Krüger zumeist auch für Selbstbildnisse, obgleich er die Arbeit nach dem Spiegelbild nicht ausschließt. Hohen graphischen Reiz bietet *Selbst, mit Großvater und Brüdern* (1983, Abb. S. 134), dessen feine Blei- und Buntstiftzeichnung dominiert; den Wasserfarben bleiben helltonige Akzente. Eine Fotografie von 1913 (Abb. 14) lieferte die Vorlage, und im Vergleich damit zeigt das Bild als neue Momente sowohl die ornamentale Schmuckausführung des Grundes als auch starke mimische Veränderungen: Während der Großvater und seine Brüder griesgrämige Gesichter ziehen, lacht der abtrünnige Sebastian weit offenen Mundes auf jenem Foto, das der mittlere Junge als Bild im Bilde vor sich hält. Gestisch-informelle Malerei bietet *»Stinkstiefel« (Selbstporträt)* von 1991 (Abb. S. 131). Der Raucher apostrophiert sich als Kopfschuh und verwebt in die Erregungen der Pinselführung eigenes Unbehagen über sein stinkendes Laster. Starke Verzerrungen in *Selbstporträt mit Eukalyptus-Bonbons* (1982/83, Abb. S. 129) spiegeln den Kampf auf der Braunschweiger Kunstakademie wider, deren Studierende beinahe wie Sträflinge im Akademiefenster erscheinen und seltsame Stellungen einnehmen. Das Krüger-Ego, das sowohl Jeans als auch Cordhose trägt, weil es sich aus Unsicherheit weder für das eine noch für das andere entscheiden mochte, sucht durch wildes Gestikulieren seiner Ausgesetztheit und Angst Herr zu werden und zugleich die Rauchsucht, die es bekämpfen will, durch eine Überdosis an Eukalyptus-Bonbons zu erstikken. Hefte und Zeichenmaterial, an der Akademie kaum zu gebrauchen, fliegen aus der Tasche. Krügers Opposition gegen das akademische Treiben führte 1989 zum Abbruch seines Studiums.

Träume, Märchen, Phantastisches, Horrorvisionen schildert der Künstler in fein ausgemalten Szenen, die häufig der visuellen Ausstattung von Plattenhüllen dienen. Zum Bereich solcher »Szenenbilder« gehört indessen auch *Heidi als Dorfschlampe* (1991, Abb. S. 113). Das feixende Mädchen, dessen Drogenspritze hinter ihm im Grase liegt, steht breitbeinig in einer heilen Schweizer Berglandschaft, deren Gipfel aber technische Vorrichtungen zeigen. Die Landschaftsdarstellung erinnert an Traditionen des 19. Jahrhunderts und einer naturgetreuen Heimatkunst. Wenn die Abstraktionen der Klassischen Moderne szenische Gestaltungsweisen längst brüskiert, ja zur Überflüssigkeit verdammt haben, kann sich die Karikatur das Szenische, nun erst recht unterschiedlichsten Zielen dienstbar machen.

Darf man Krüger einen politischen Künstler nennen, oder bleibt er lediglich gleichsam »Physiognomiker« und »Mimiker«? Selten kann diese Frage eindeutig beantwortet werden, doch ohne Zögern wird man die Arbeiten gegen den Neofaschismus als politisch-aufklärerisch bezeichnen. Ob nun in *Politiker mit Hakenkreuz-Mund* (1991, Abb. S. 119) die nationalfarbene Binde über den Augen das Sehen verhindert und die sich mitteilenden Lippen zum Hakenkreuz entarten, ob ein *Sämann* (1991, Abb. S. 120) aus dem altertümlichen Kornschurz Hakenkreuze verstreut, eine durch und durch böse Saat, oder ob in *Nazi-Kid* (1992, Abb. S. 118) ein junger Mann in kaltblauem Neon- und Bildschirmlicht ein vor die Augen geklemmtes, aus Brettchen zusammengenageltes Hakenkreuz in bräunlichen Kontrasttönen trägt, so zeichnet Schärfe diese satirischen Gemälde mit ihrem sorgfältigen Pinselstrich aus. Karikatur wird augenfällig opulente, engagierte Malerei.

Vom Produkt zur Ware

Will der Künstler leben, muß seine Kunst nach Brot gehen, will er gutes Geld verdienen, muß er überdurchschnittlichen Erfolg suchen. Aber die Mechanismen von Nachfrage und Angebot können das »backstage«-Prinzip

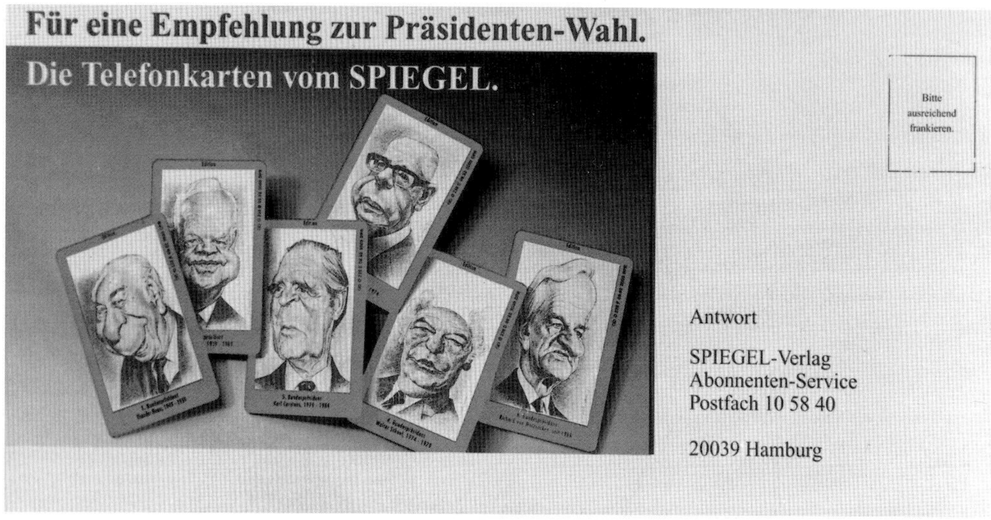

15 Werbung für Telefonkarten des Spiegel mit Motiven von Sebastian Krüger (Serie der Bundespräsidenten der Bundesrepublik Deutschland). Einlage in: Der Spiegel, Nr. 19, 9. Mai 1994 (vgl. Kat. 67–72)

erheblich modifizieren und den Stachel der Kritik, Satire, Karikatur abstumpfen. Mehr als andere Bildkünstler hat der Karikaturist Auftragsarbeiten auszuführen, wobei er in die Situation gerät, Kompromisse zu schließen, welche seine ästhetischen Zielvorstellungen zersetzen. Zudem heißt für den Karikaturisten, auf dem Markt präsent zu bleiben, immerfort qualitätsvolle Produkte anbieten zu können, ab und zu durch Neuheiten neue Reizwerte und Aufmerksamkeit zu schaffen und unter dem Druck unangenehmer Aufträge und dem Zwang von Terminen nicht an Einfallsreichtum, Qualität, Vielfalt einzubüßen, geschweige denn zusammenzubrechen.

Wenn, wie Wolfgang Fritz Haug eindringlich gezeigt hat,[9] die kapitalistische Schere zwischen dem Gebrauchs- und Tauschwert der Waren sich öffnet und die Gebrauchswerte hinter dem schönen Schein der Lockverpackung und Reklame verschwinden, nicht mehr objektiv abgeschätzt werden können, wo macht sich dann hinsichtlich der Karikatur als zur Ware mutiertem Produkt die Kluft zwischen Gebrauchs- und Tauschwert bemerkbar? Ein Moment mag klar faßbar sein, nämlich jenes, daß durch die Reproduktion der Originalgemälde und -zeichnungen in Print- und anderen Medien eine Vergröberung entsteht, welche Entschärfung, Schönung bedeutet. Beispielsweise werden Krügers Zeichnungen (mit schwarzem Buntstift) der bundesrepublikanischen Bundespräsidenten für Telefonkarten des Nachrichtenmagazins *Der Spiegel* in der Reproduktion verkleinert, und damit tritt eine merkliche Nivellierung des Strukturnetzes feiner Linien von wechselnder Dichte ein. Noch verstärkt erscheint dieser Vorgang bezüglich der Werbekarten, welche diese Telefonkarten als Produkte mit Krüger-Motiven vor Augen führen und gleichsam Reproduktionen von Reproduktionen bieten (Abb. 15). Verniedlichend, dekorativ wirkt die abwechslungsreiche Staffelung der abgebildeten Telefonkarten, eine weitere Entschärfung der Karikaturen. Diese sollen zwar Biß haben, nicht aber den potentiellen Käufer abschrecken, genaugenommen ein wohl unlösbarer Widerspruch.

Gleicht der Markt einem Krügerschen »Hai«, der Schaffenskraft und ästhetische Wahrheit zu zerstören, zu verschlingen droht, so bleibt dem Künstler nur eine Art produktiver Angst, die ihn in den Stand versetzt, sein ästhetisches Tun beständig neu auf ein letztes »backstage« hin zu überprüfen.

Anmerkungen

1 Veröffentlicht in: *Stern*, Nr. 41 sowie 42/1994.
2 Zur Anamorphose vgl. Joost Elffers/Michael Schuyt (Idee, Produktion und Fotografie), Fred Leeman (Text): *Anamorphosen. Ein Spiel mit der Wahrnehmung, dem Schein und der Wirklichkeit*, Köln 1981.
3 Vgl. Herwig Guratzsch (Hrsg.): *Karikatur. Europäische Künstler der Gegenwart*, Ausst.-Kat. des Wilhelm-Busch-Museums Hannover, Stuttgart 1991, Abb. S. 93, Kat.-Nr. 158.
4 Vgl. Barry Miles: *William S. Burroughs. Eine Biographie*, Deutsch von Udo Breger und Esther Breger, Umschlag mit dem erwähnten Foto von Burroughs von Walter Landmann, Hamburg 1994.
5 Vgl. *Lichtenbergs Werke in einem Band*. Ausgewählt und eingeleitet von Hans Friederici, 3. Auflage, Berlin/Weimar 1978, S. 290, Nr. 4.
6 Vgl. Hans-Christian Kirsch: *Dies Land ist unser. Die Beat-Poeten William S. Burroughs, Allen Ginsberg, Jack Kerouac*, München/Leipzig 1993, S. 361 (Zeittafel).
7 Vgl. Kapitel 14, *Shotgun Art*, S. 281–295, in: Miles 1994, s. Anm. 4.
8 Adolf Heinzlmeier: *Jack Nicholson. Hollywoods Wolf im Schafspelz*, Bergisch Gladbach 1991.
9 Vgl. Wolfgang Fritz Haug: *Kritik der Warenästhetik*, 4. Auflage, Frankfurt am Main 1973.

ABBILDUNGEN

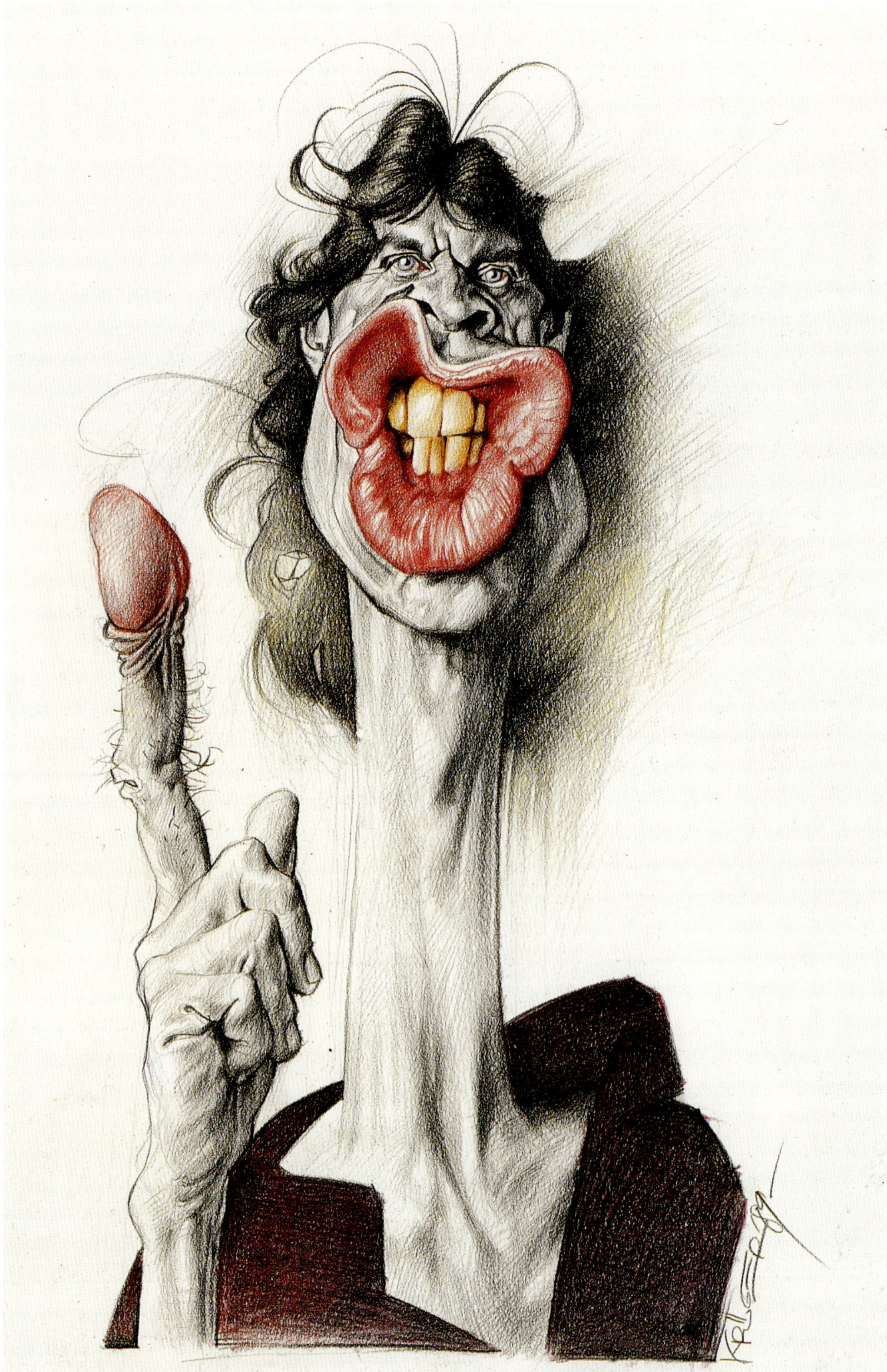

Sticky Finger, 1989 (Kat. 3)

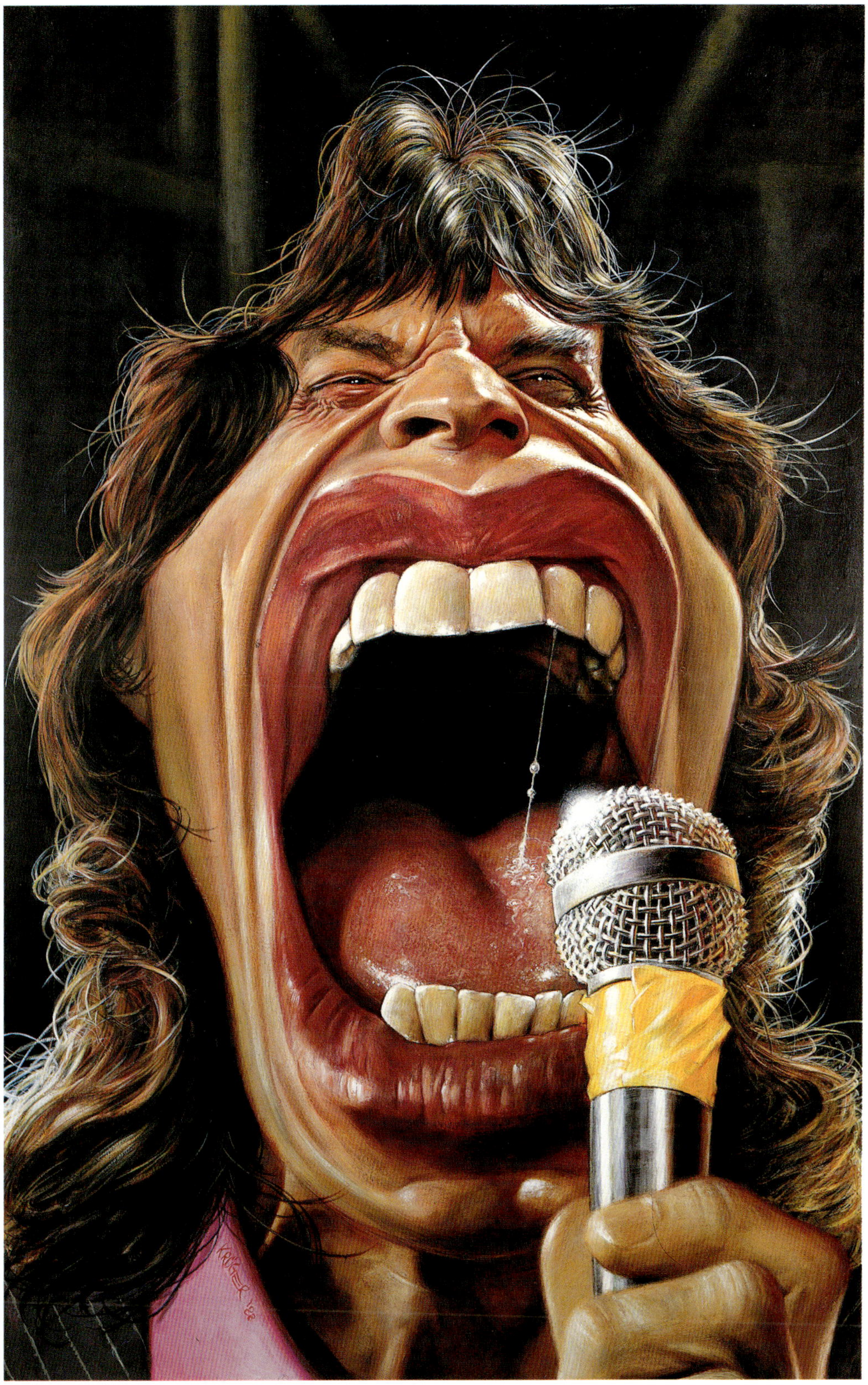

Mick Jagger, 1988 (Kat. 1)

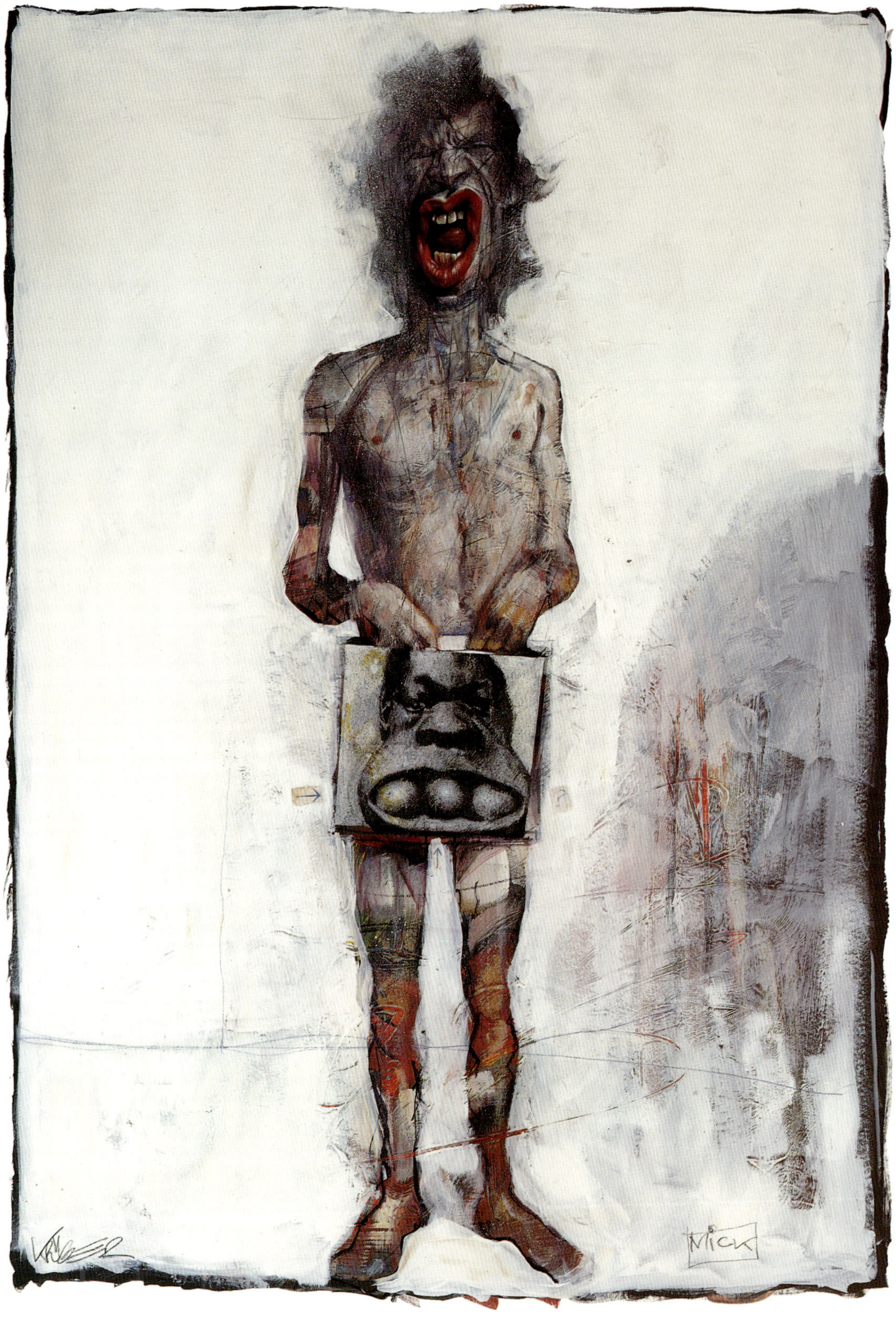

Mick Jagger mit vorgehaltener Plattenhülle, 1993 (Kat. 4)

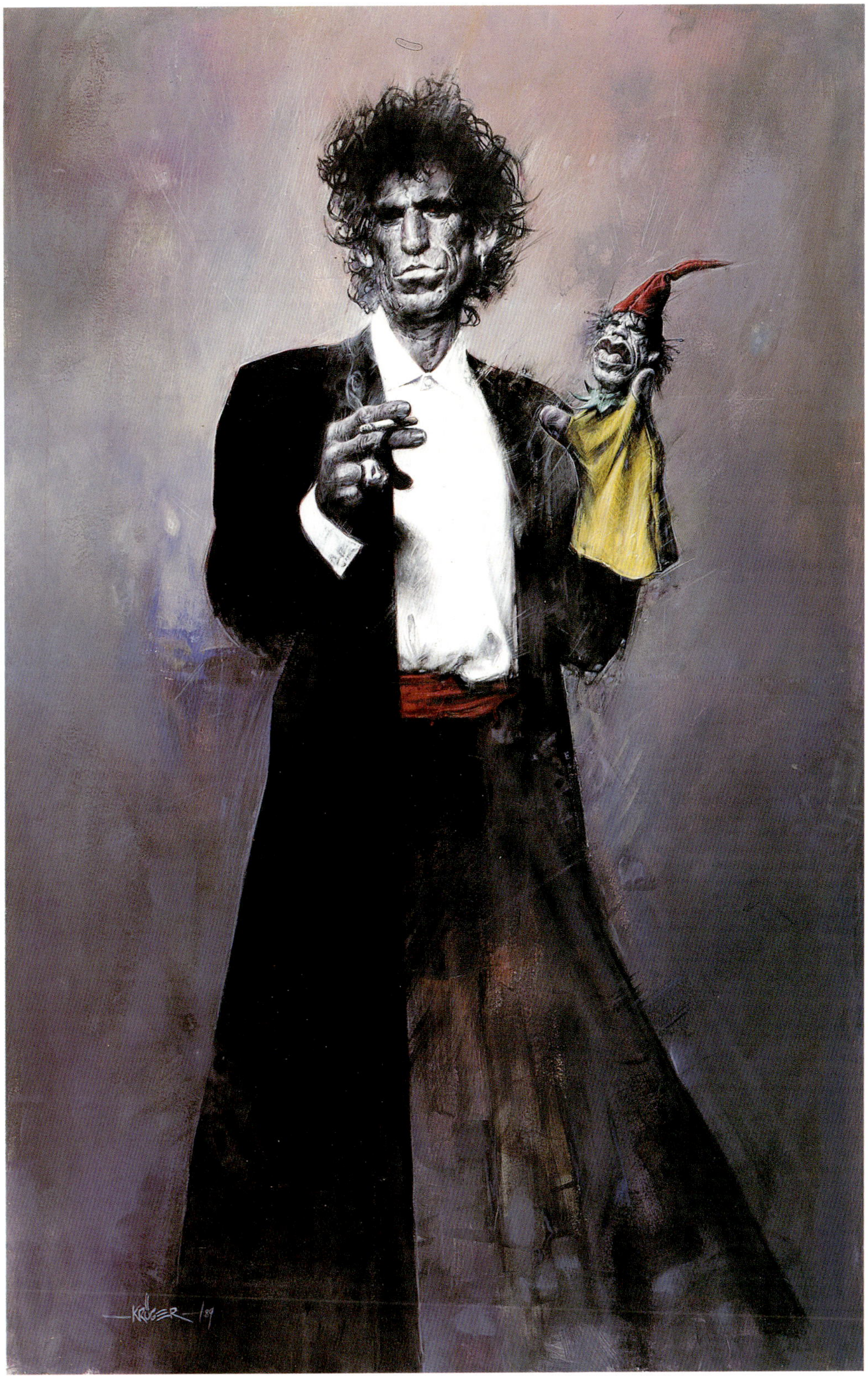

Kasperpuppe Mick, 1989 (Kat. 6)

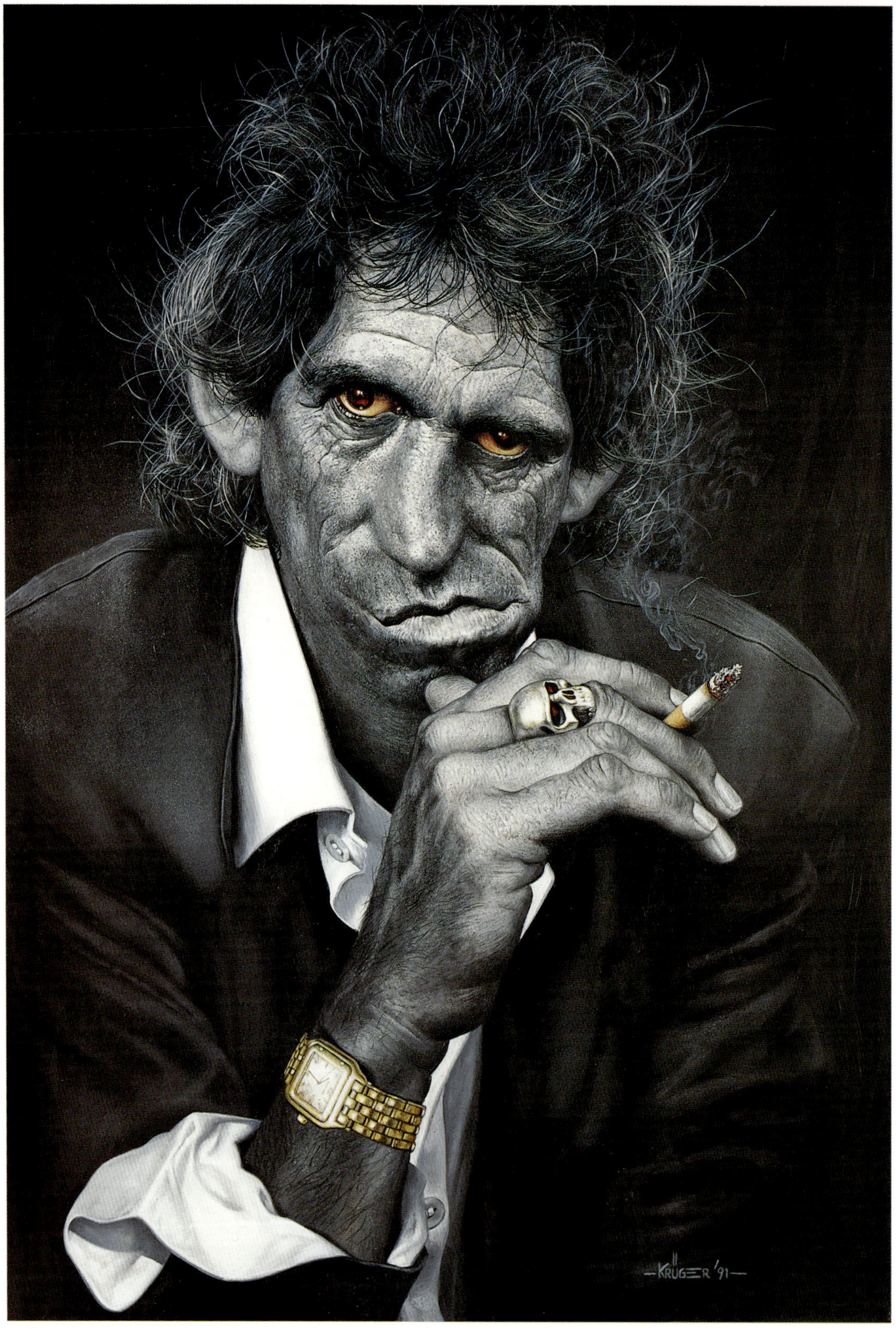

Keith Richards mit Cartier-Uhr, 1991 (Kat. 8)

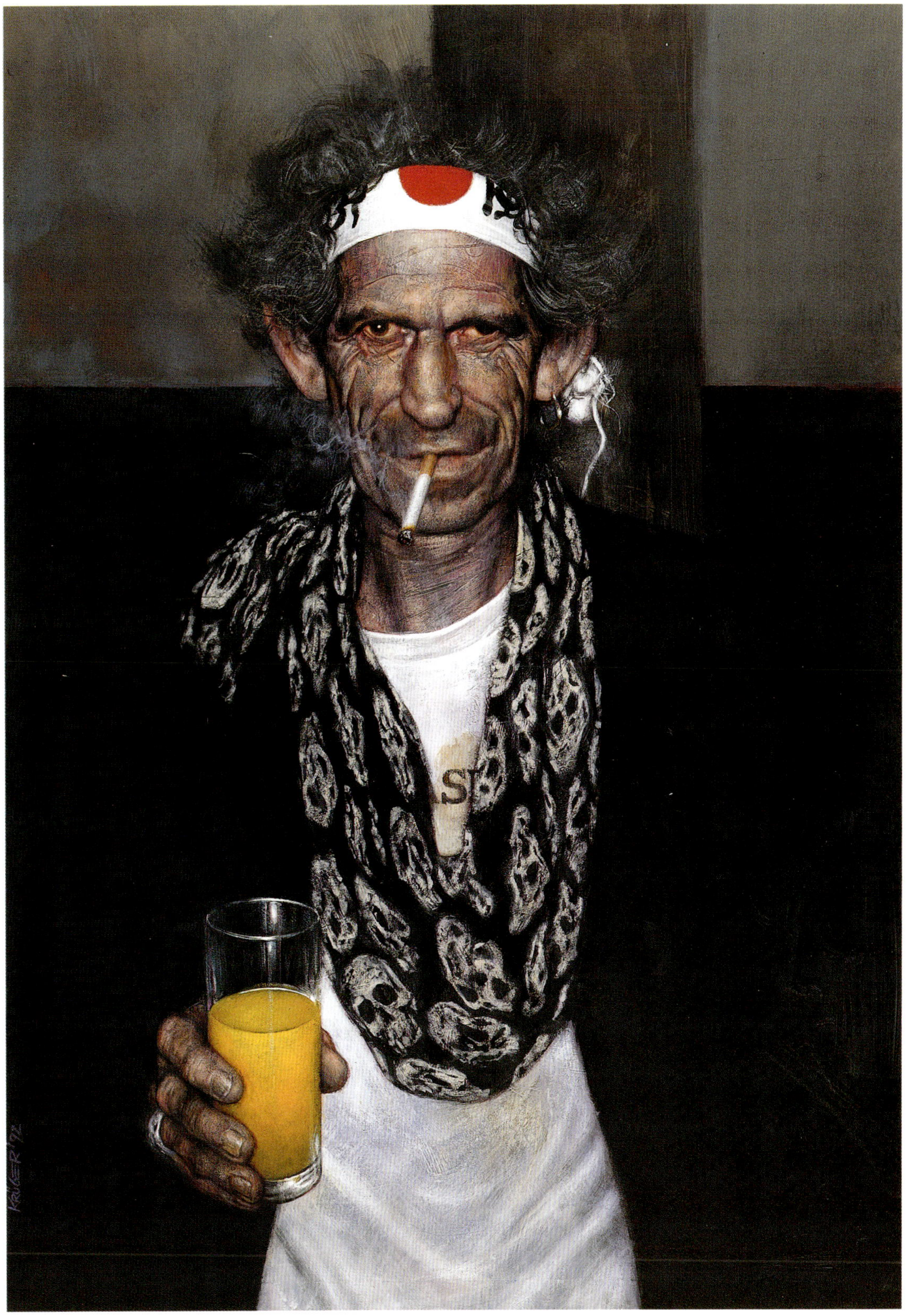

Keith Richards mit Wodka-Orange, 1992 (Kat. 9)

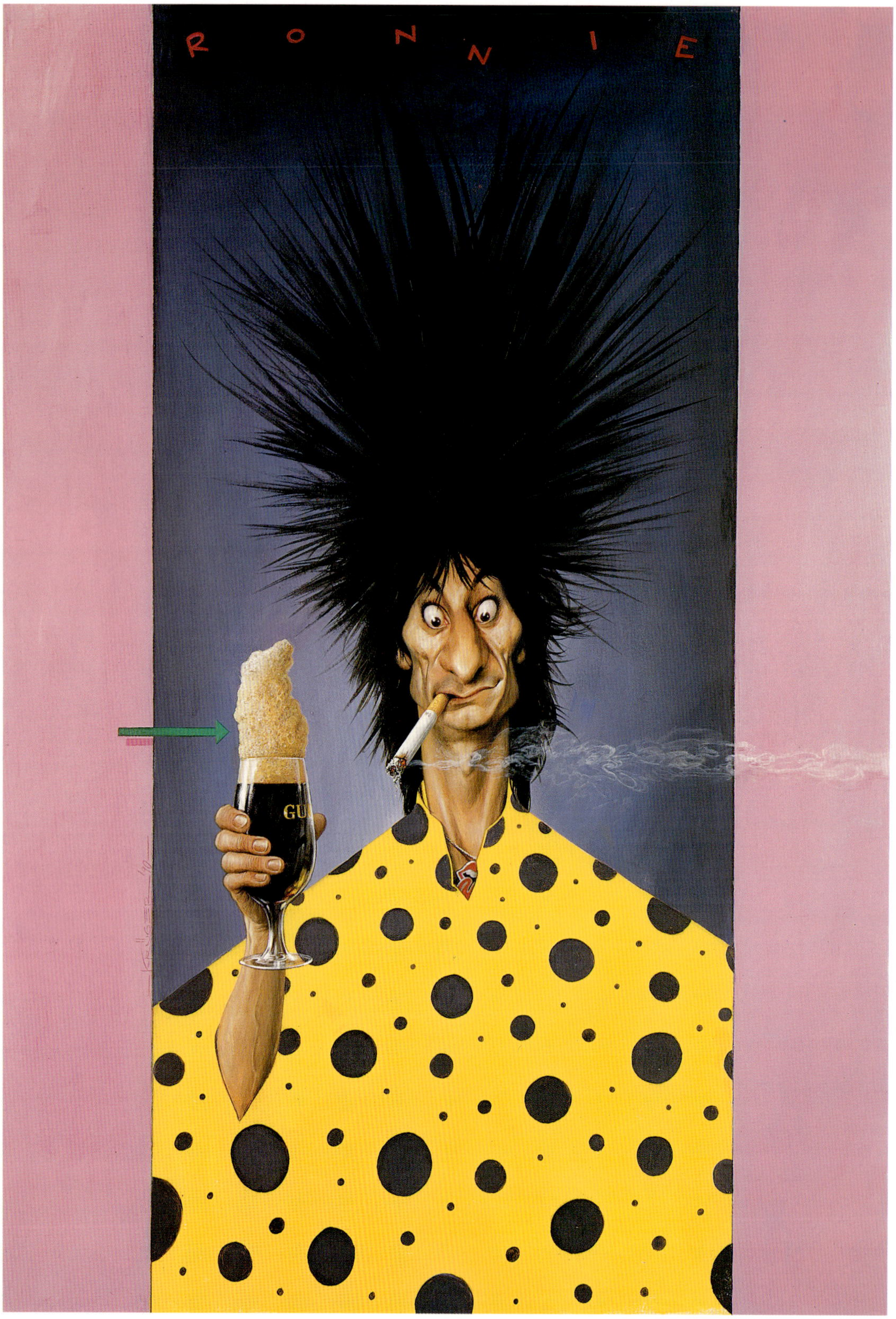

»Ronnie«, 1990 (Kat. 11)

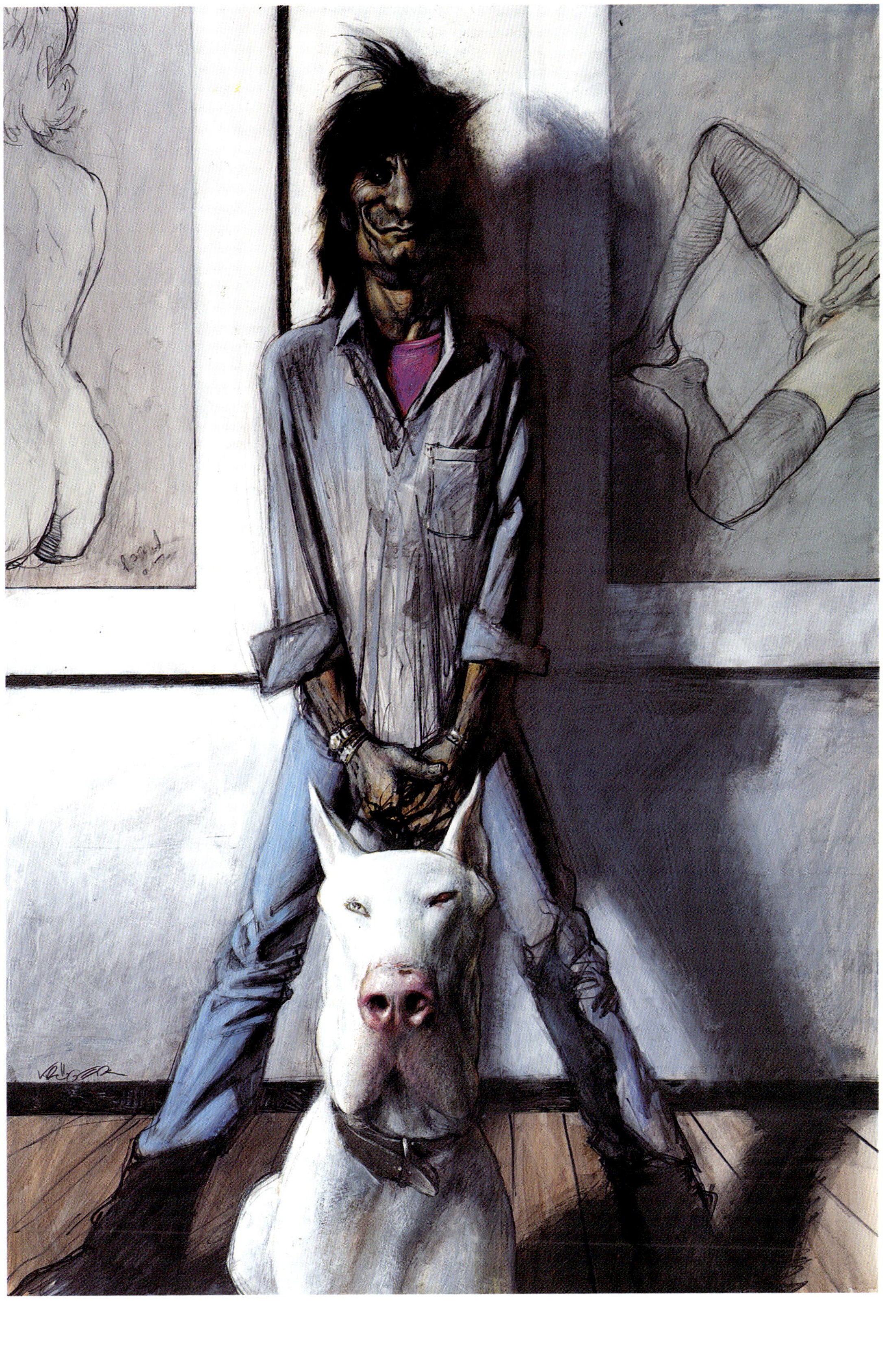

Ron Wood mit weißer Dogge, 1993 (Kat. 12)

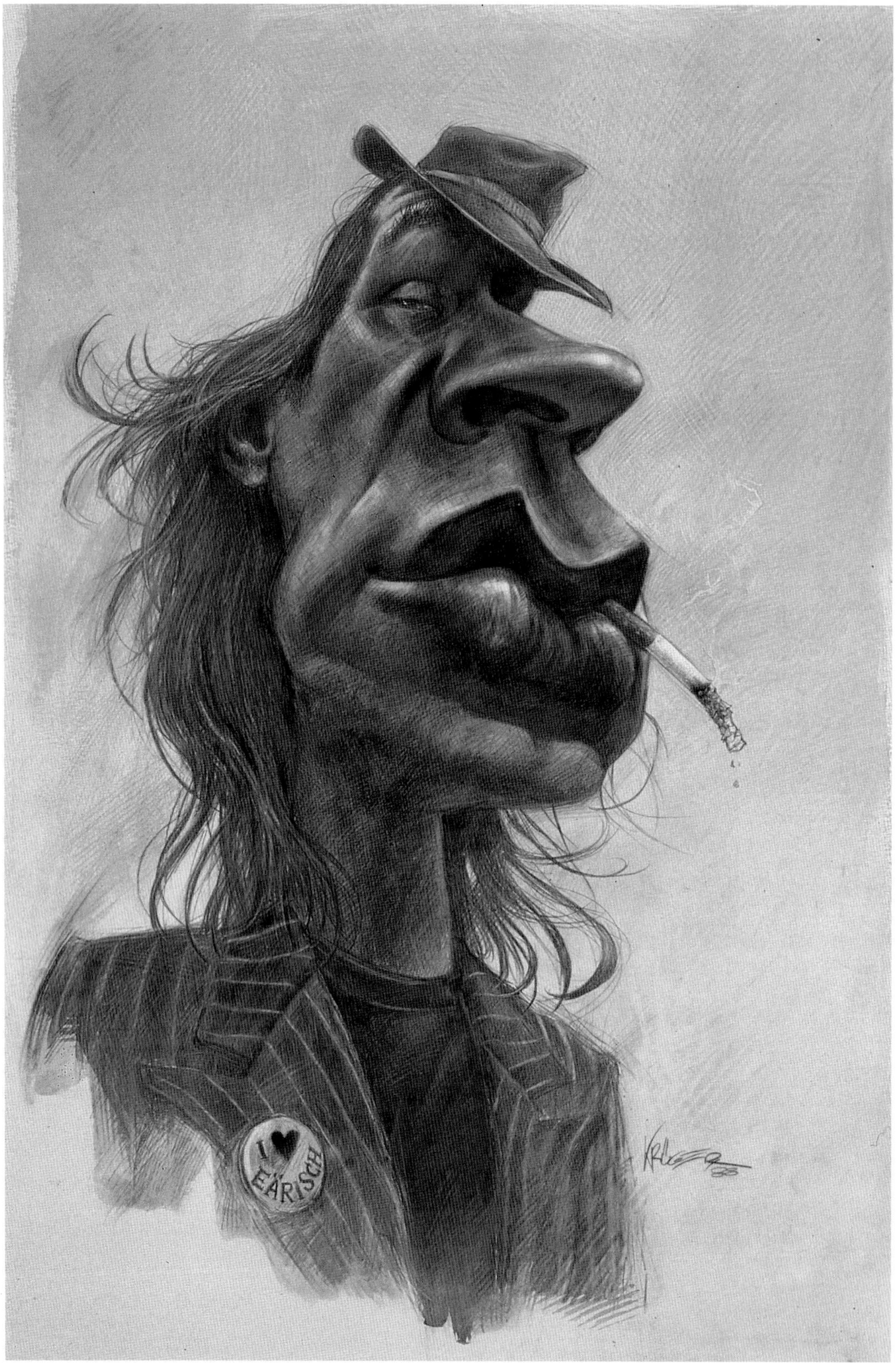

»I love Eärisch« (Udo Lindenberg), 1988 (Kat. 14)

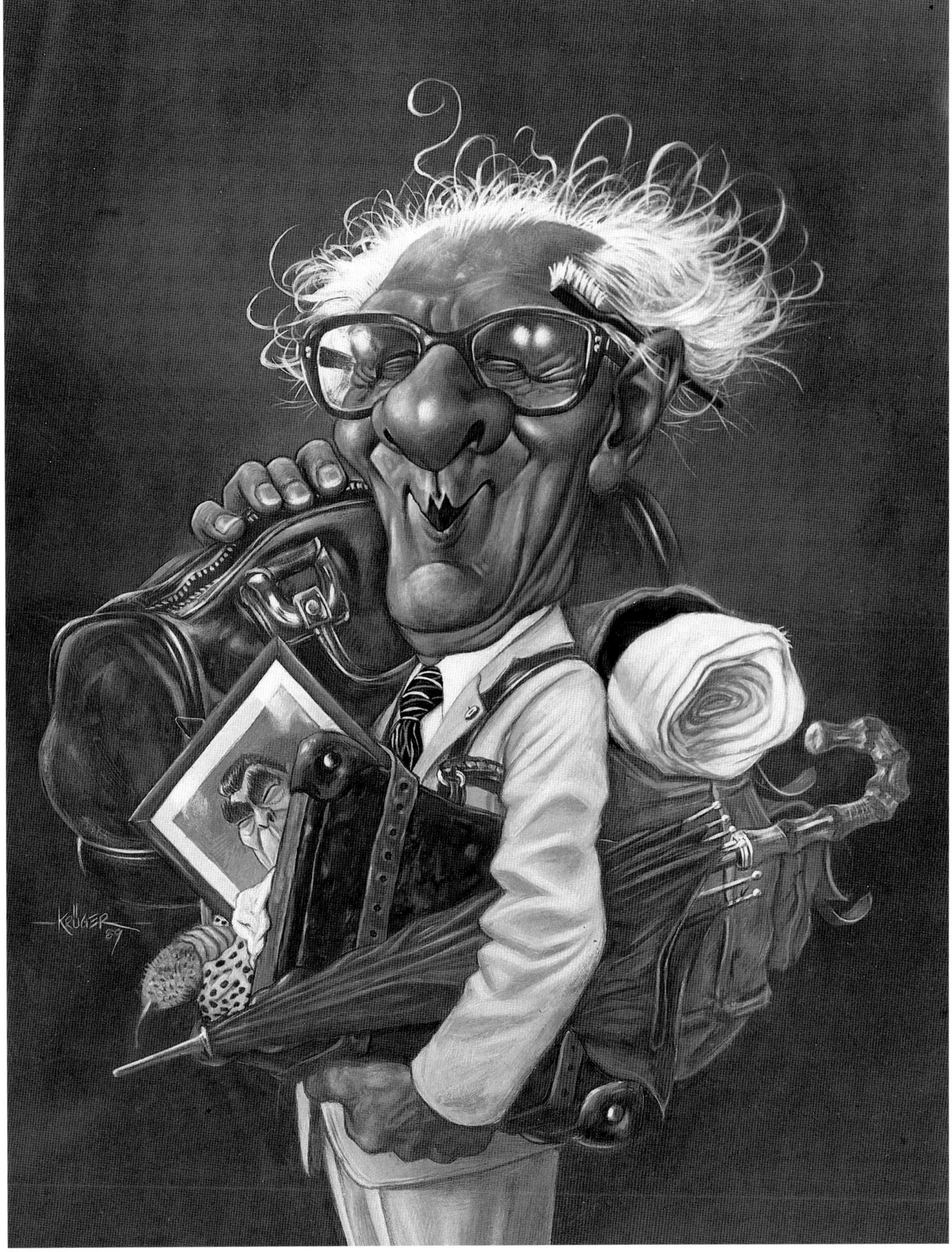

Erich Honecker, 1989 (Kat. 15)

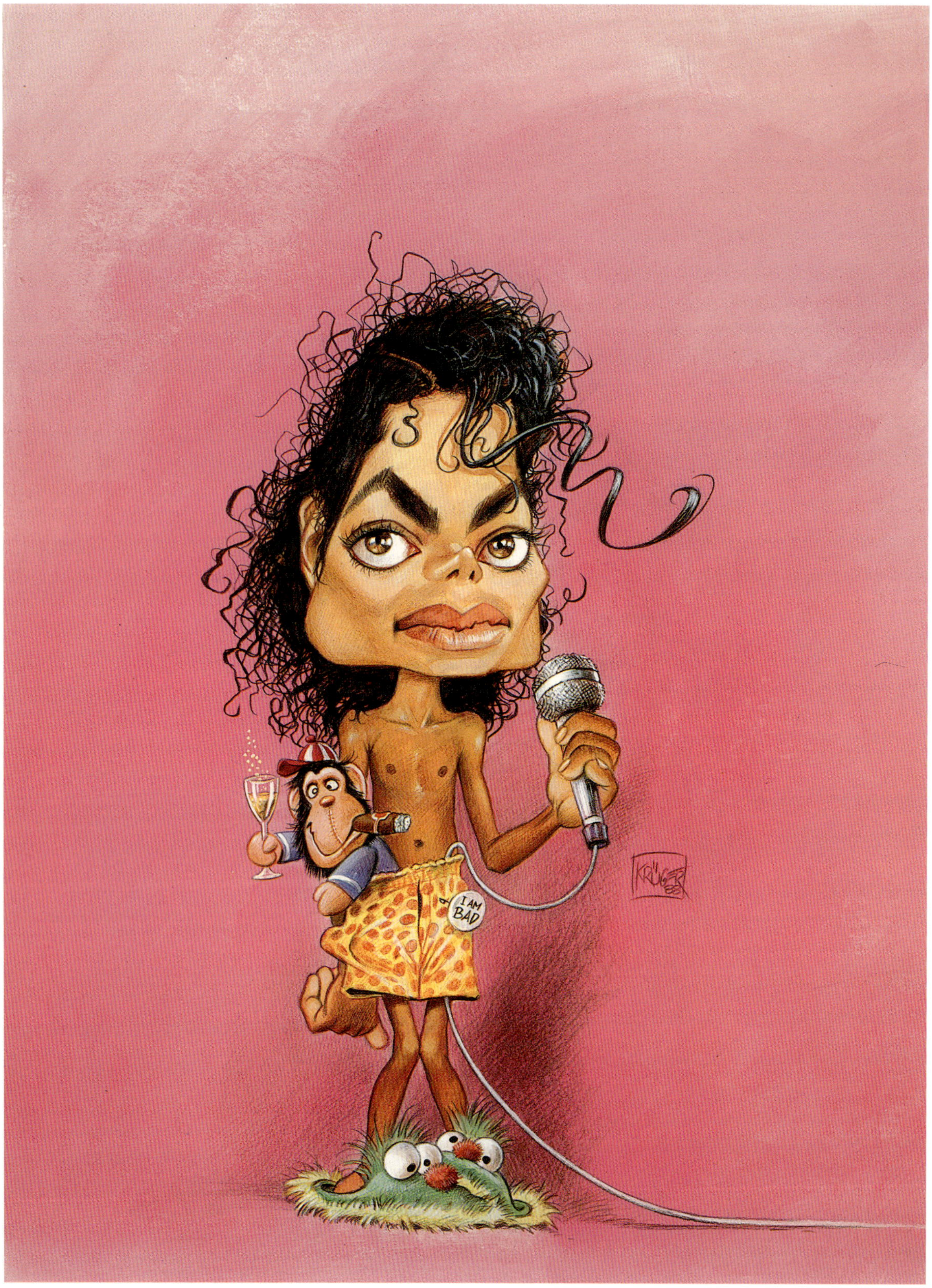

Michael Jackson, 1988 (Kat. 16)

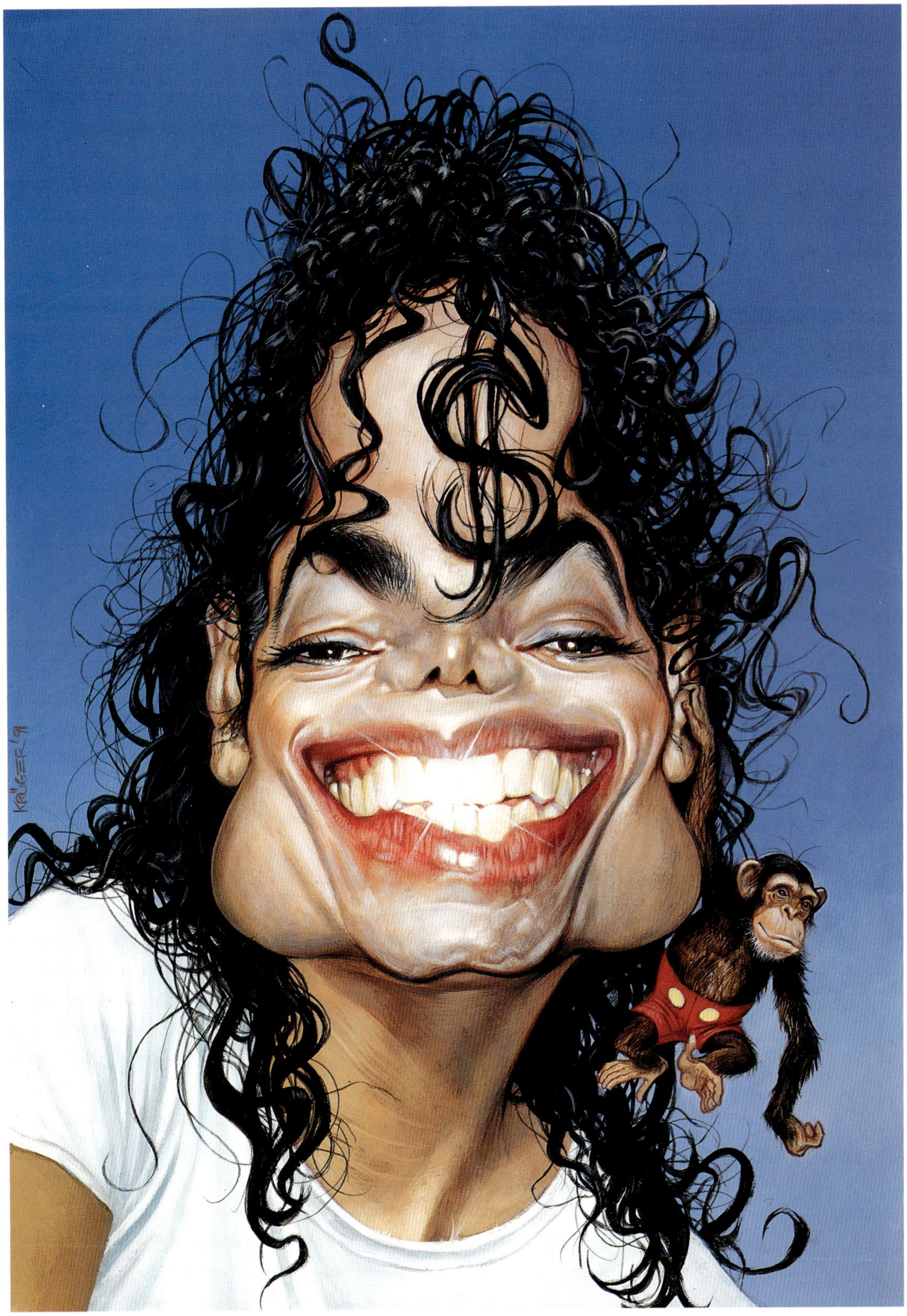

Michael Jackson, 1991 (Kat. 17)

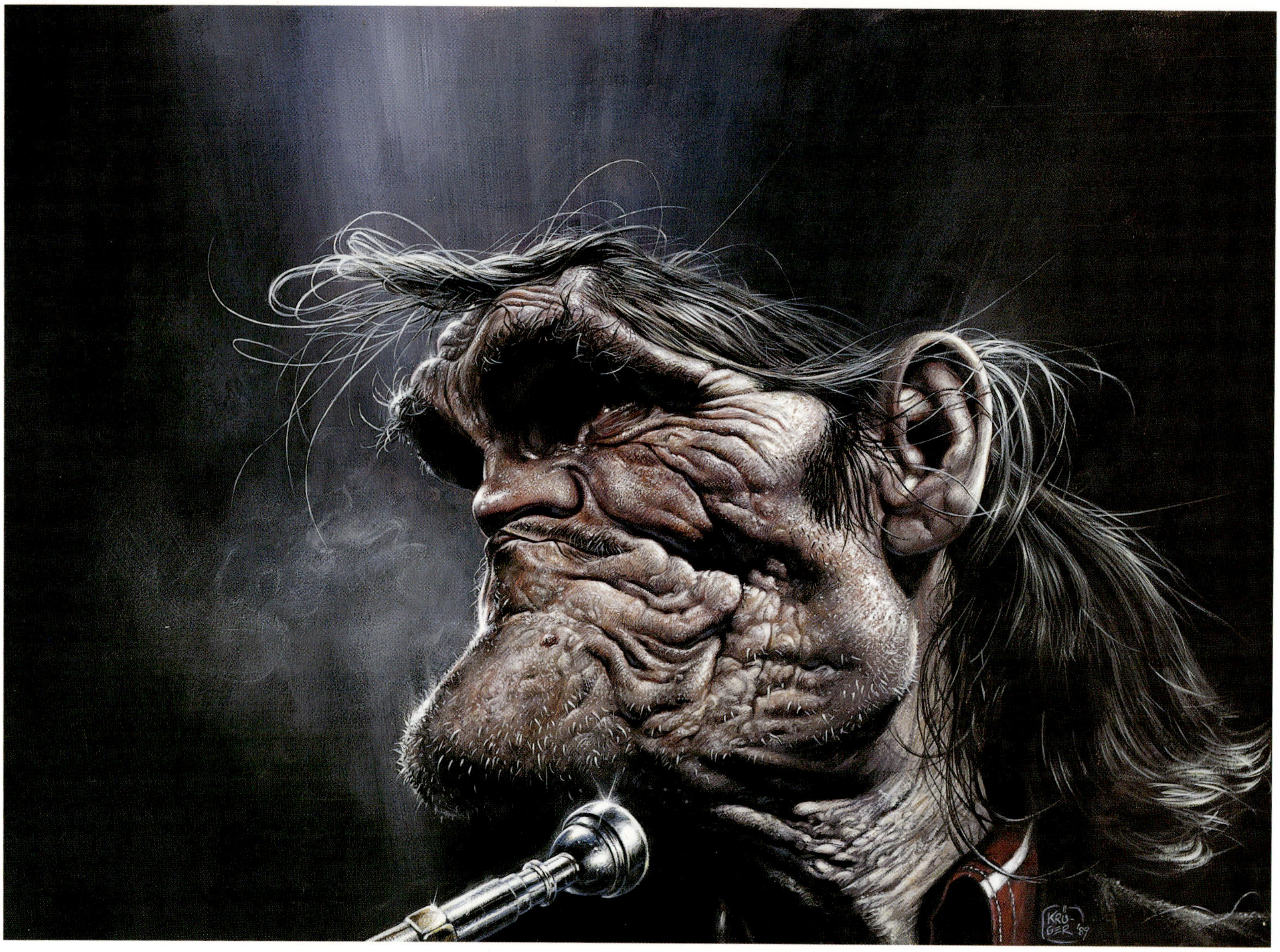

Chet Baker, 1989 (Kat. 18)

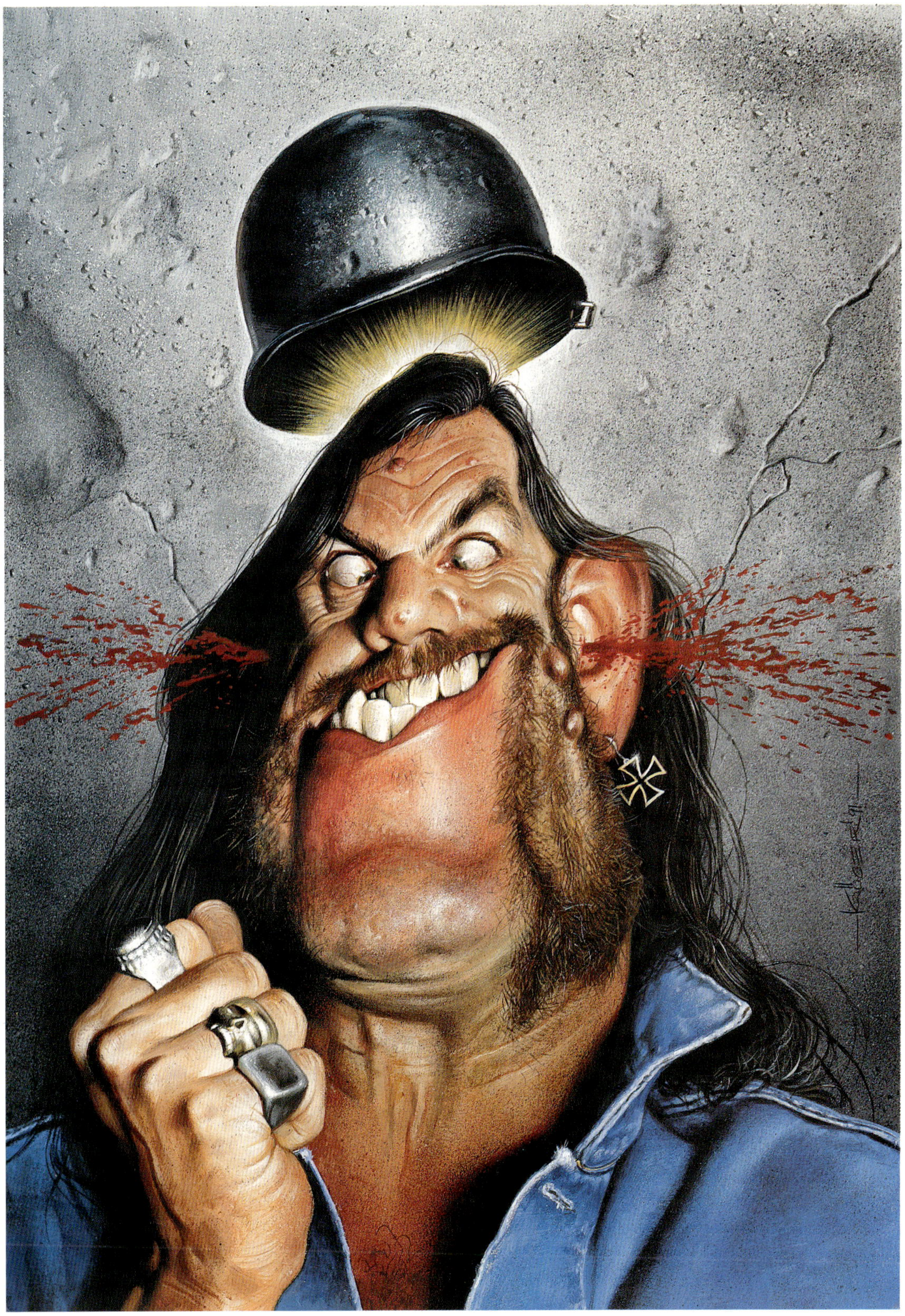

»Letzte Hörprobe« (Lemmy Kilmister von »Motörhead«), 1991 (Kat. 19)

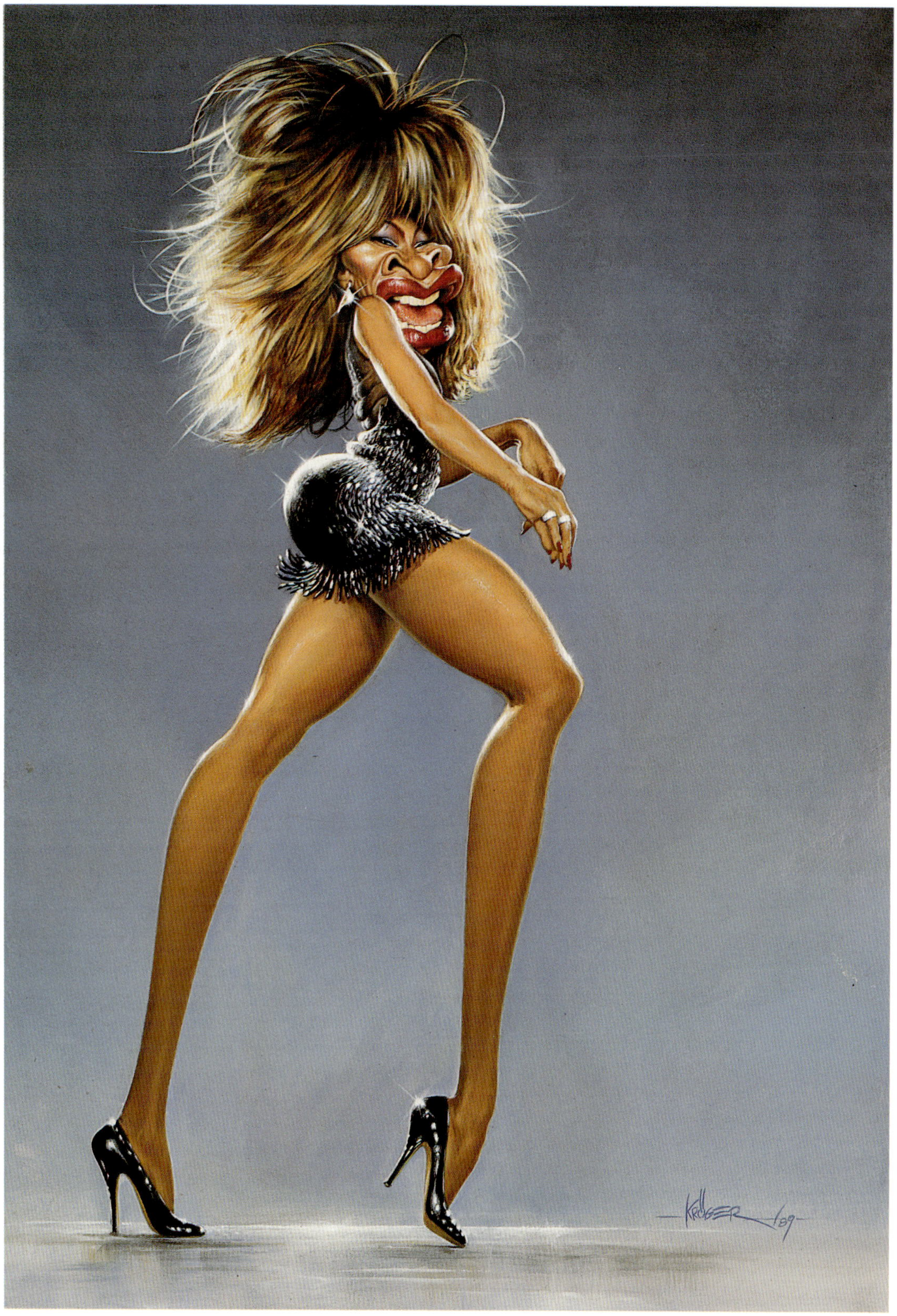

Tina Turner, 1989 (Kat. 22)

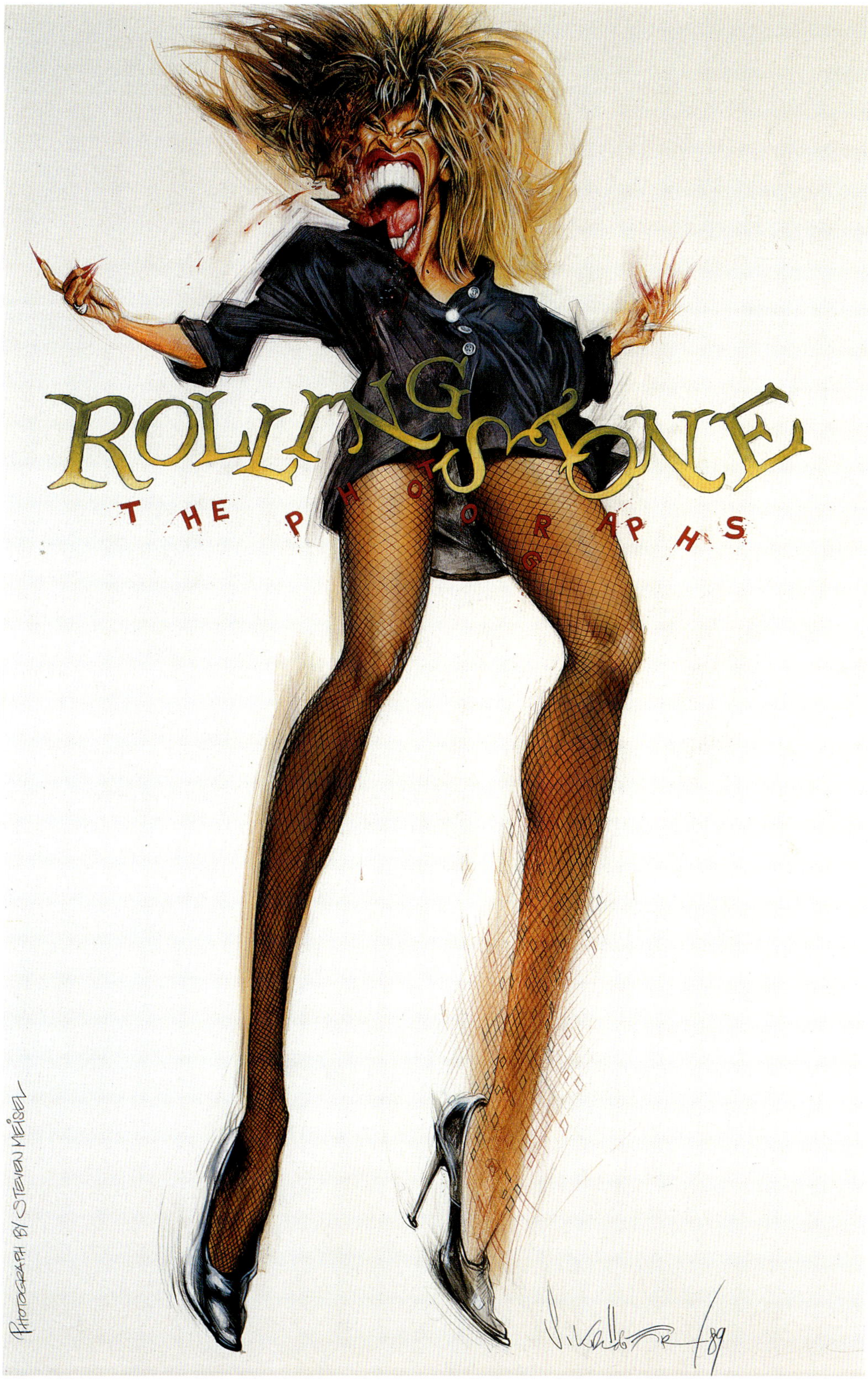

Tina Turner (nach einem Foto von Stephen Meisel), 1989 (Kat. 23)

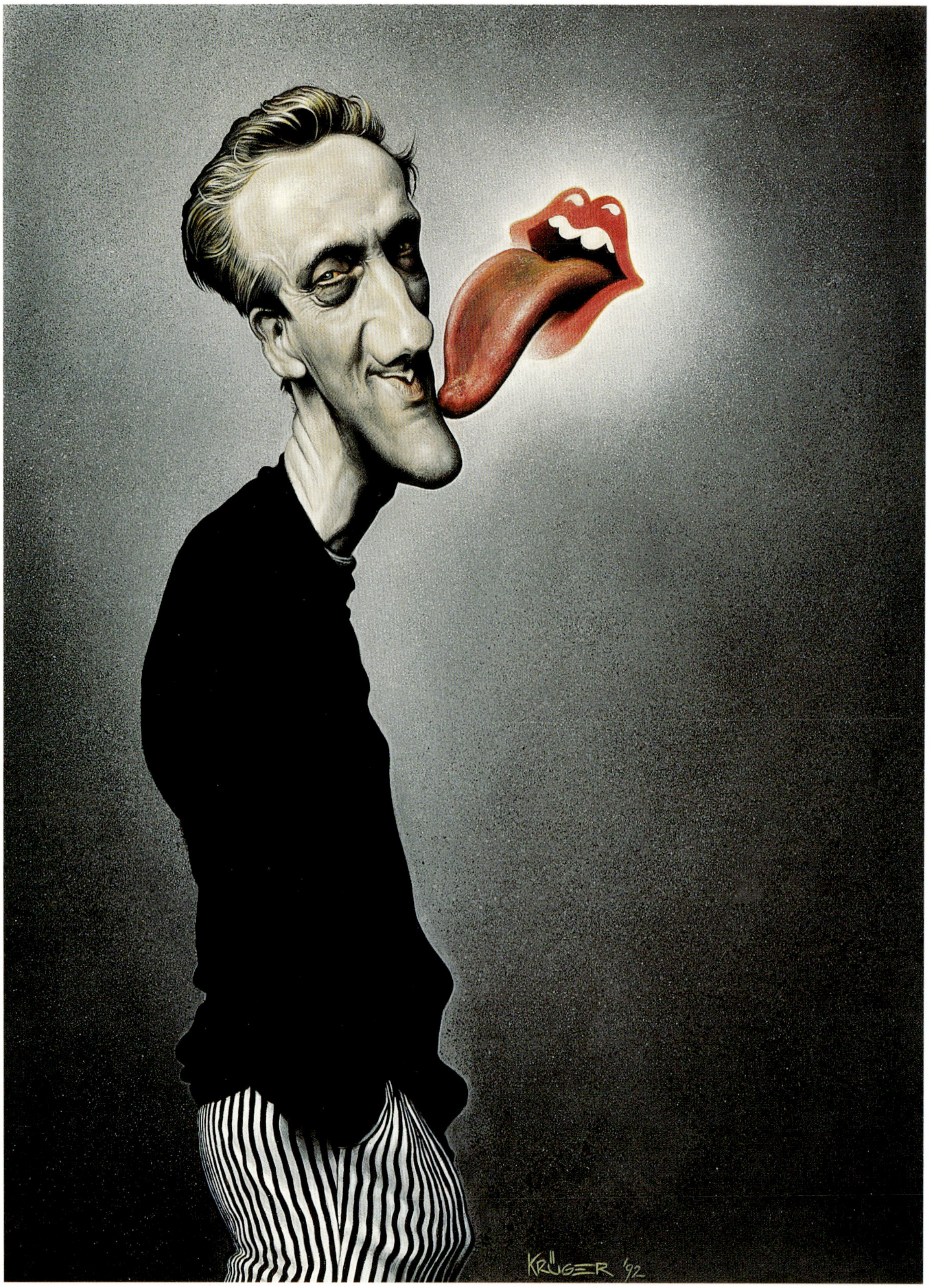

Marius Müller-Westernhagen (von der Stones-Muse geleckt), 1992 (Kat. 27)

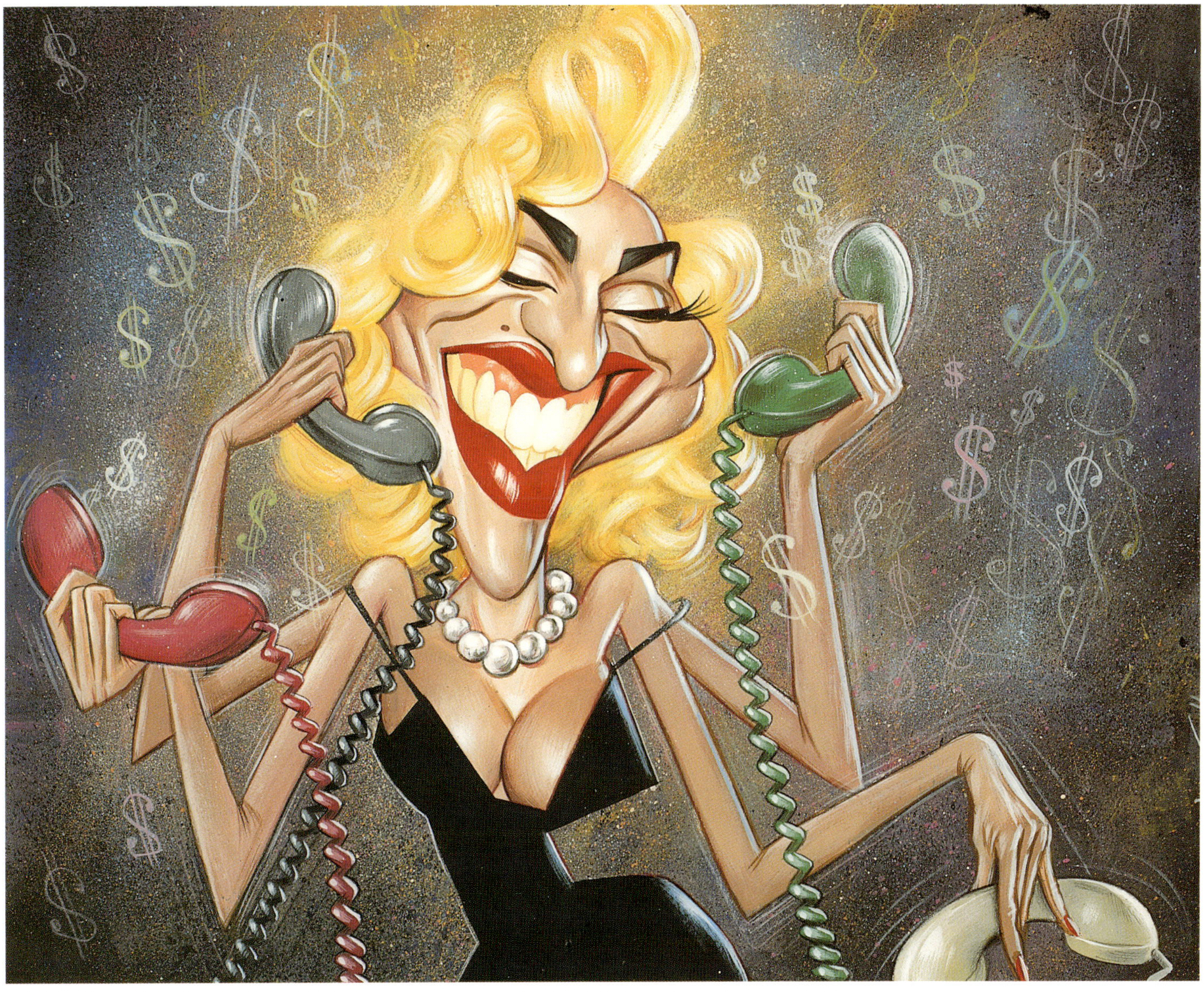

Madonna, 1992 (Kat. 21)

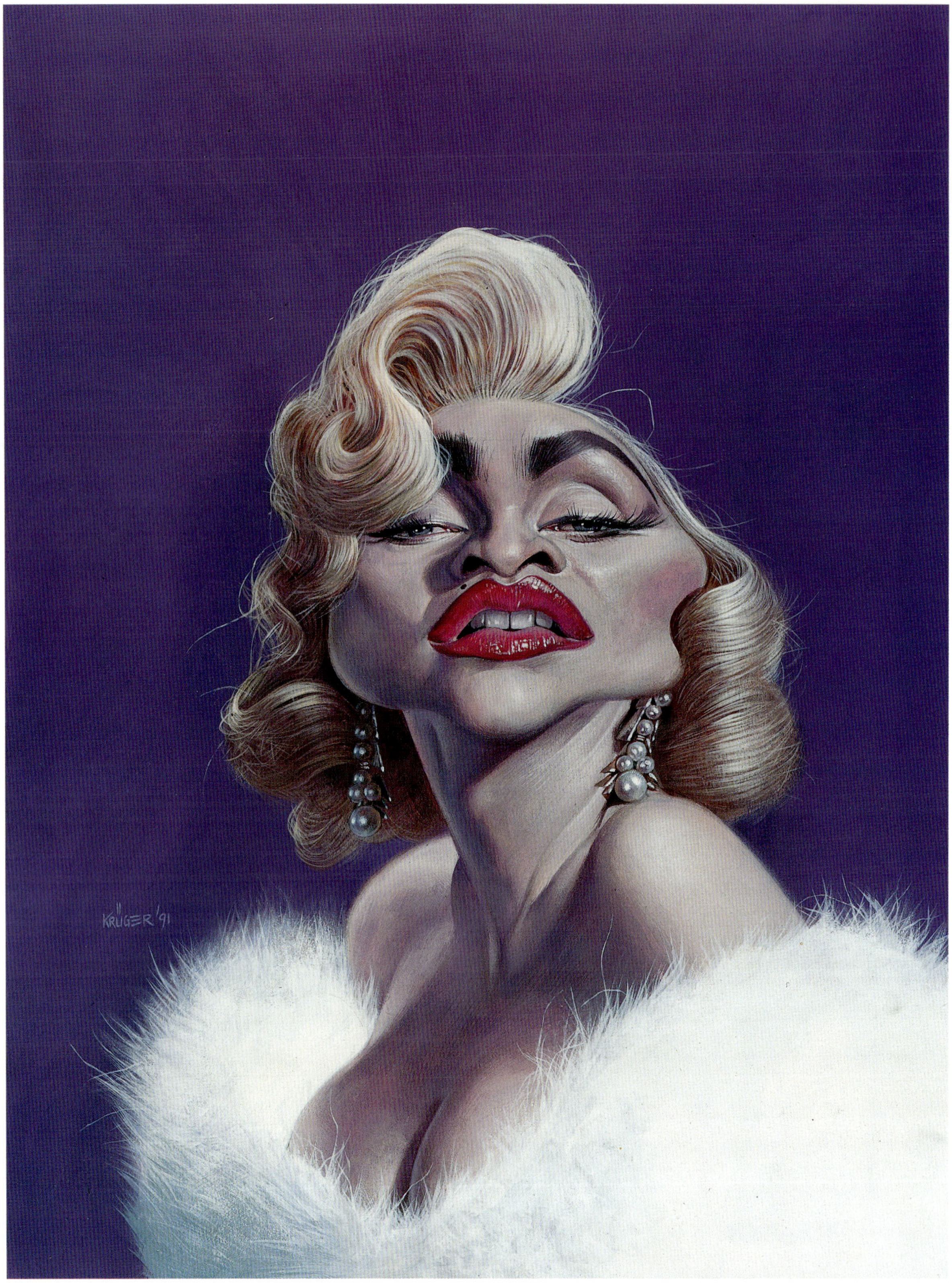

Madonna/Marilyn, 1991 (Kat. 20)

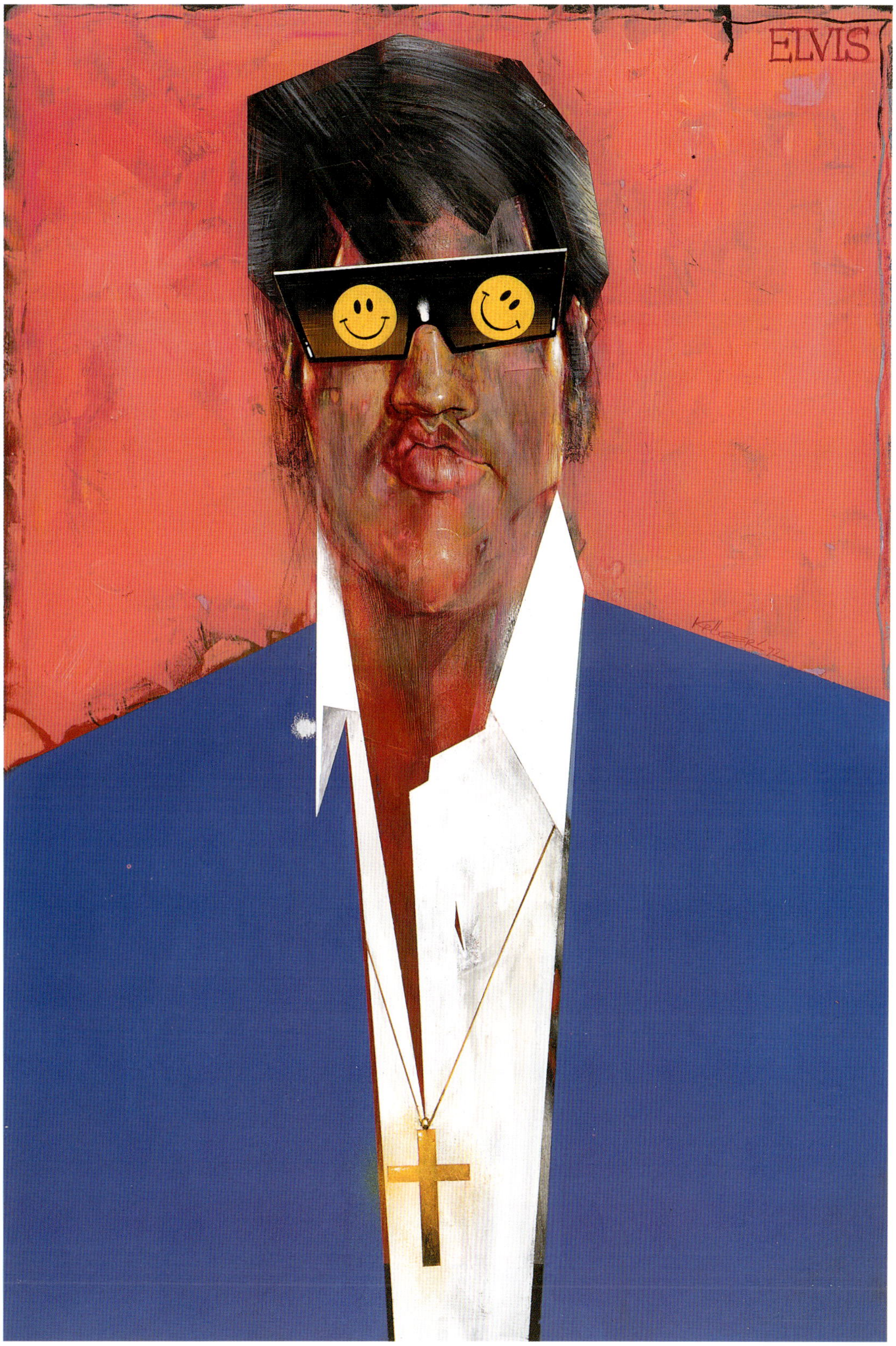

Elvis Presley mit Smiley-Brille, 1992 (Kat. 29)

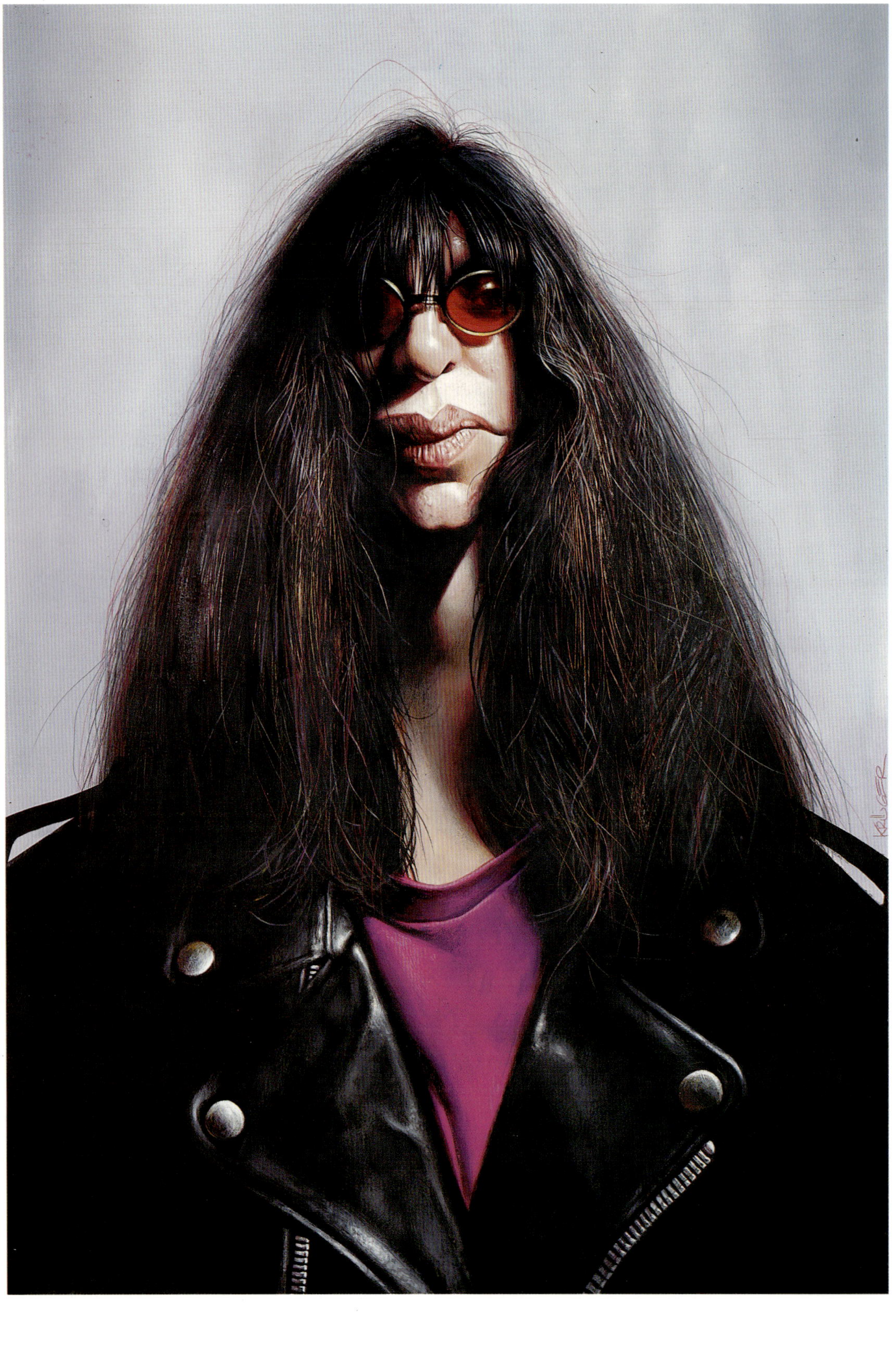

Joey Ramone, 1992 (Kat. 30)

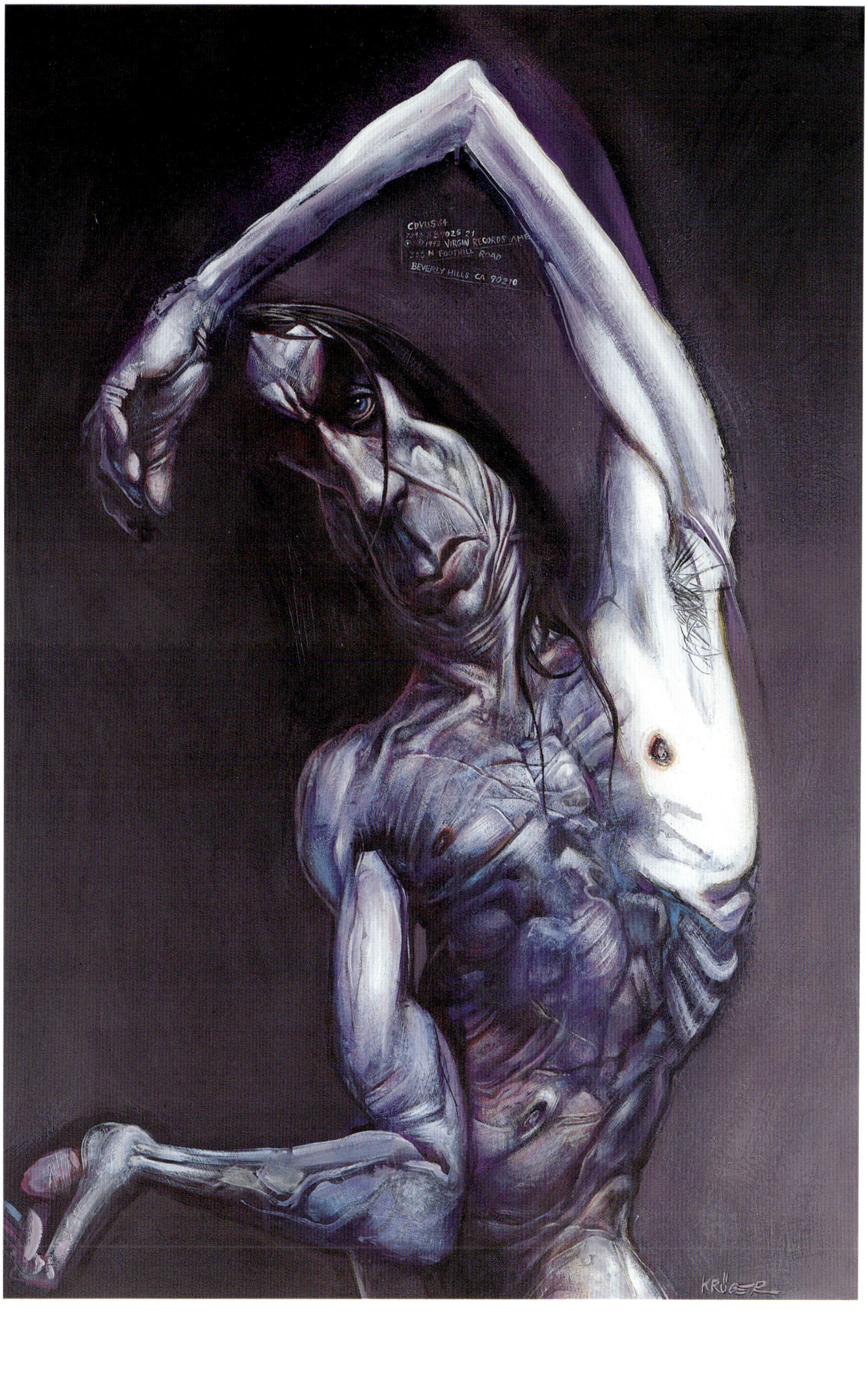

Iggy Pop, 1993 (Kat. 32)

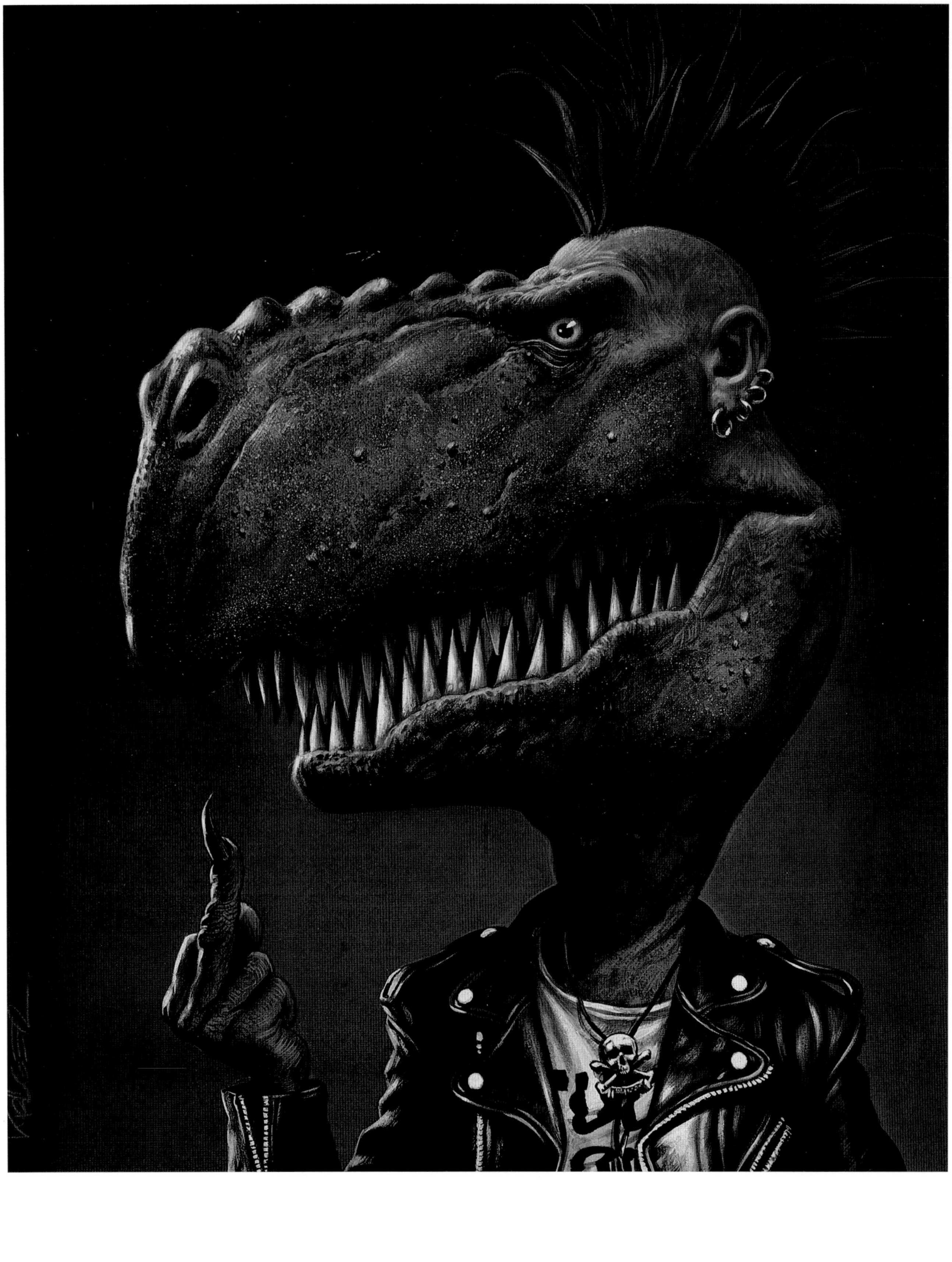

Punk-Dinosaurier, 1993 (Kat. 33)

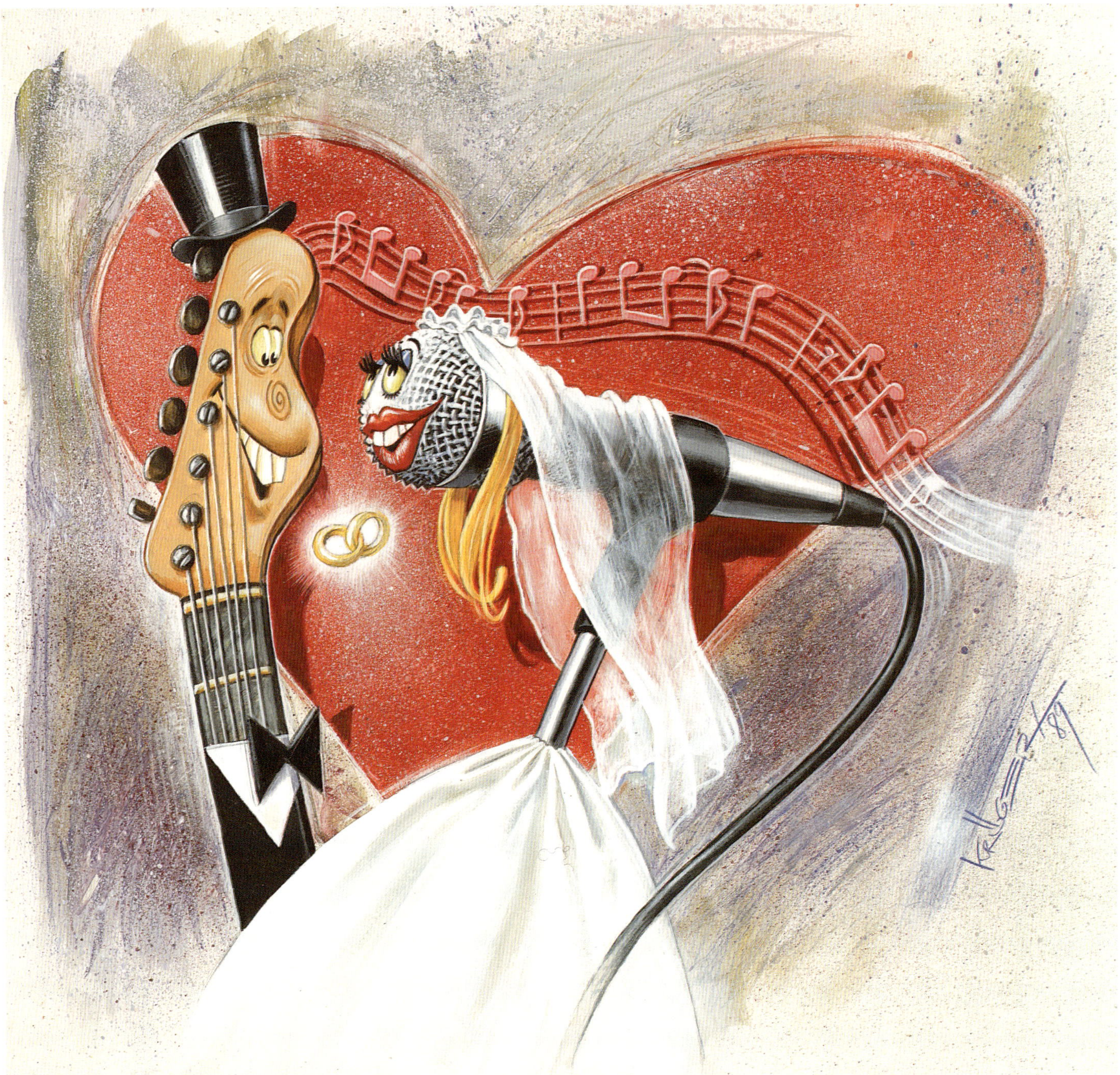

Musiker-Ehen, 1989 (Kat. 35)

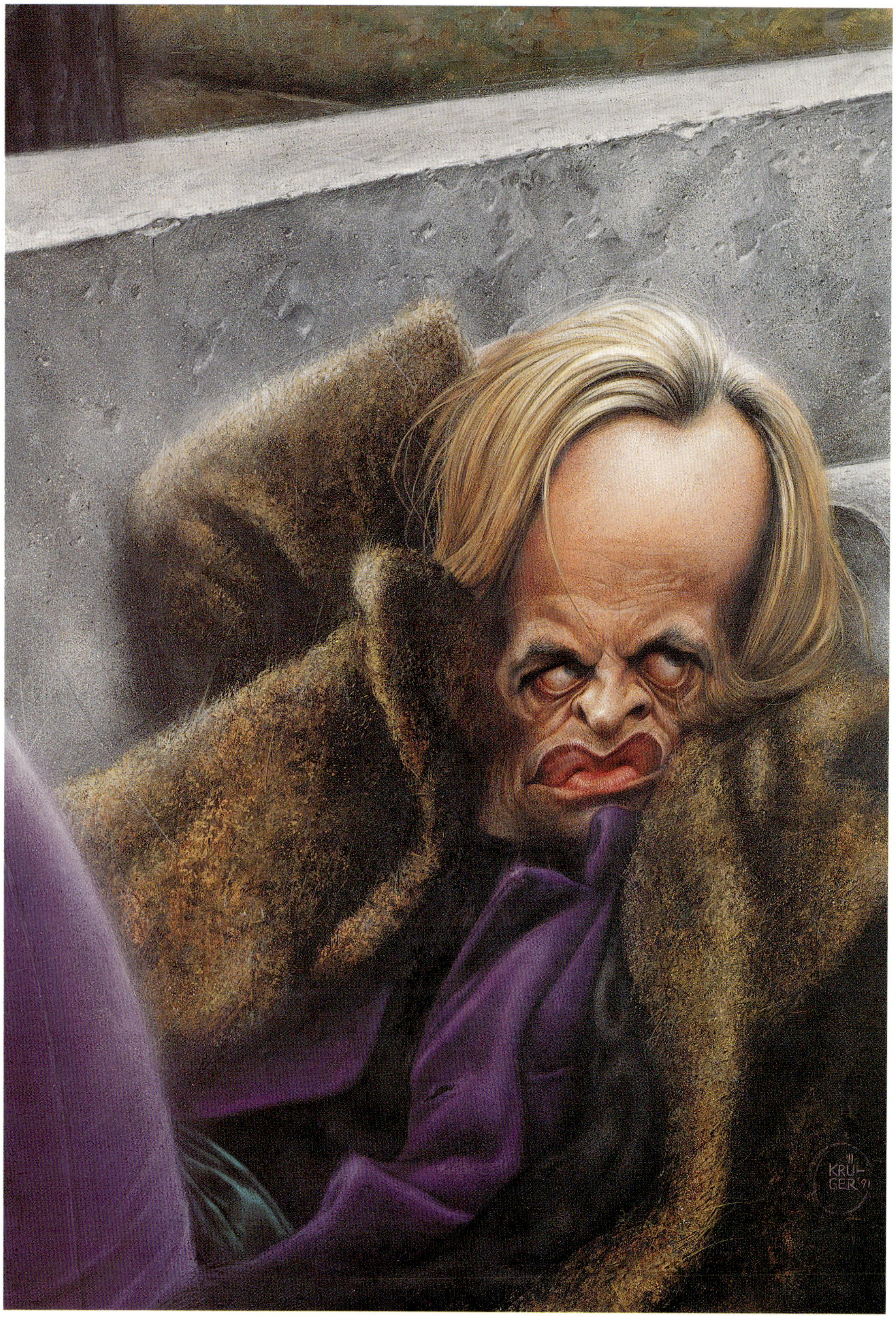

Klaus Kinski in Felljacke, 1991 (Kat. 40)

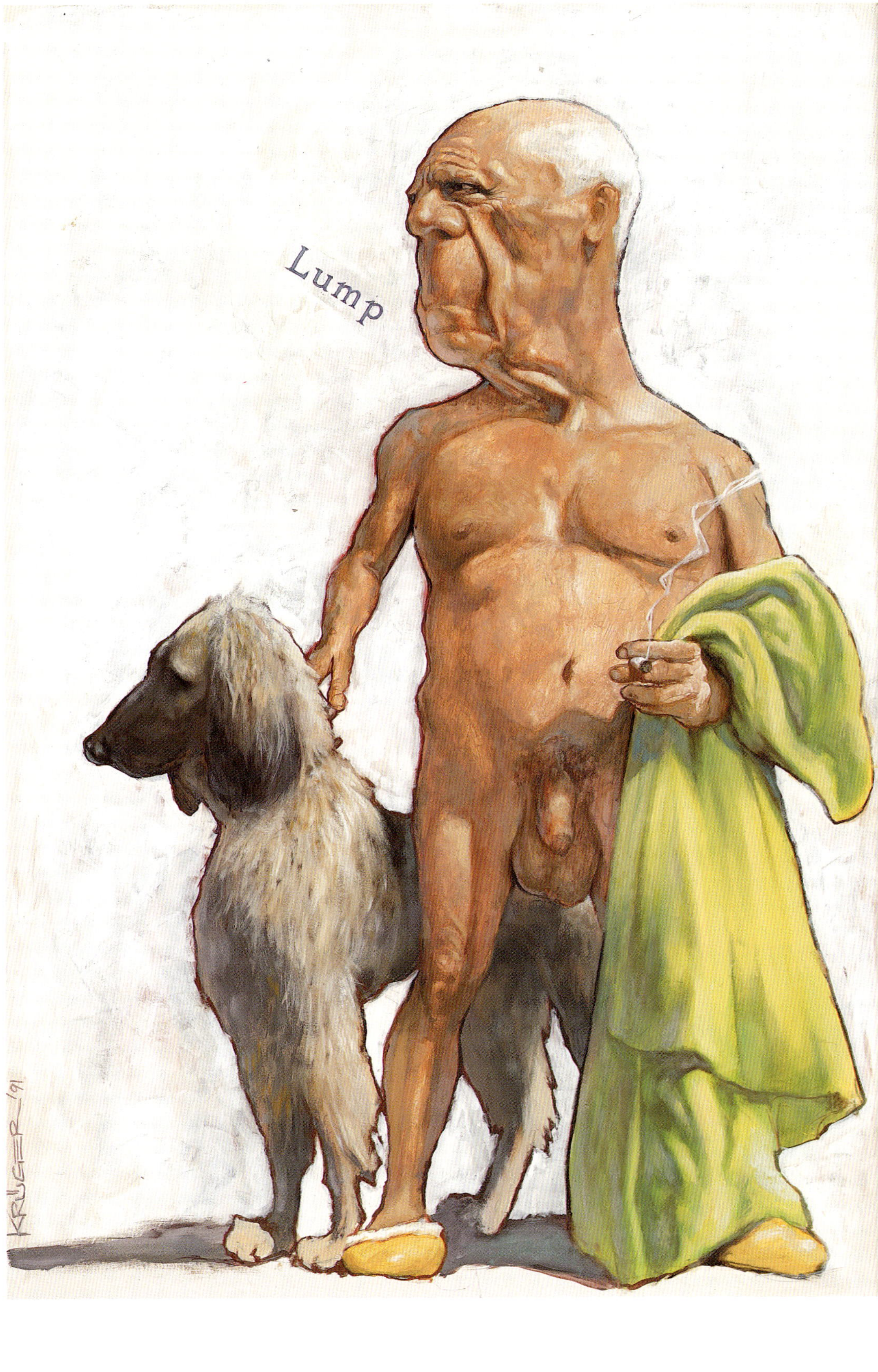

Pablo Picasso, 1991 (Kat. 37)

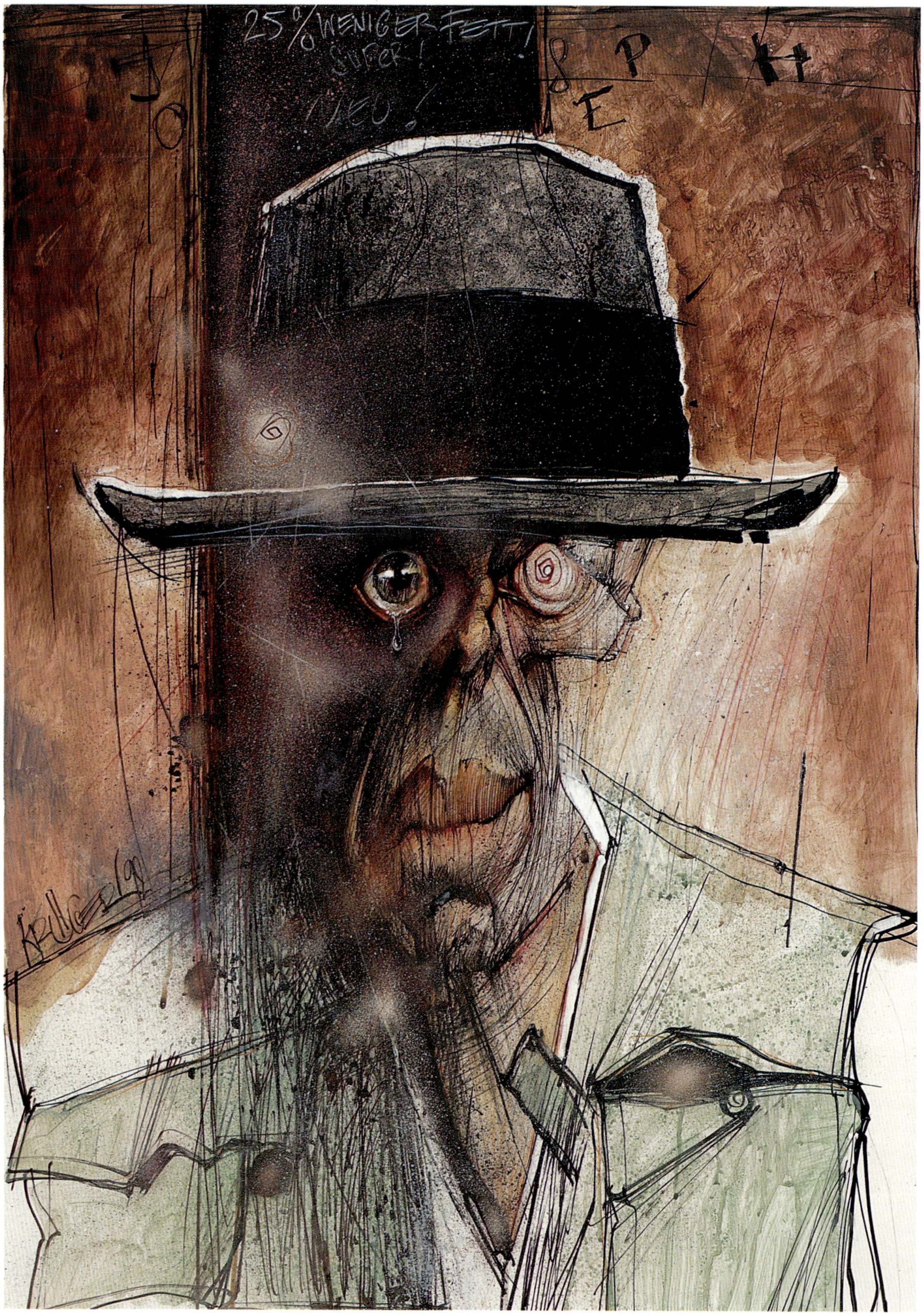

»25 % weniger Fett« (Joseph Beuys), 1992 (Kat. 38)

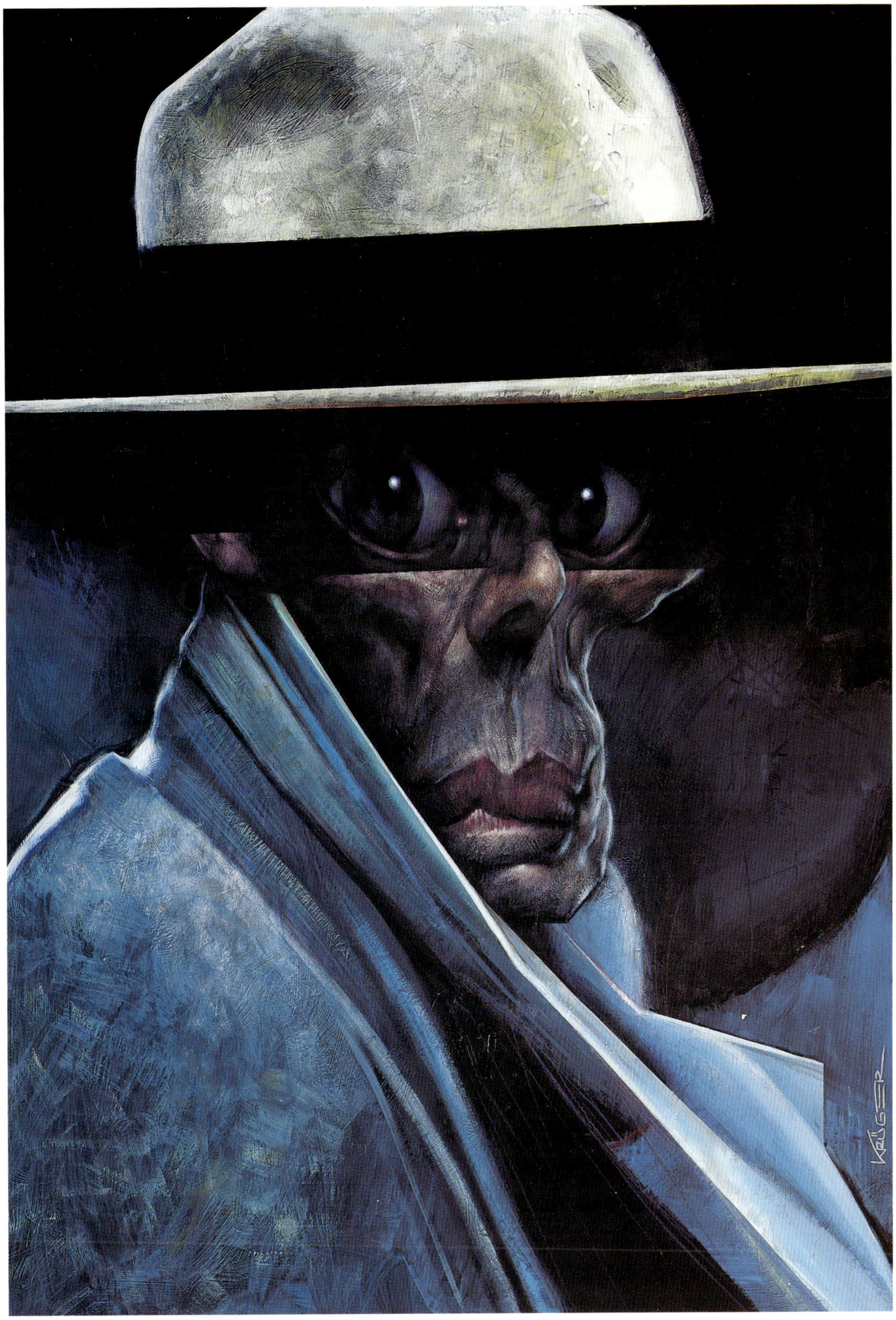

Joseph Beuys in Blau, 1993 (Kat. 39)

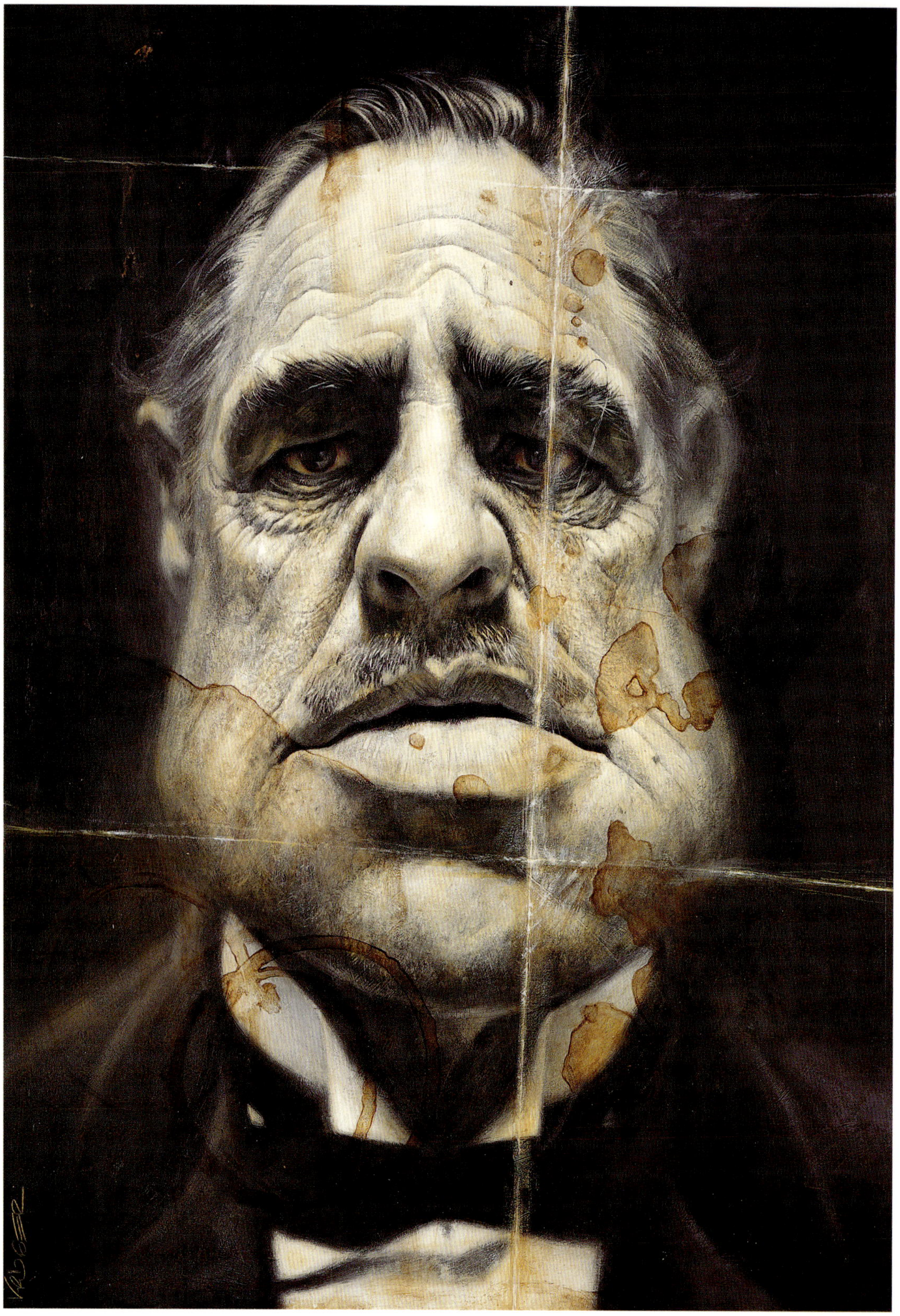

Marlon Brando in »Der Pate«, 1993 (Kat. 48)

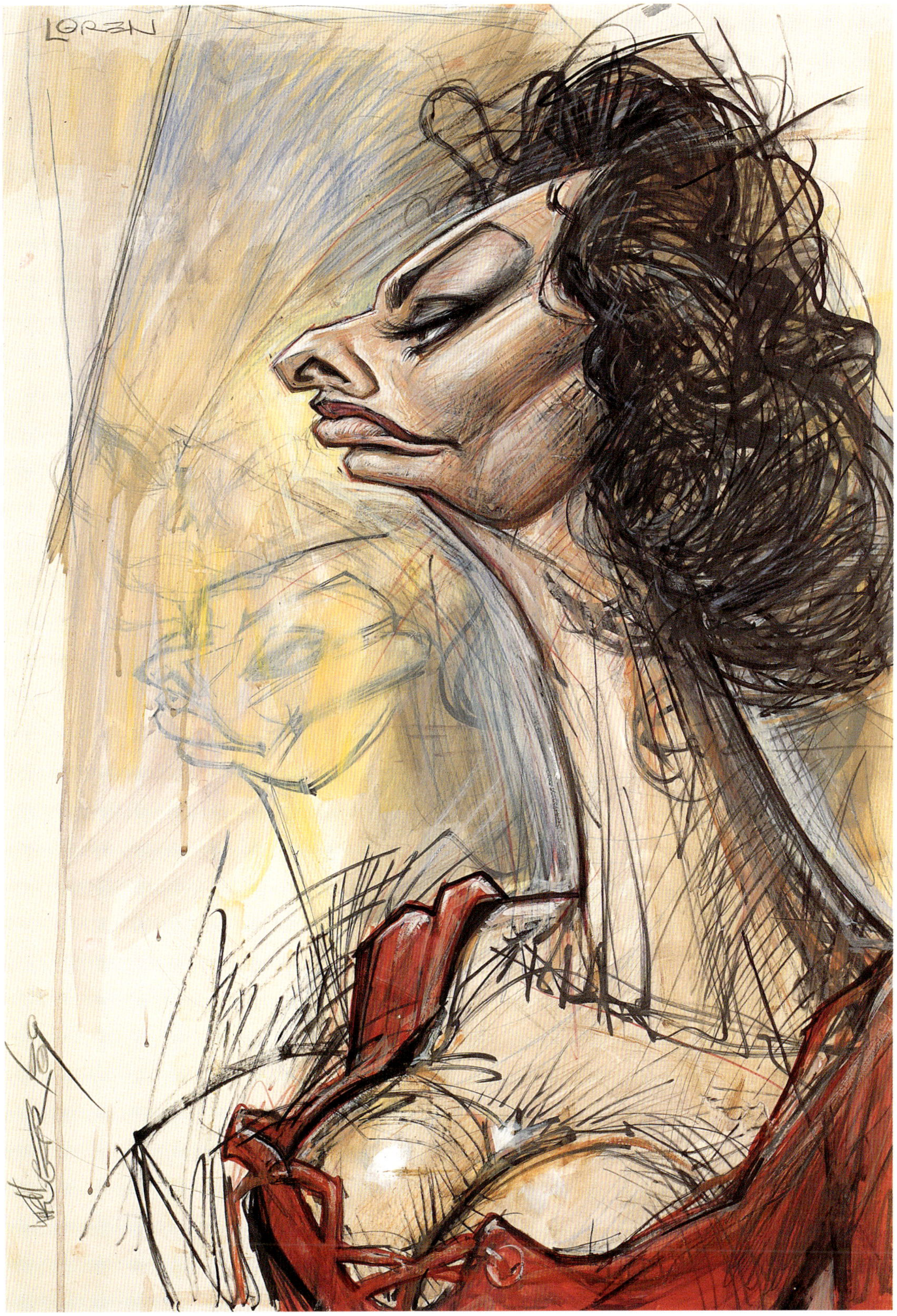

Sophia Loren, 1989 (Kat. 42)

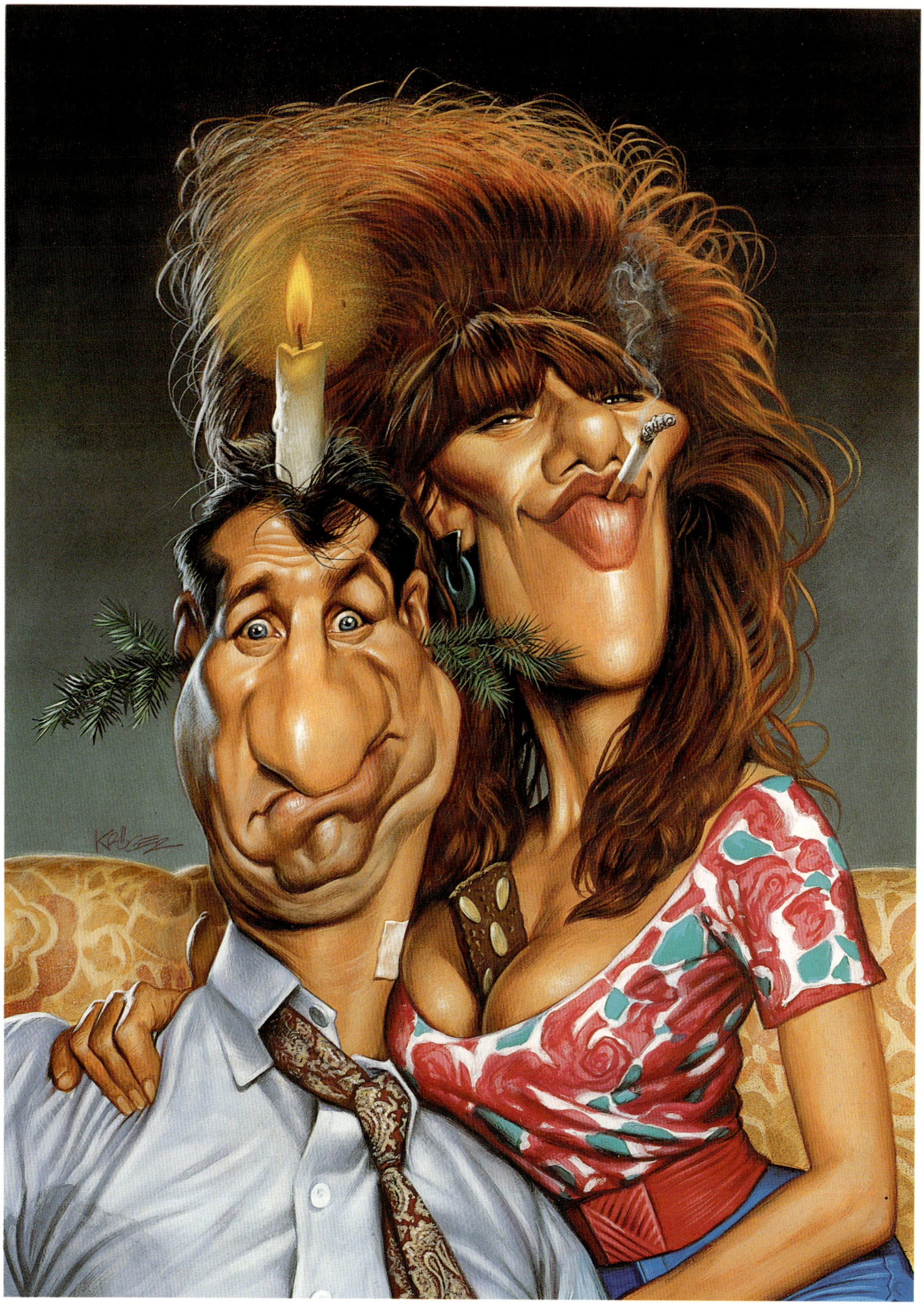

Al und Peggy Bundy, Weihnachten feiernd, 1993 (Kat. 51)

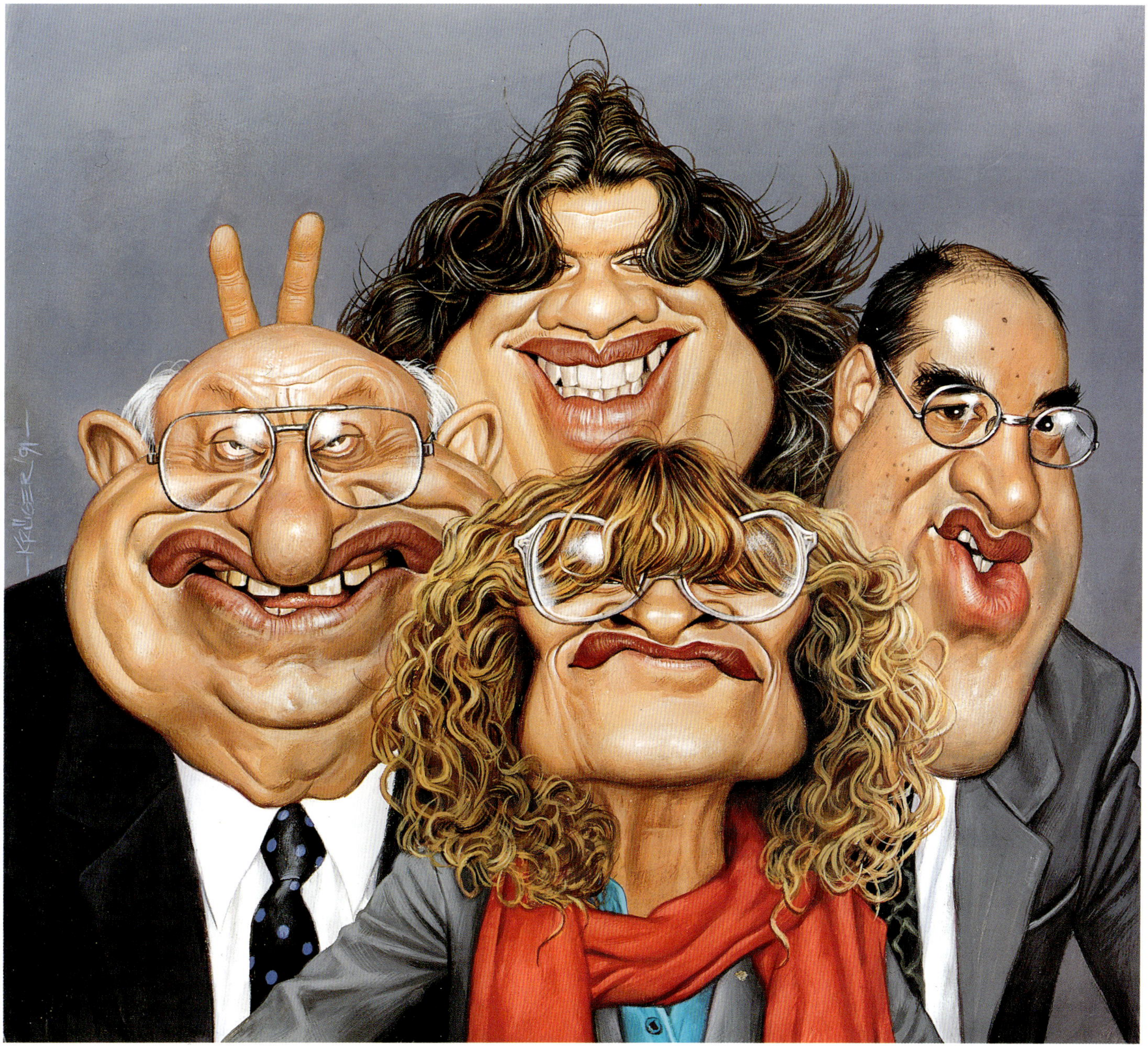

Marcel Reich-Ranicki, Jutta Ditfurth, Alice Schwarzer und Gregor Gysi, 1991 (Kat. 53)

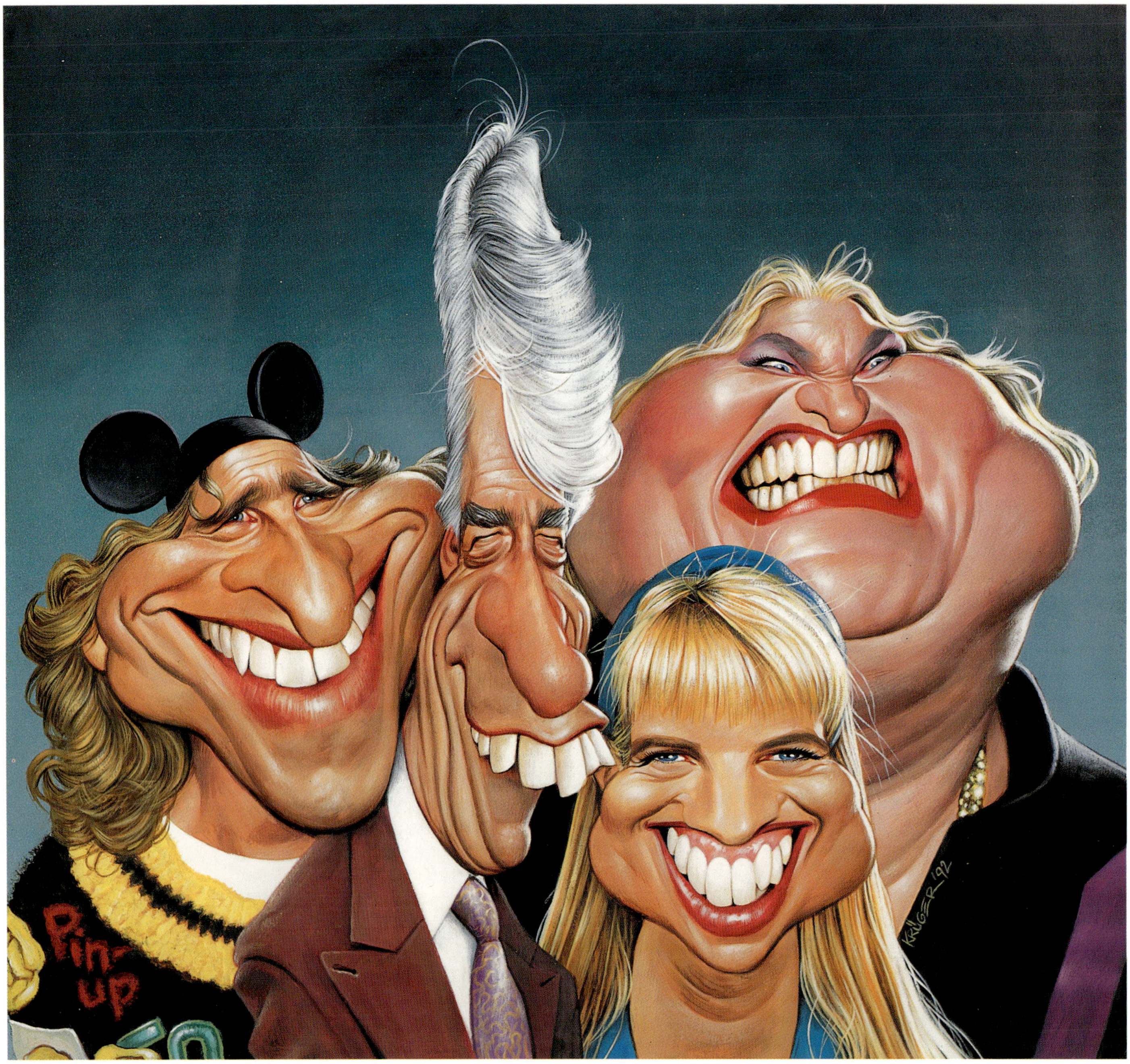

Thomas Gottschalk, Rudi Carell, Linda de Mol, Hella von Sinnen, 1992 (Kat. 54)

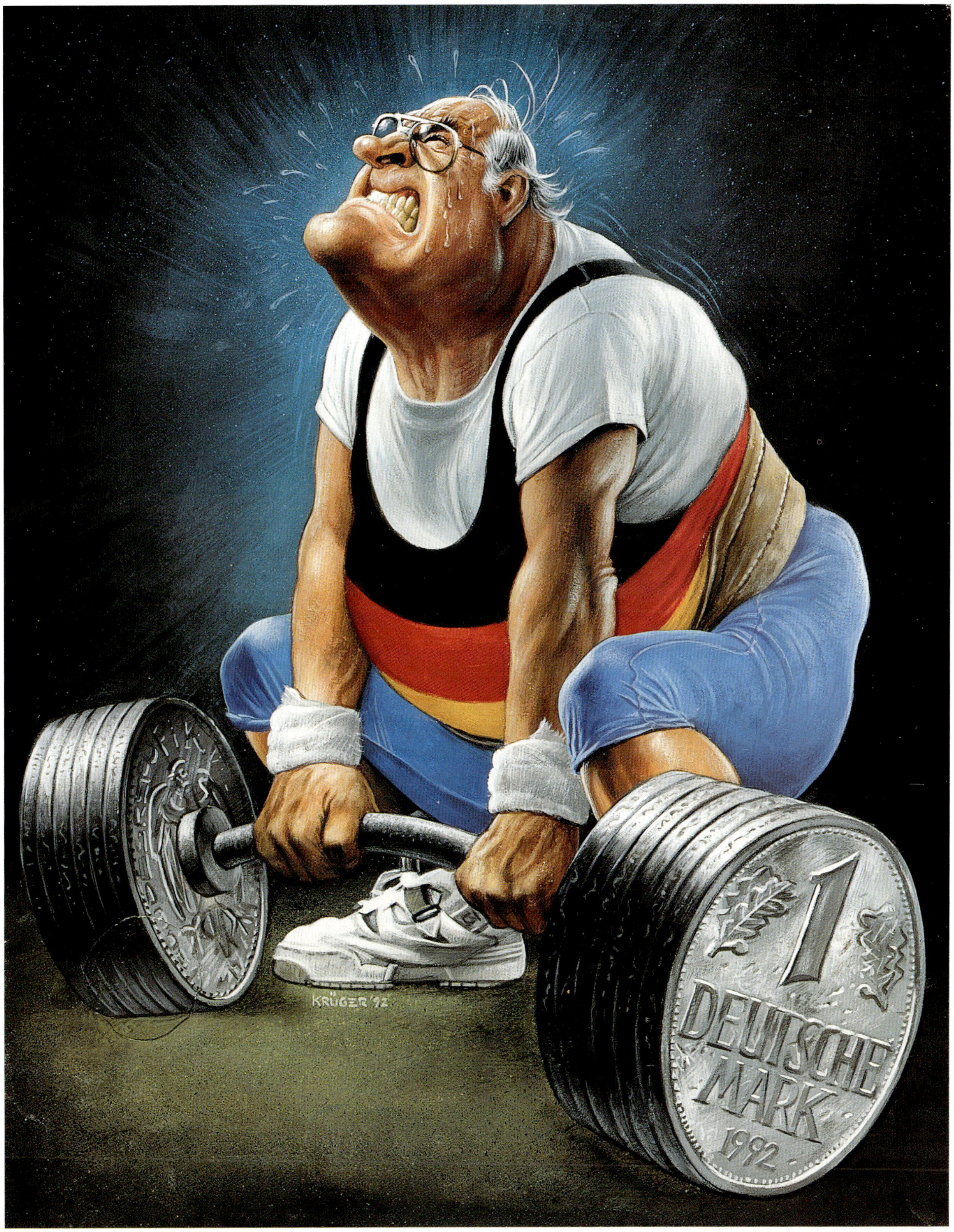

Helmut Kohl als Gewichtsheber, 1992 (Kat. 62)

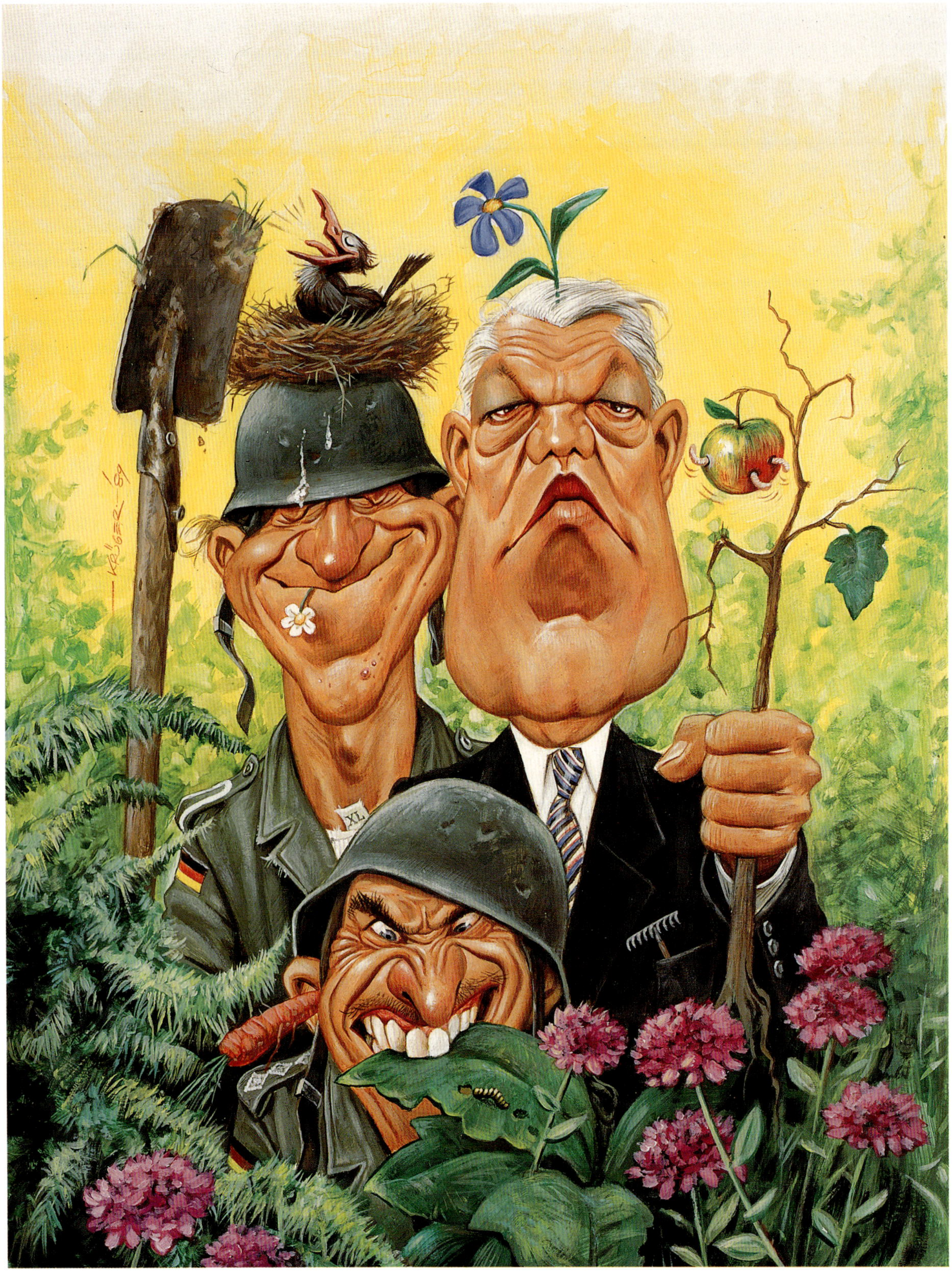

Stoltenberg und seine Truppe im Grünen, 1989 (Kat. 63)

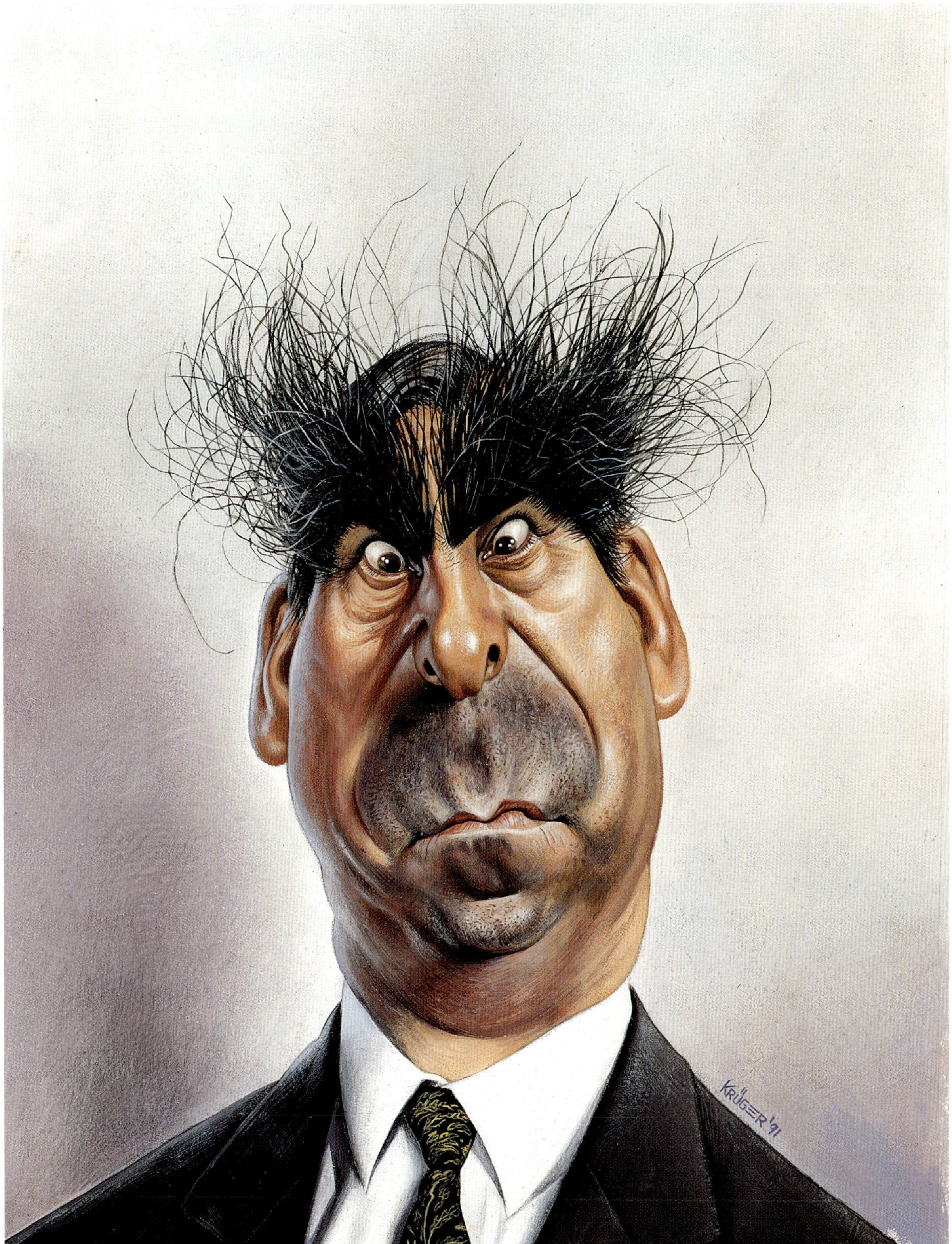

Theo Waigel, 1991 (Kat. 66)

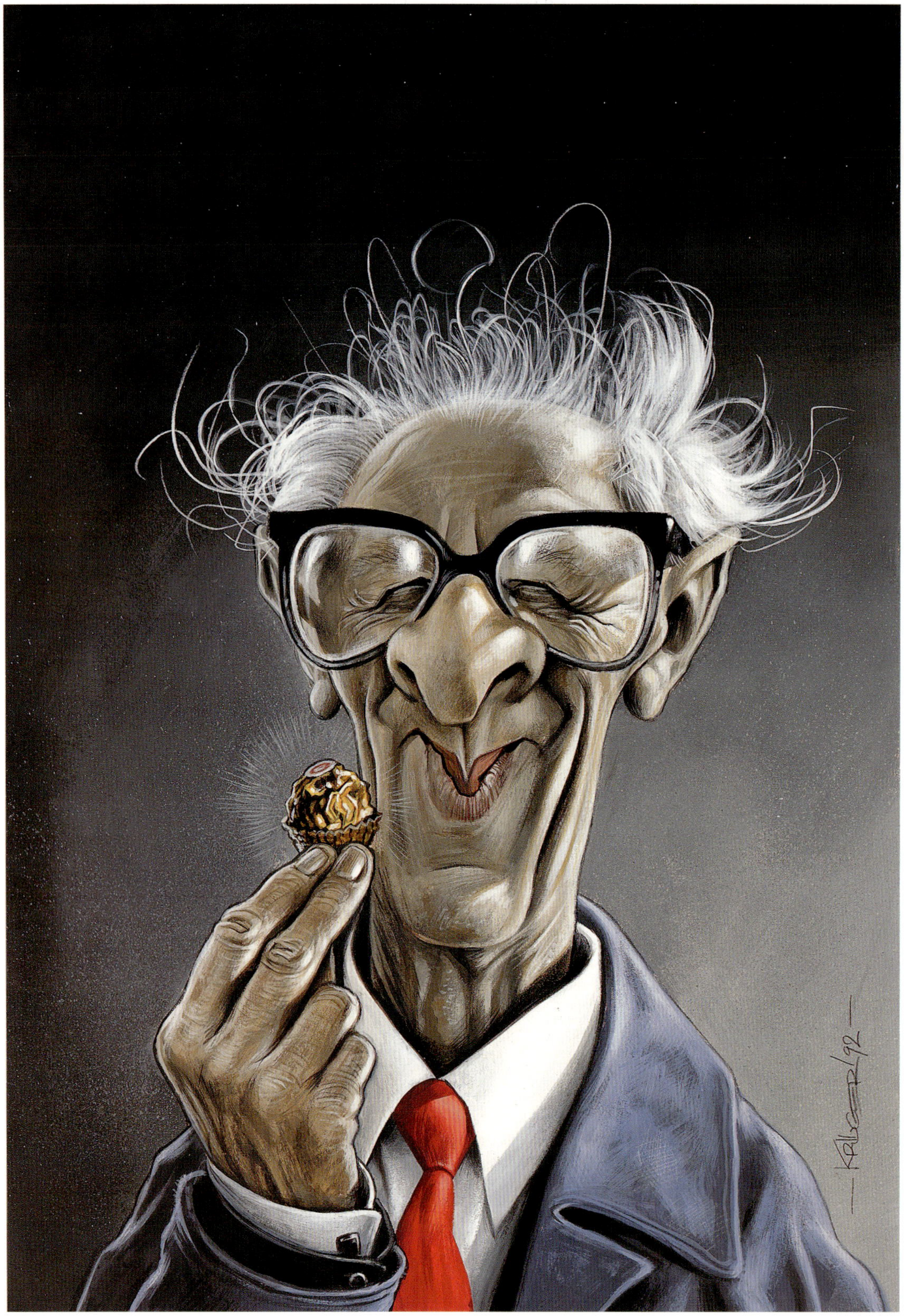

»Ich geb mir die Kugel« (Erich Honecker), 1992 (Kat. 80)

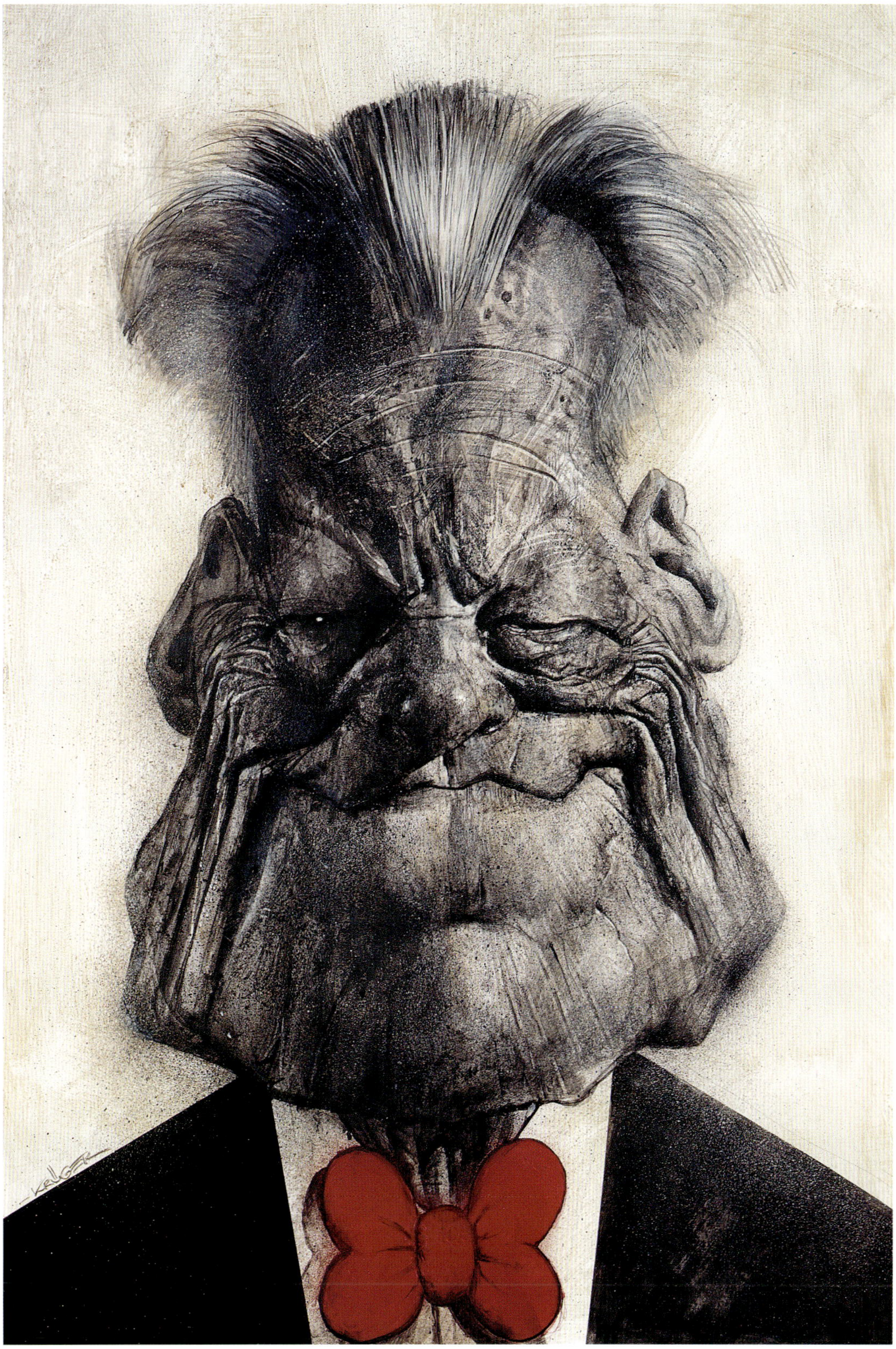

Willi Brandt, 1993 (Kat. 81)

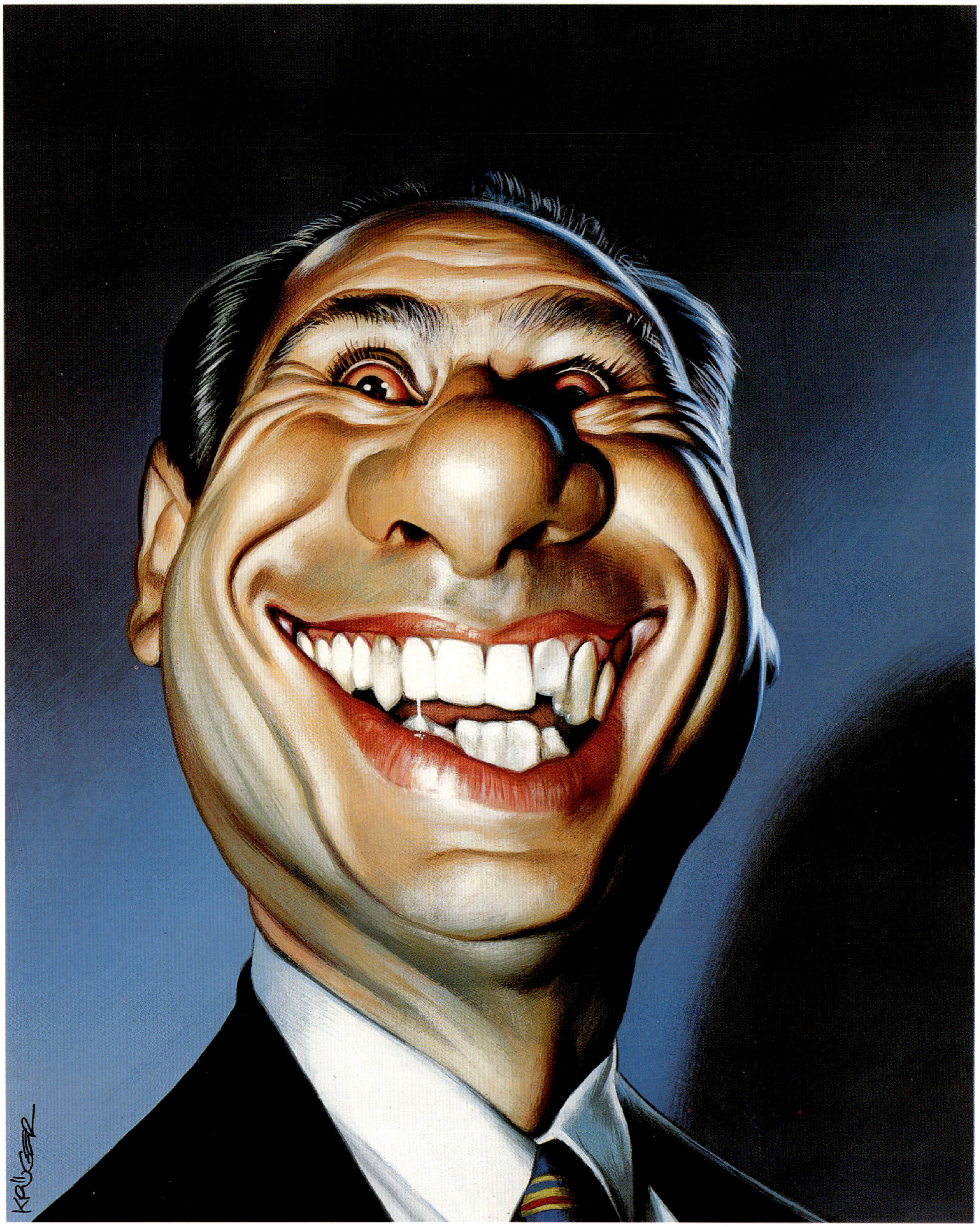

Silvio Berlusconi III, 1994 (Kat. 86)

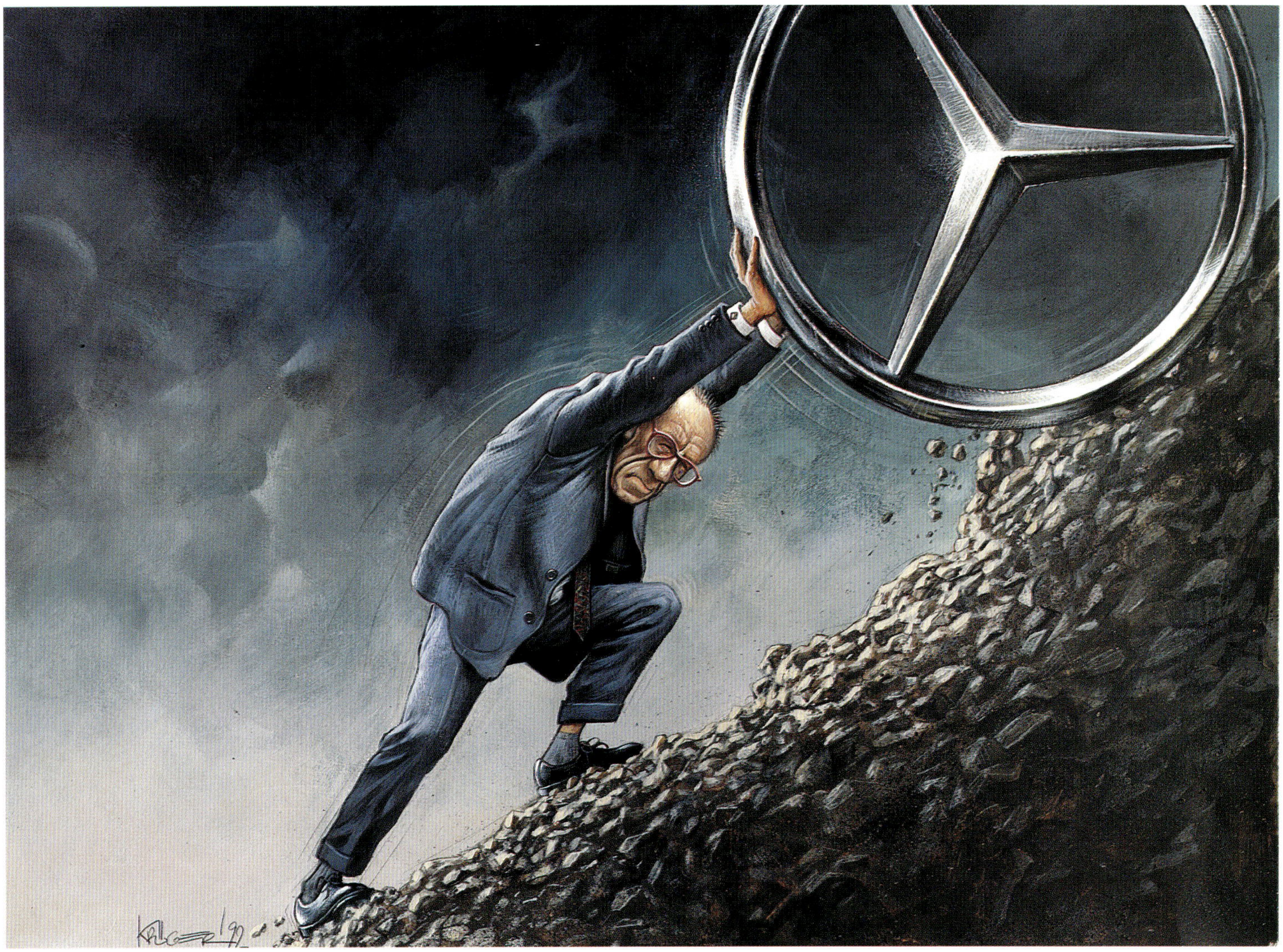

»Letzter Kampf« (Edzard Reuter), 1992 (Kat. 82)

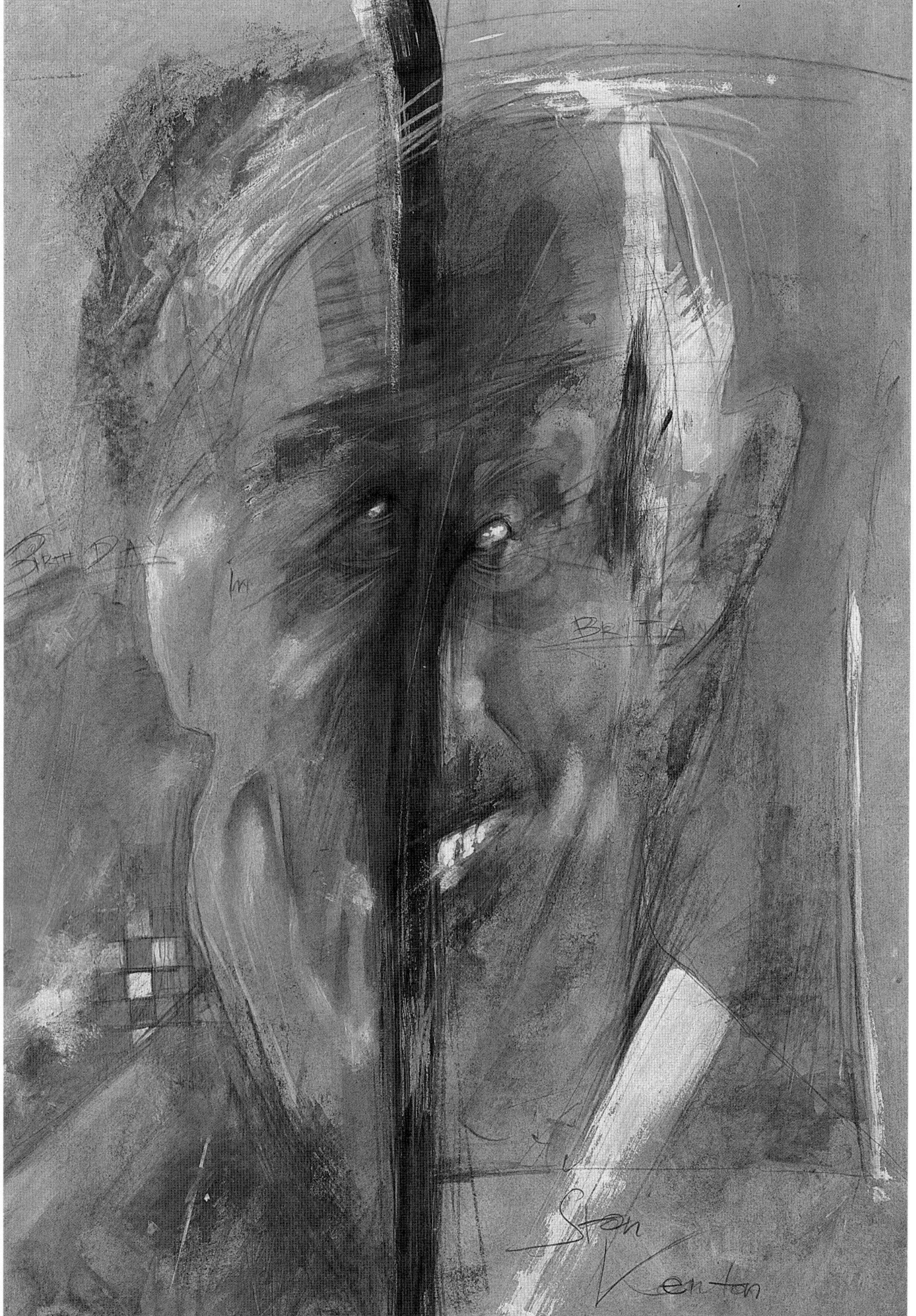

»Birthday in Britain« **(Stan Kenton), 1984 (Kat. 94)**

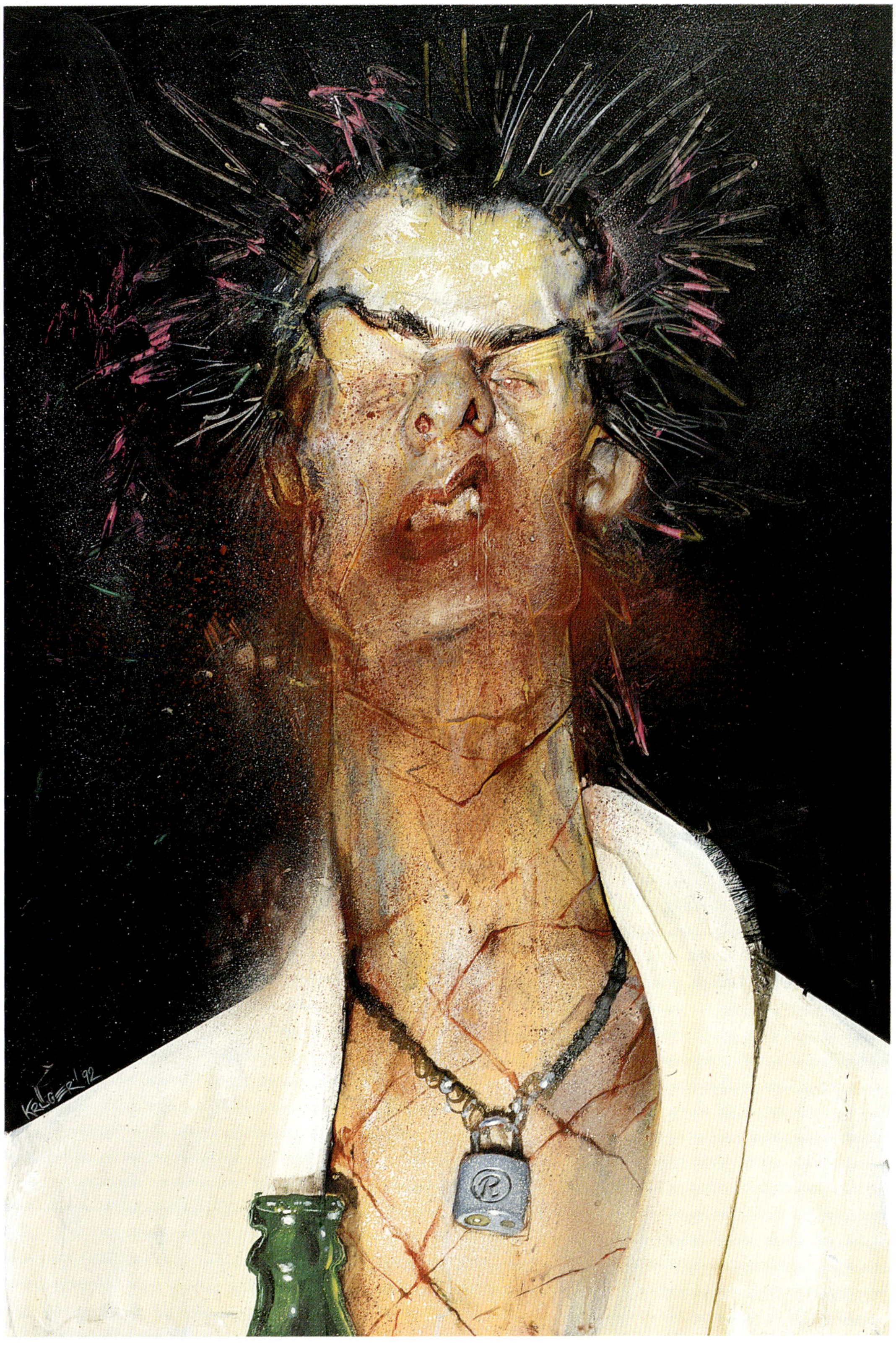

Sid Vicious (»Sex Pistols«), 1992 (Kat. 98)

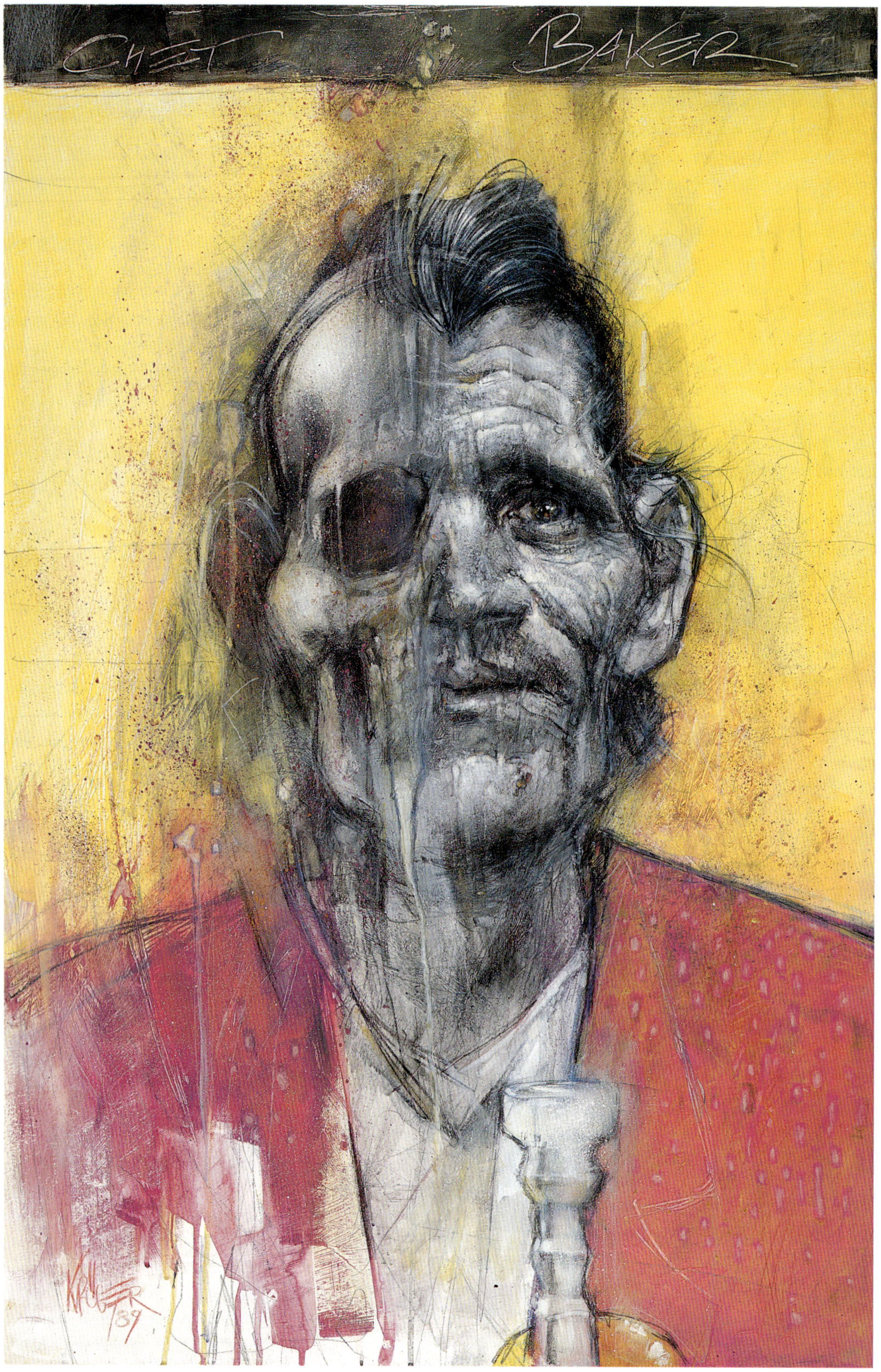

Tod (Chet Baker), 1989 (Kat. 95)

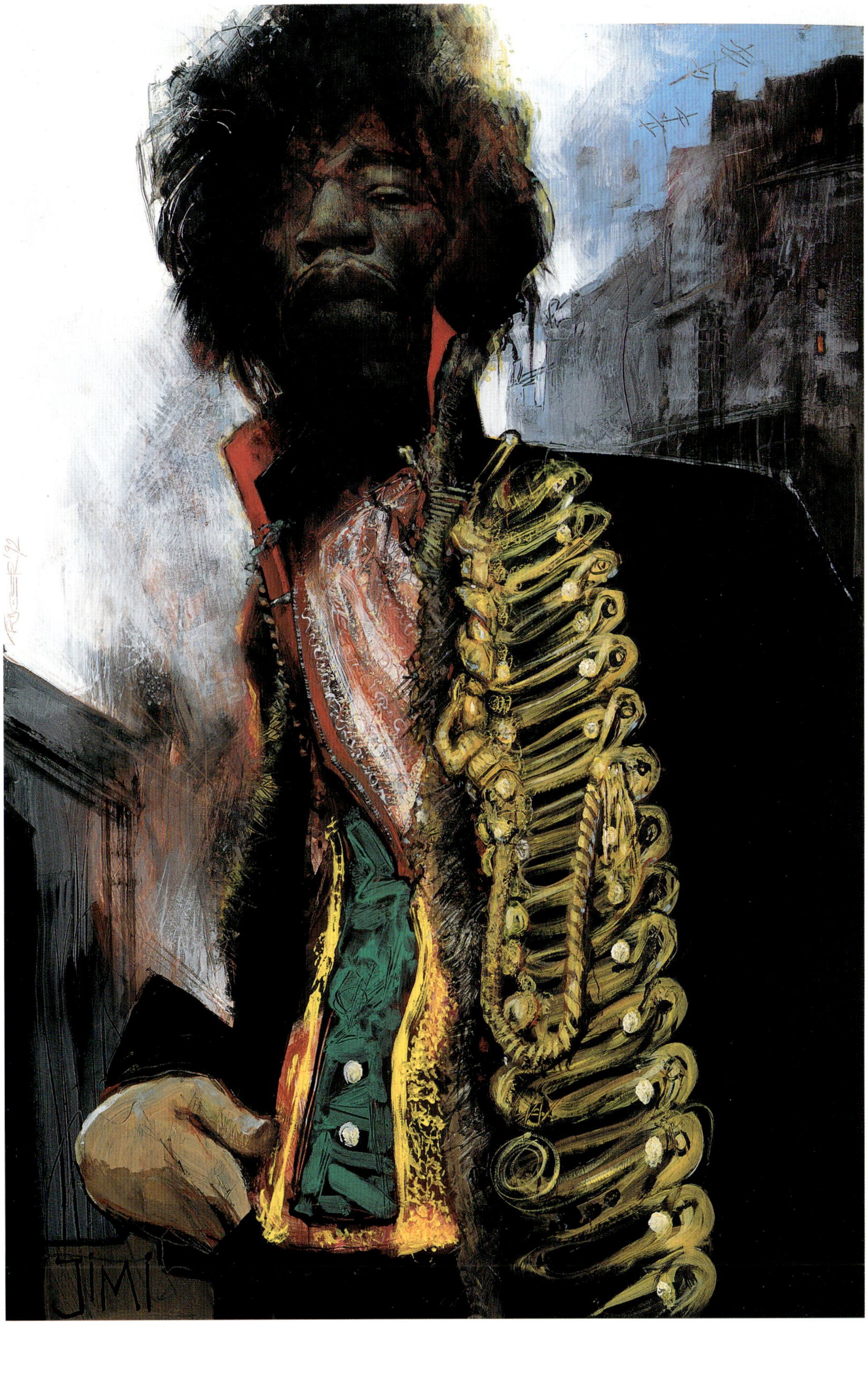

Jimi Hendrix, 1992 (Kat. 96)

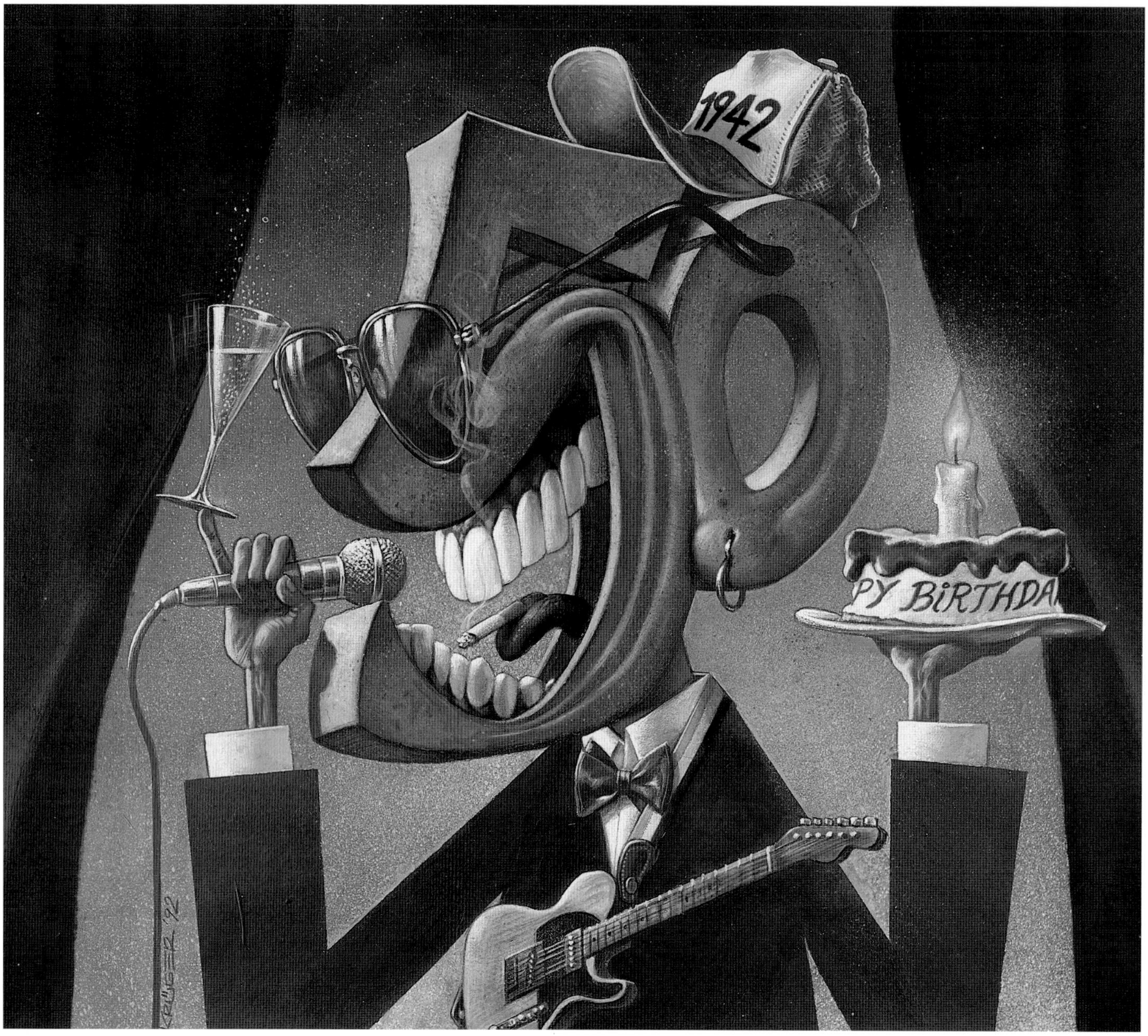

Rockstars feiern ihren 50. Geburtstag, 1992 (Kat. 97)

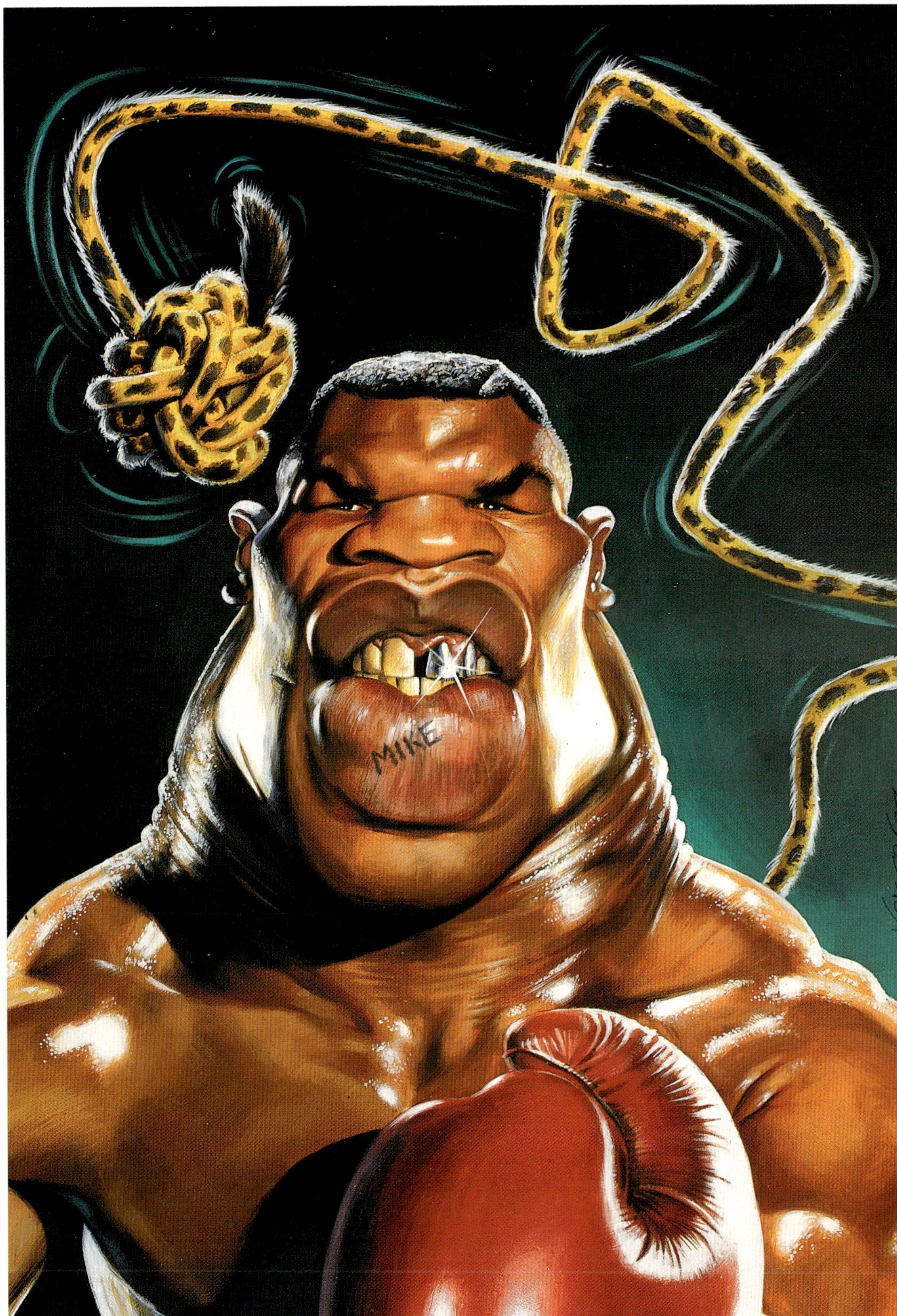

Mike Tyson mit Marsupilami-Schwanz, 1987 (Kat. 93)

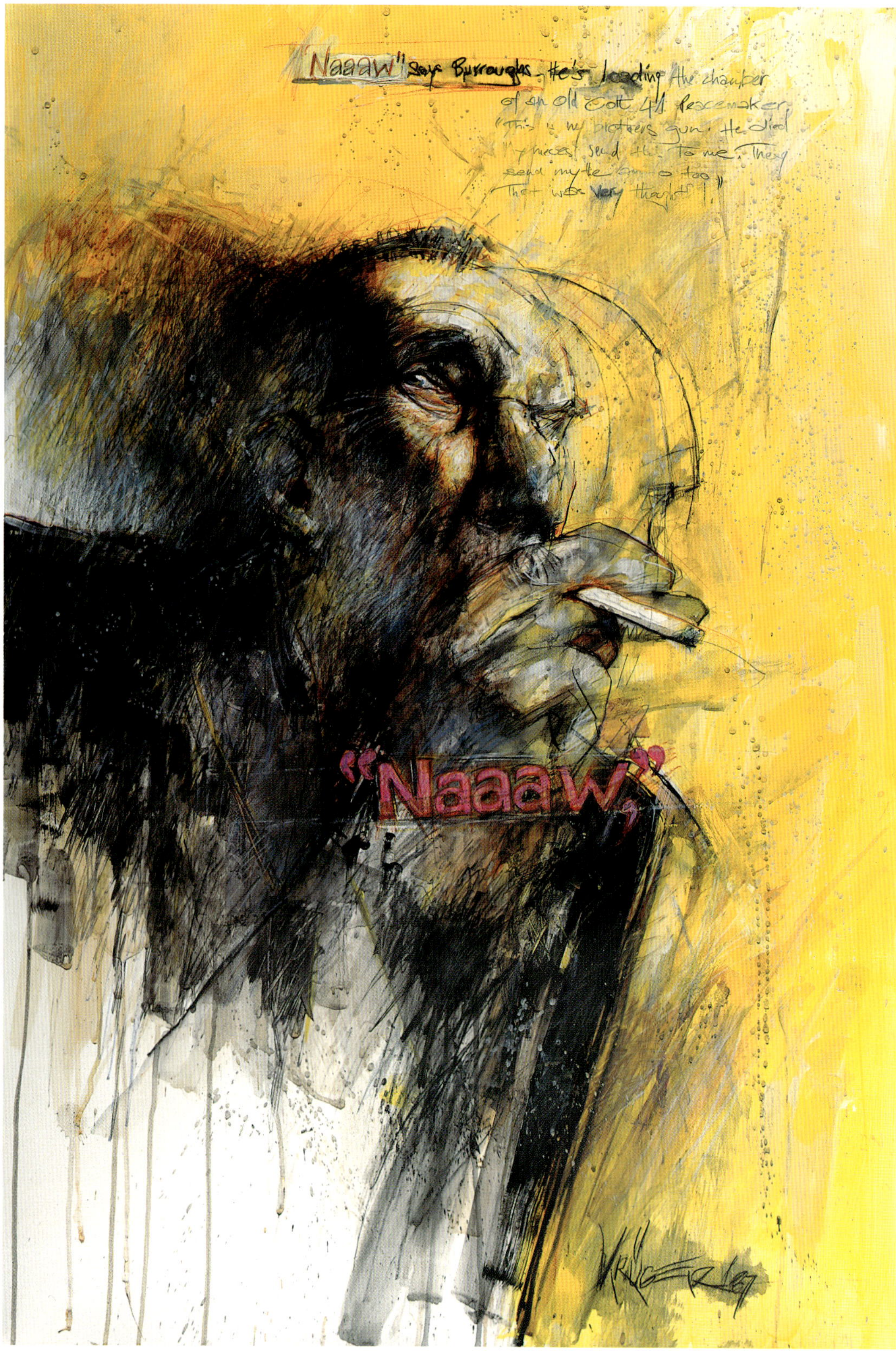

»Naaaw« says Burroughs. He's loading the chamber of an old colt. 41 Peacemaker, 1987 (Kat. 102)

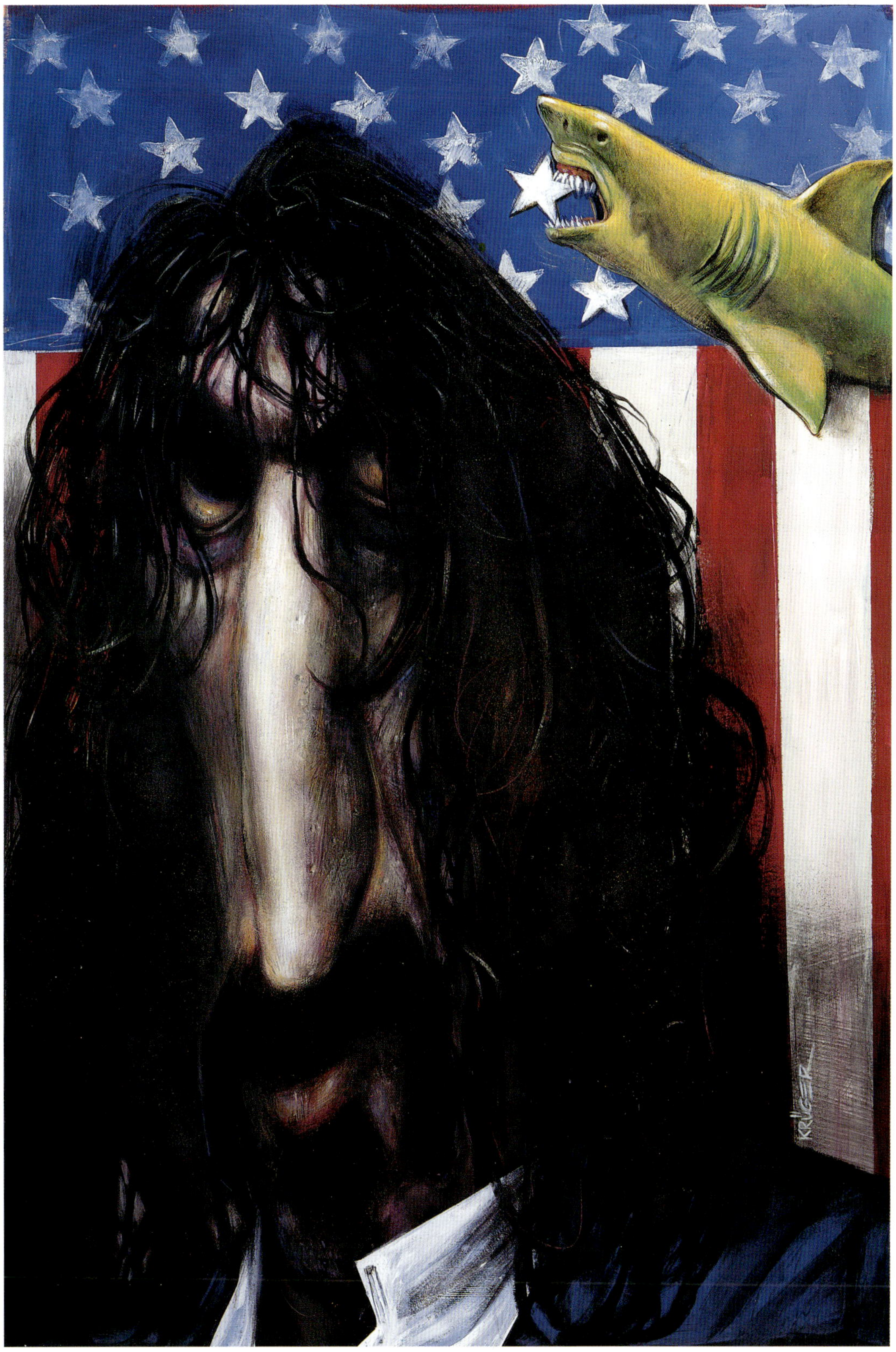

»The Yellow Shark« (Frank Zappa), 1993 (Kat. 99)

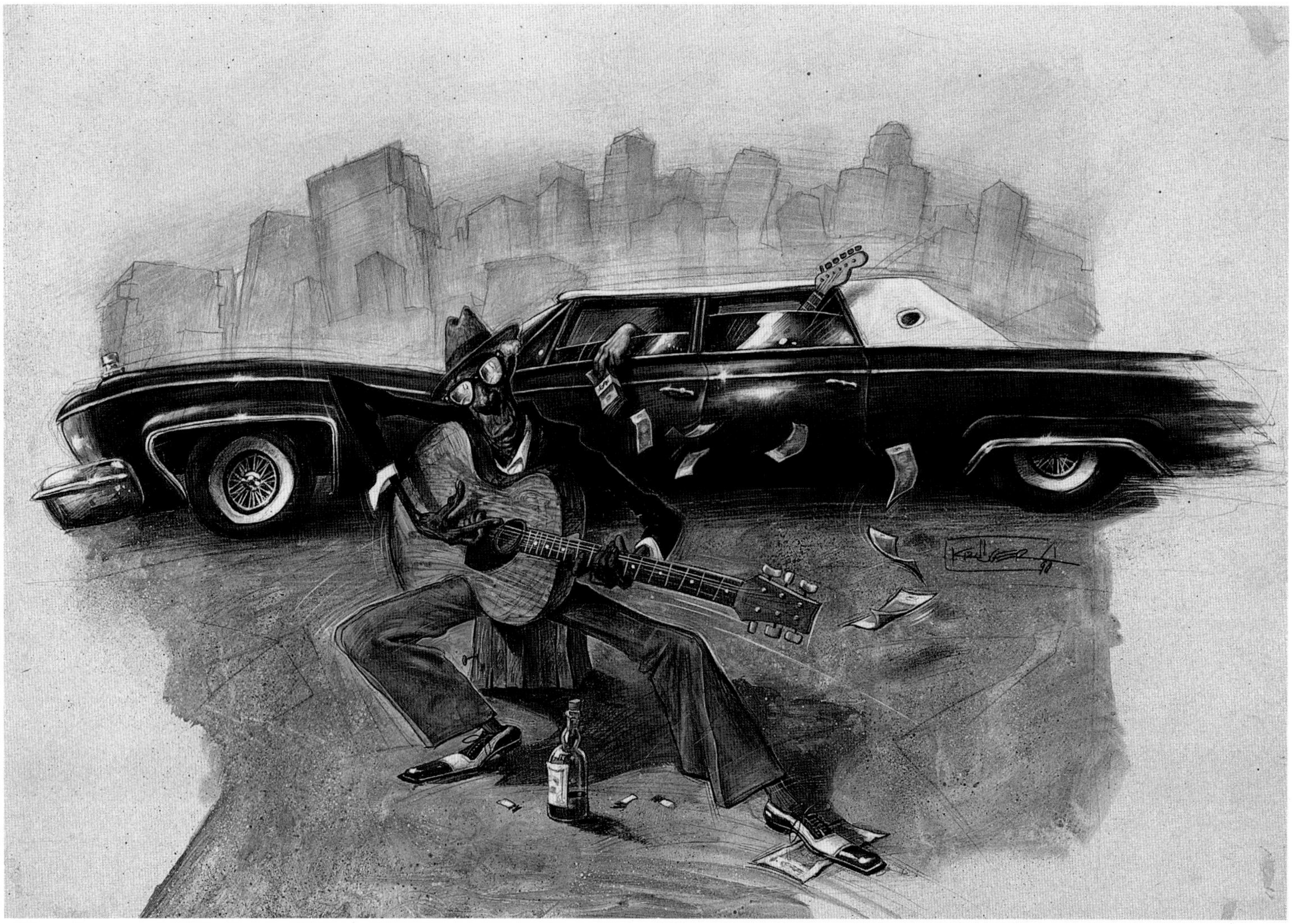

Bluesman, 1990 (Kat. 101)

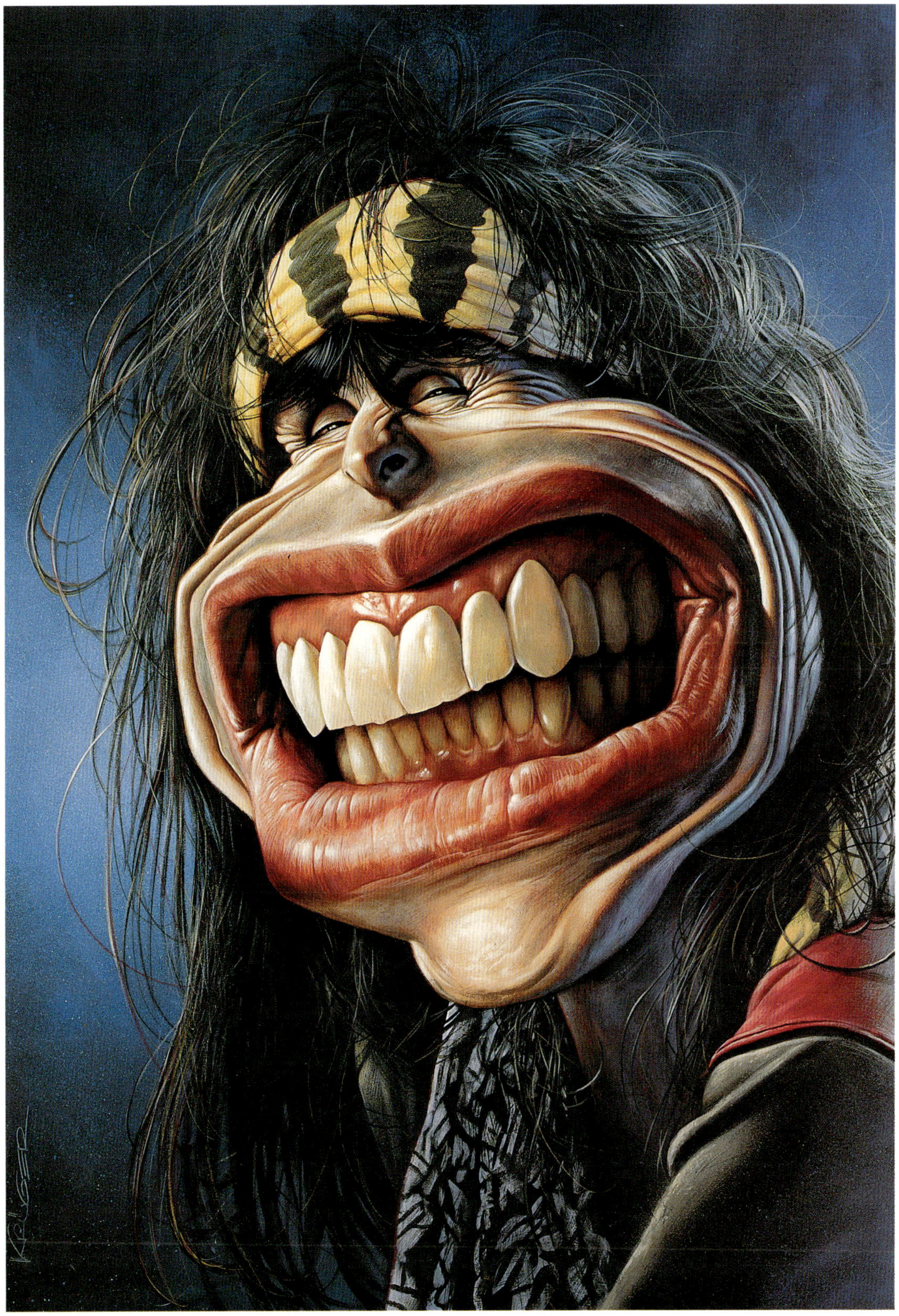

Steven Tyler (»Aerosmith«), 1993 (Kat. 100)

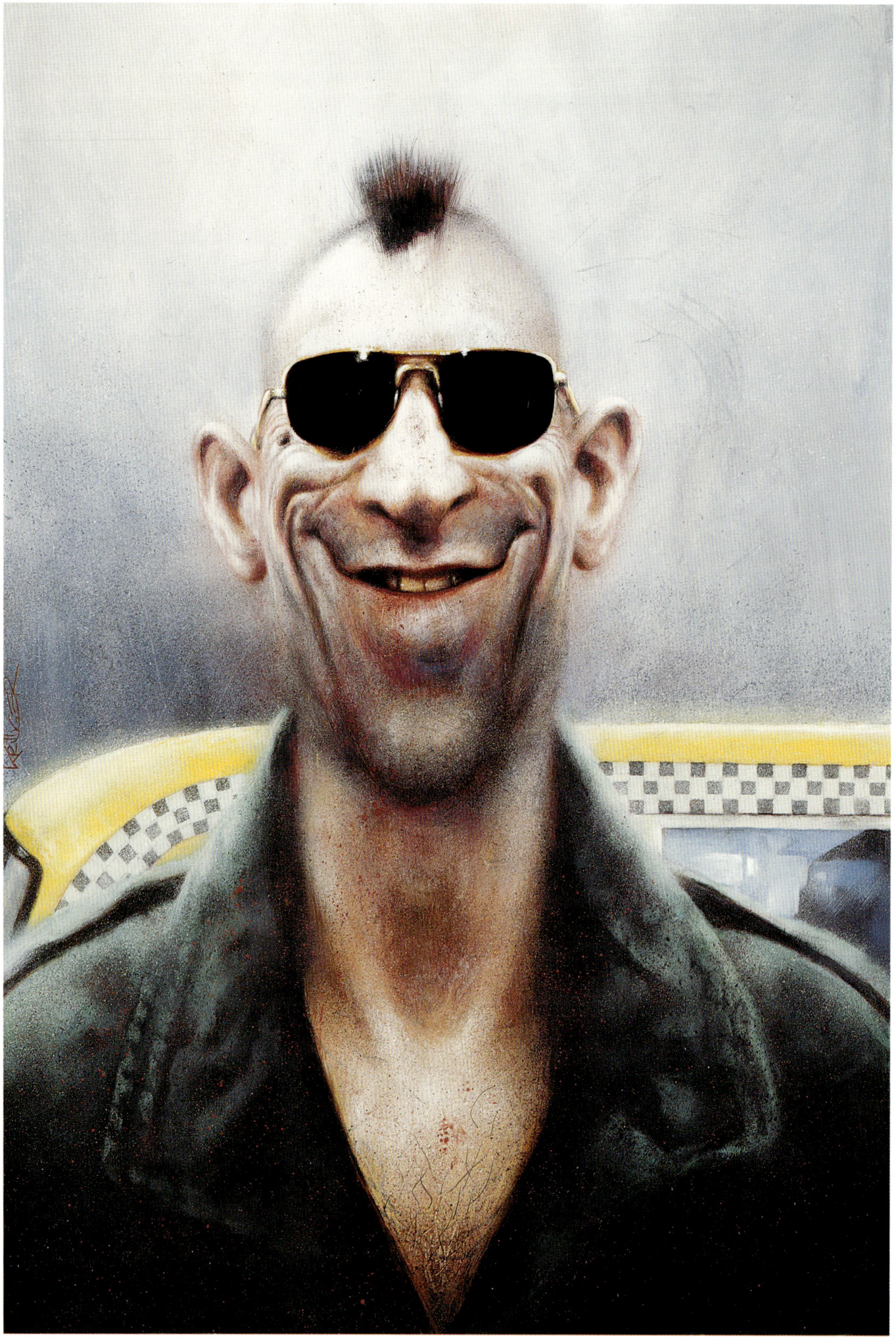

Robert de Niro in »Taxi-Driver«, 1993 (Kat. 50)

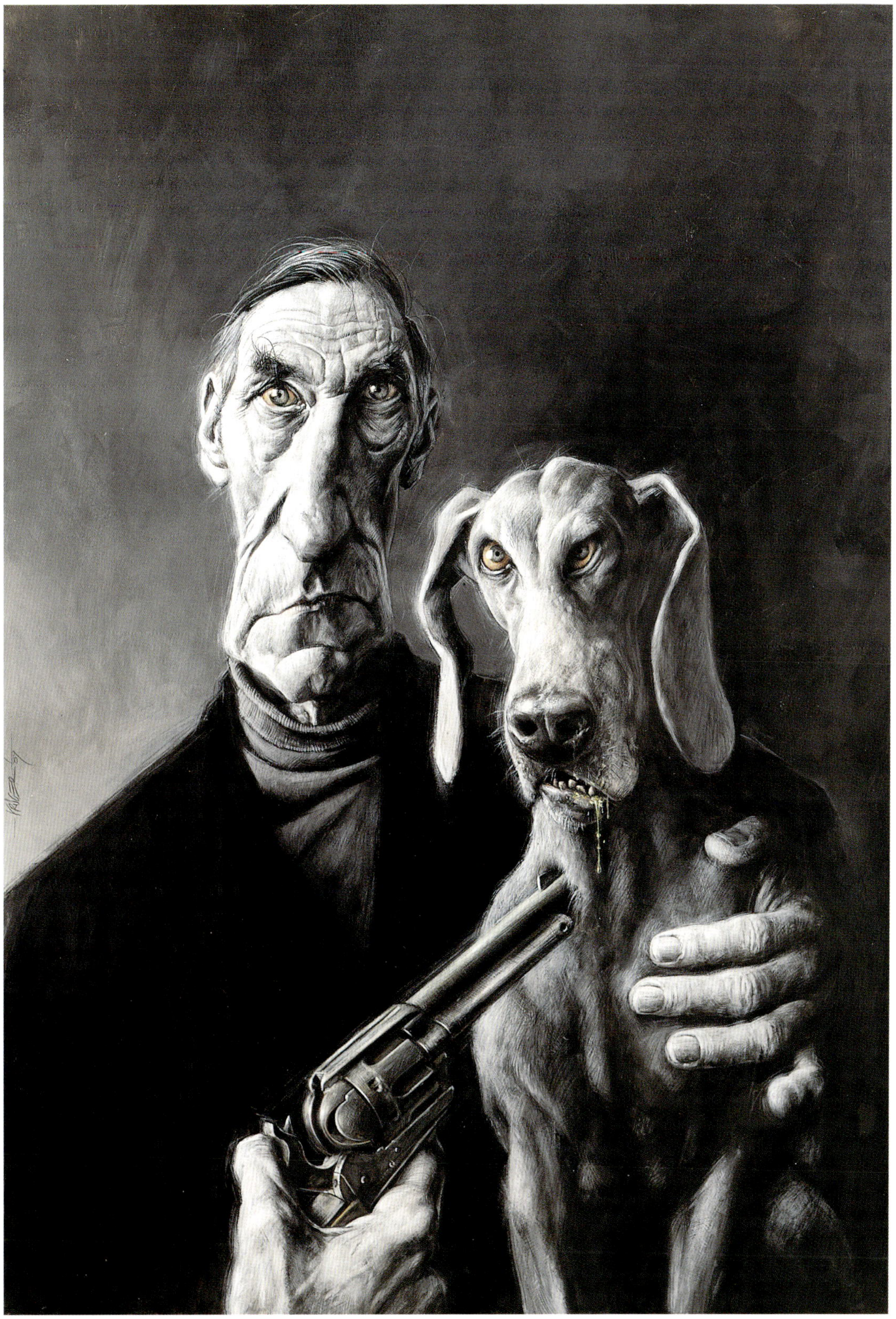

William S. Burroughs mit Hund und Colt, 1989 (Kat. 103)

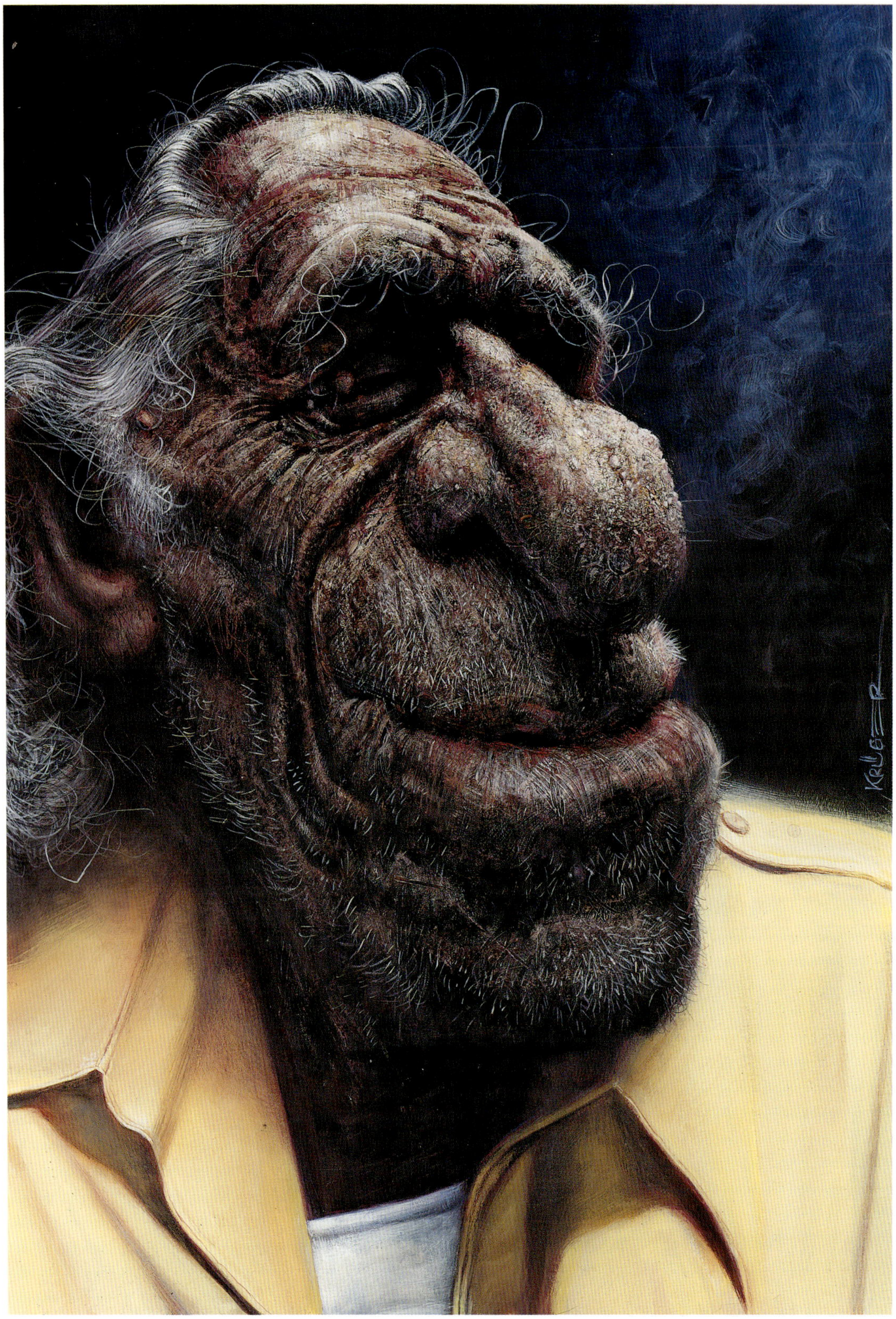

»Hank« (Charles Bukowski), 1993 (Kat. 49)

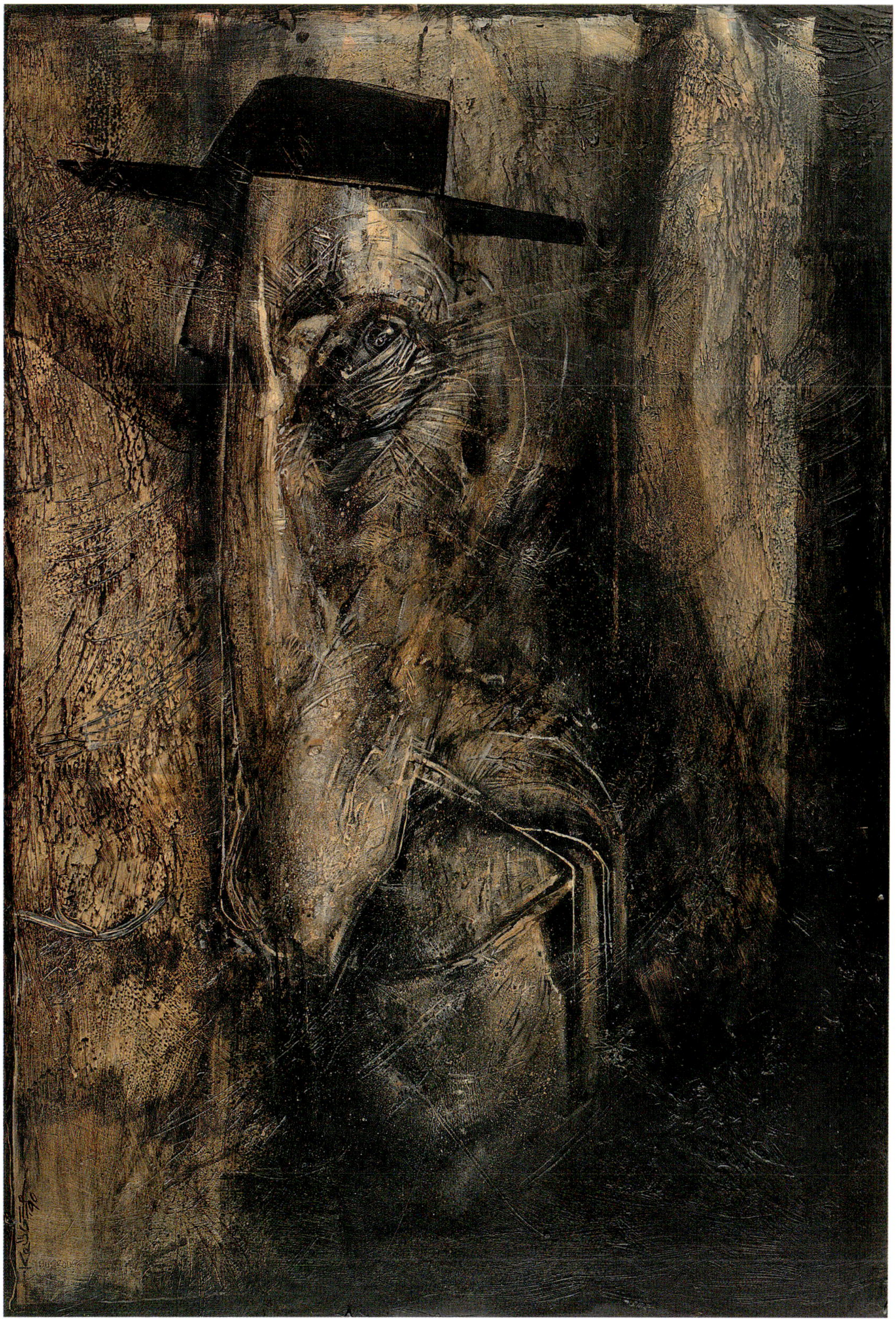

William S. Burroughs, 1990 (Kat. 104)

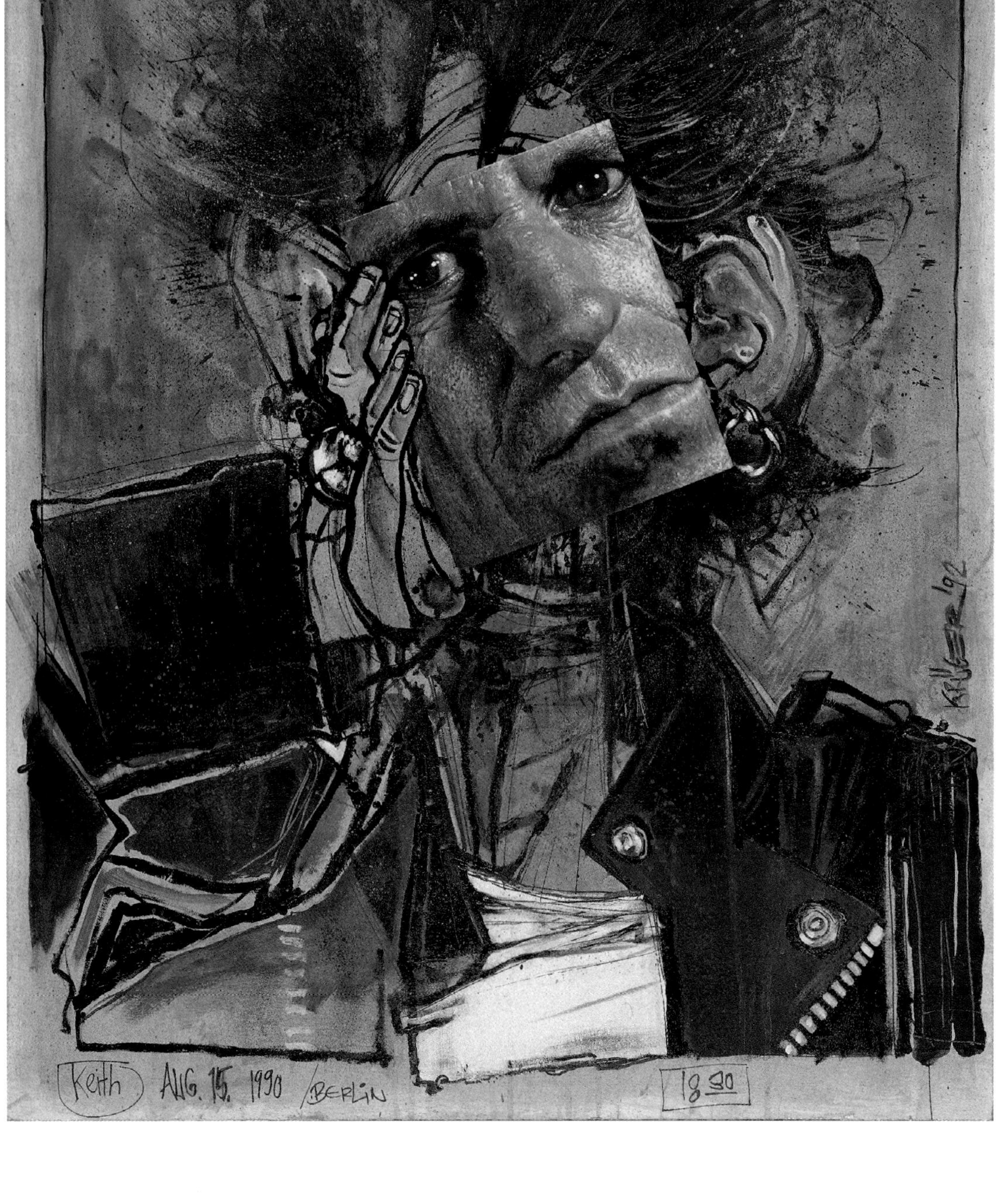

Keith Richards, 1992 (Kat. 106)

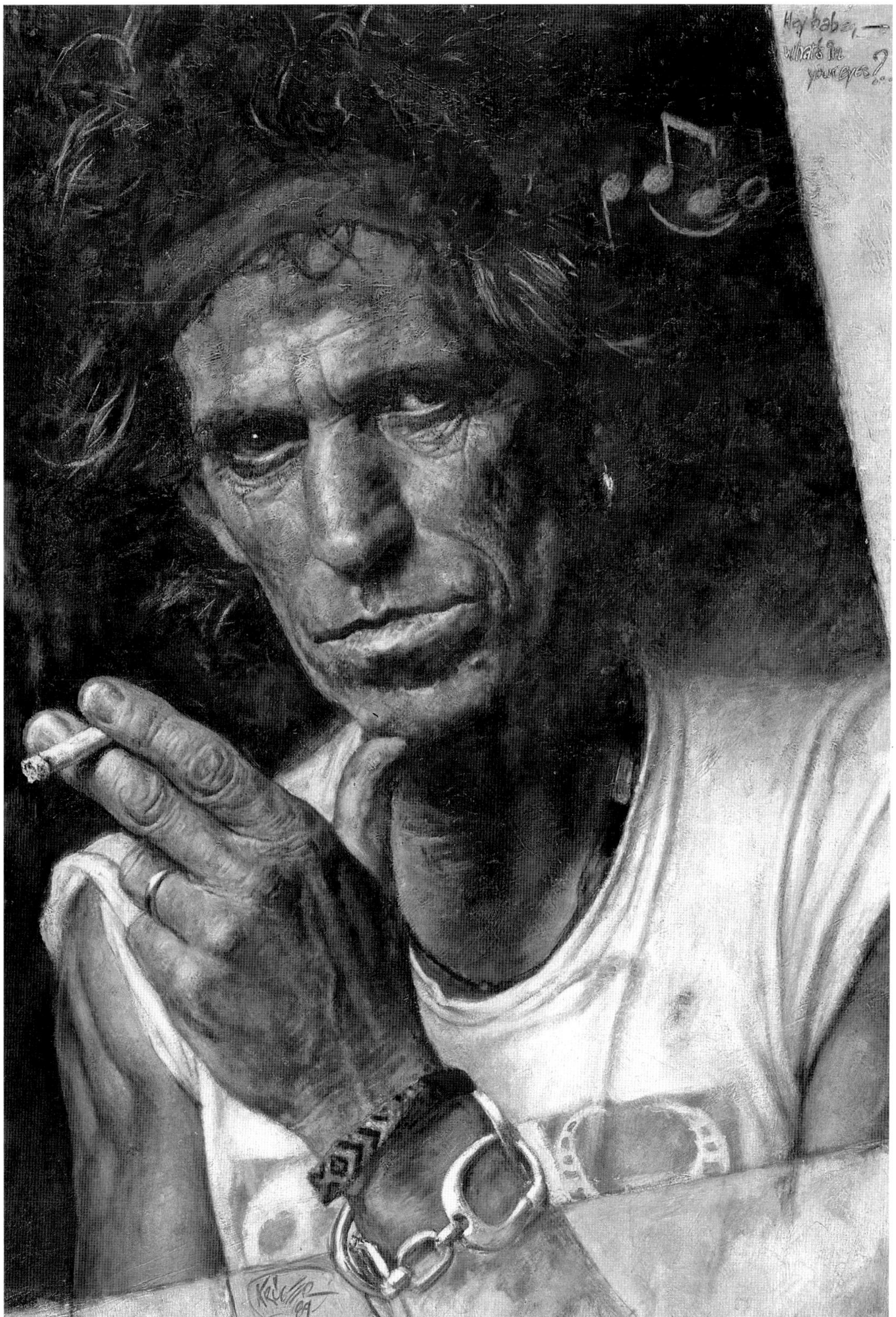

»Hey, Babe, what's in your eyes?«, 1989 (Kat. 105)

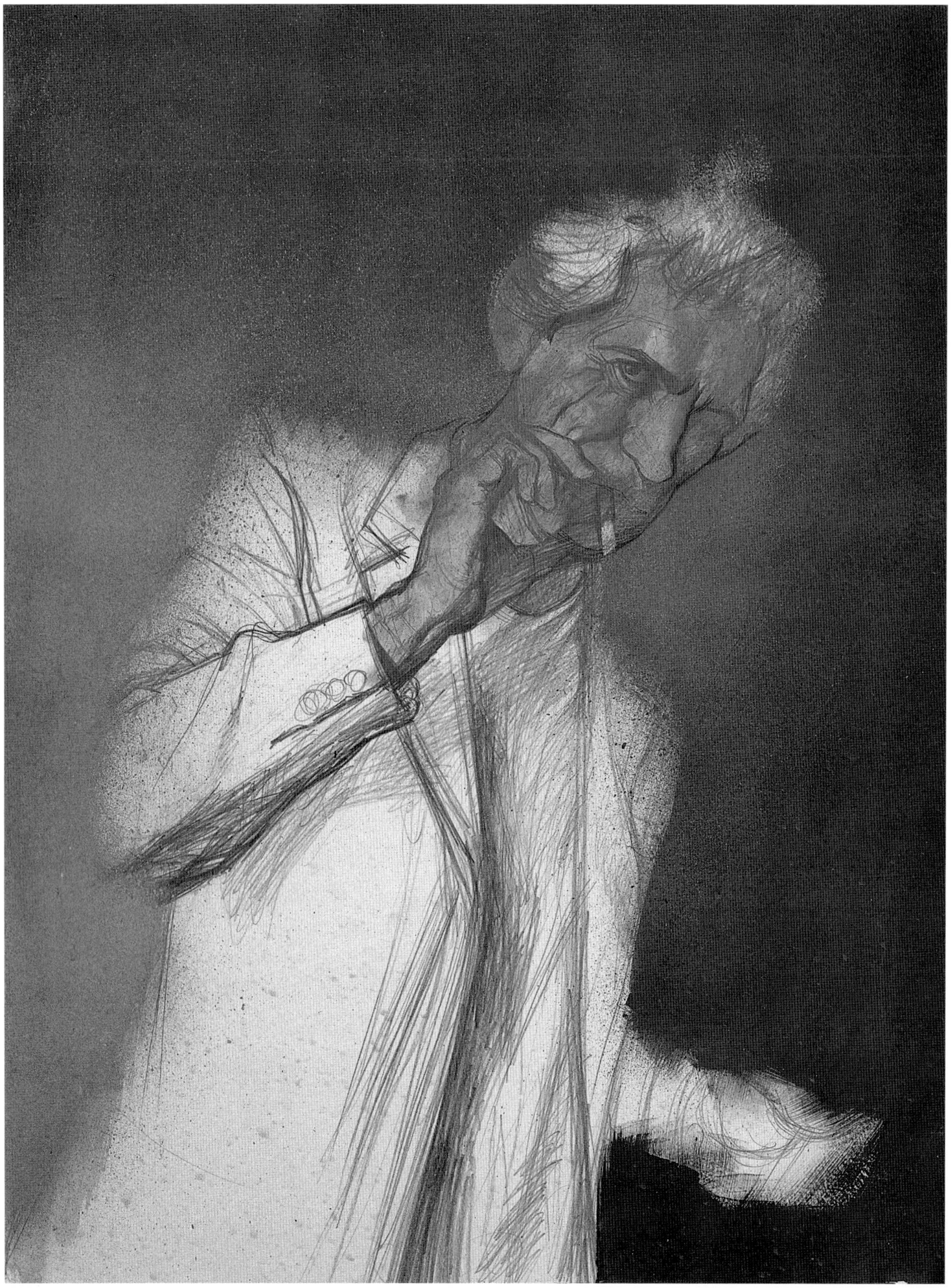

Keith Richards im weißen Jackett (Entwurf), 1992 (Kat. 108)

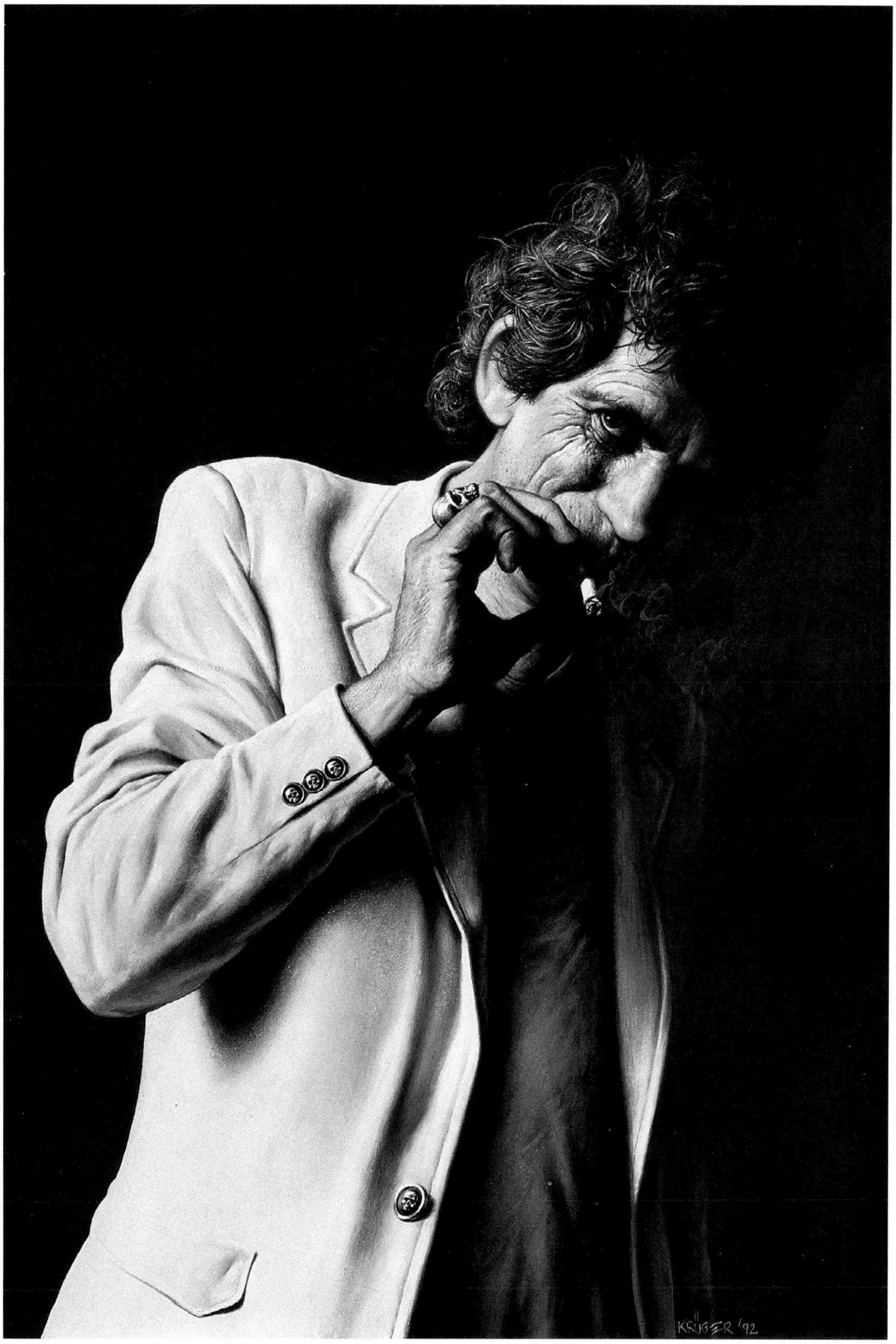

Keith Richards im weißen Jackett, 1992 (Kat. 107)

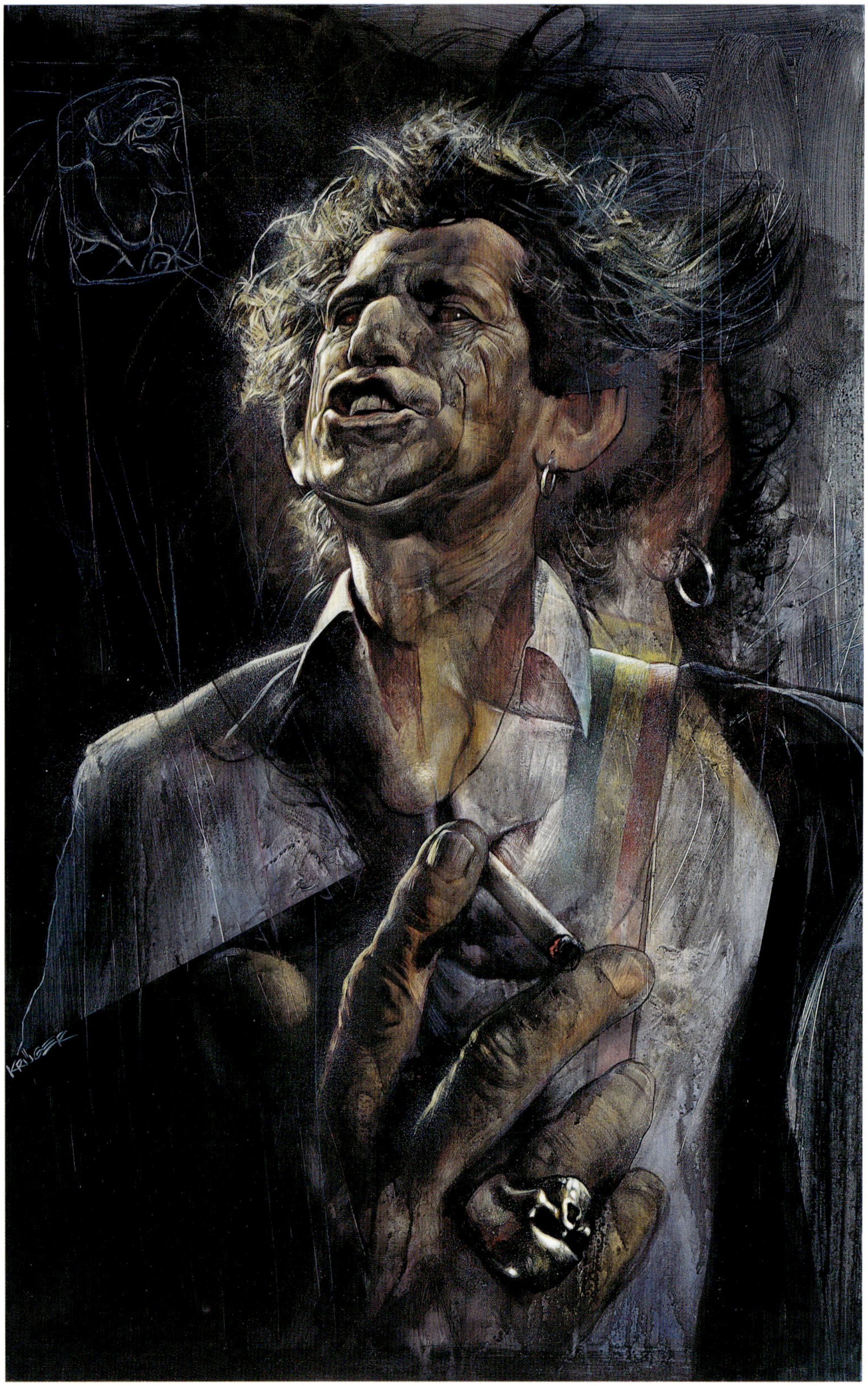

»Singing and smoking«, 1993 (Kat. 110)

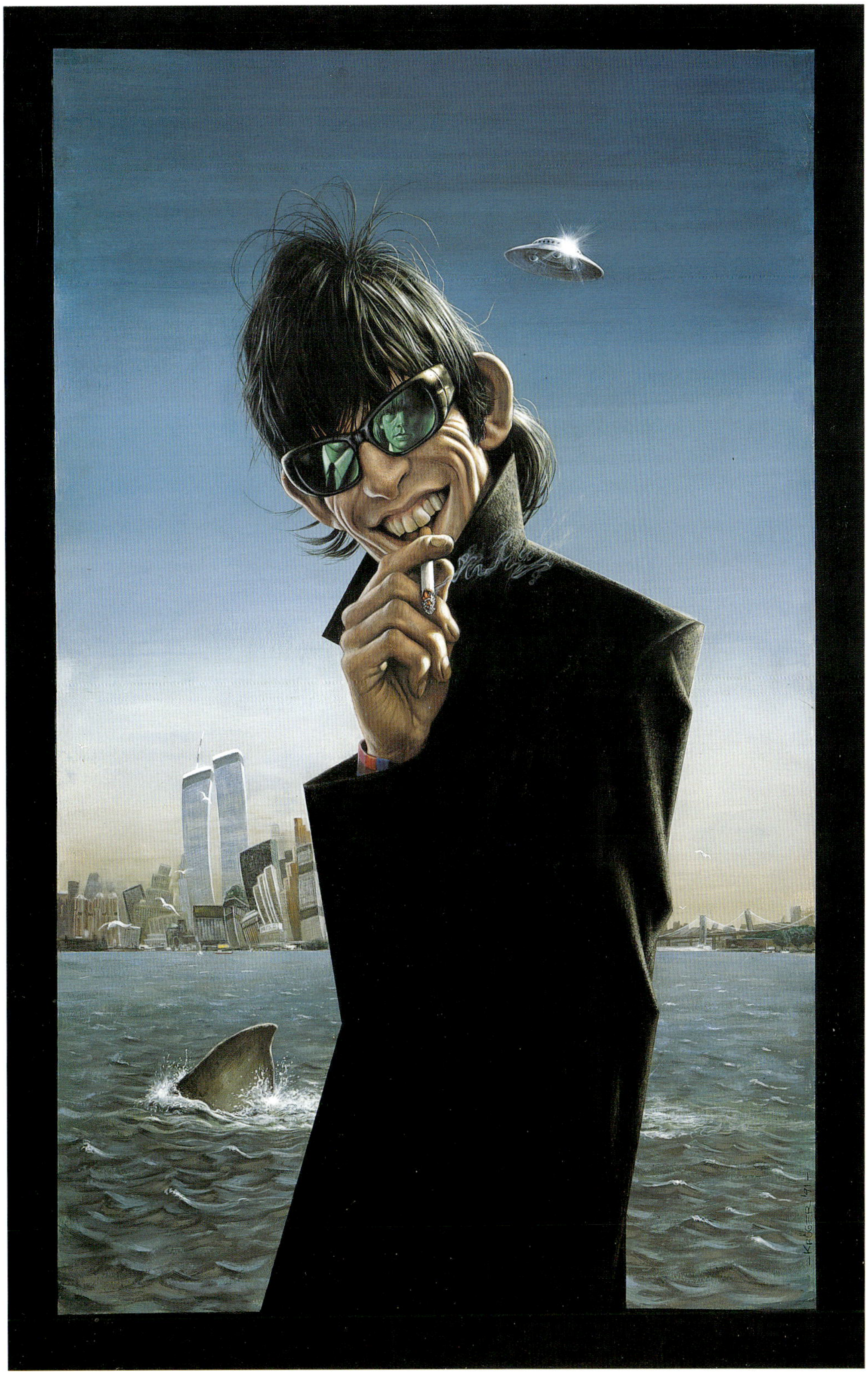

Keith Richards in New York, 1991 (Kat. 112)

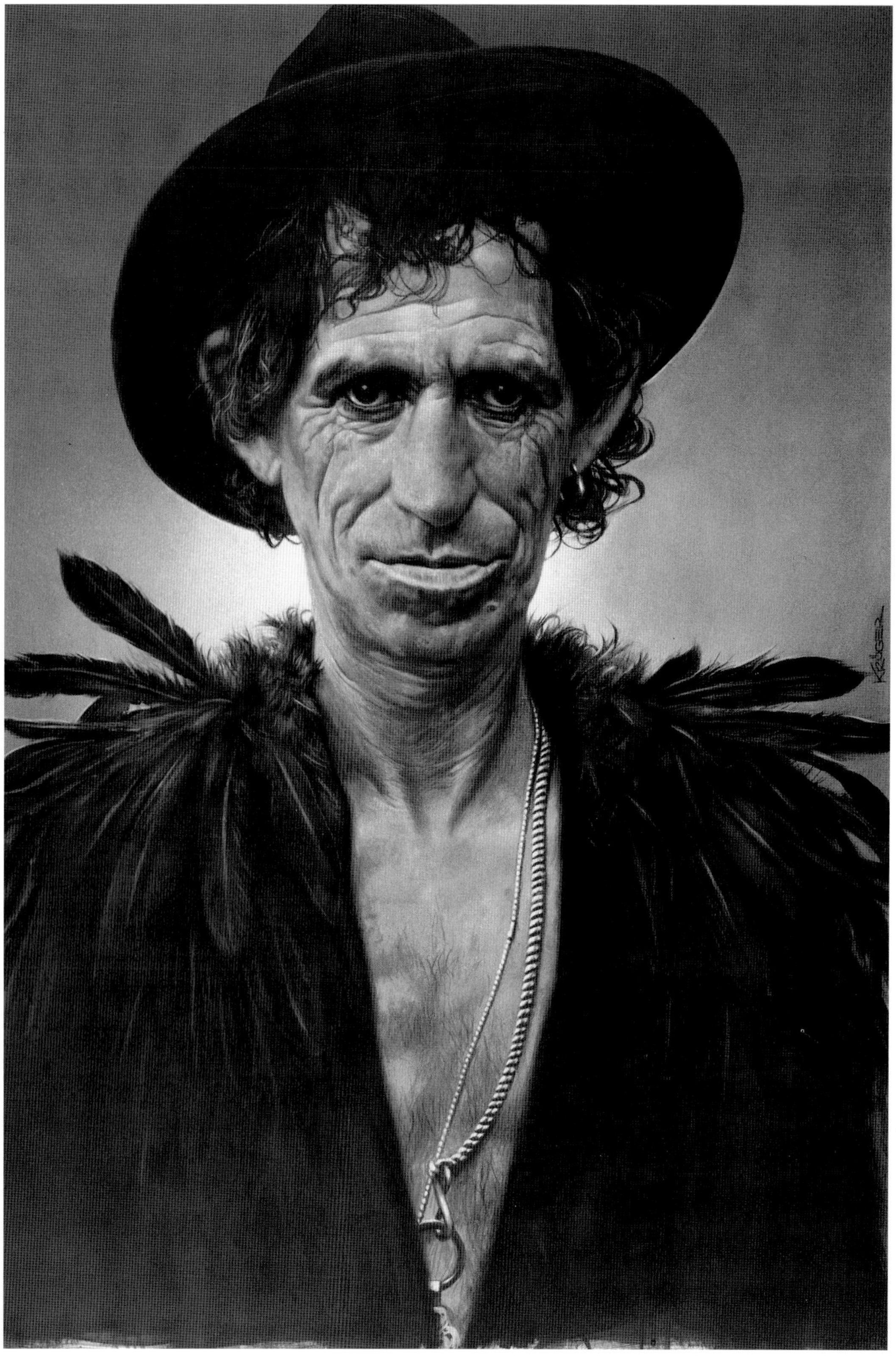

Voodoo-Richards, 1994 (Kat. 111)

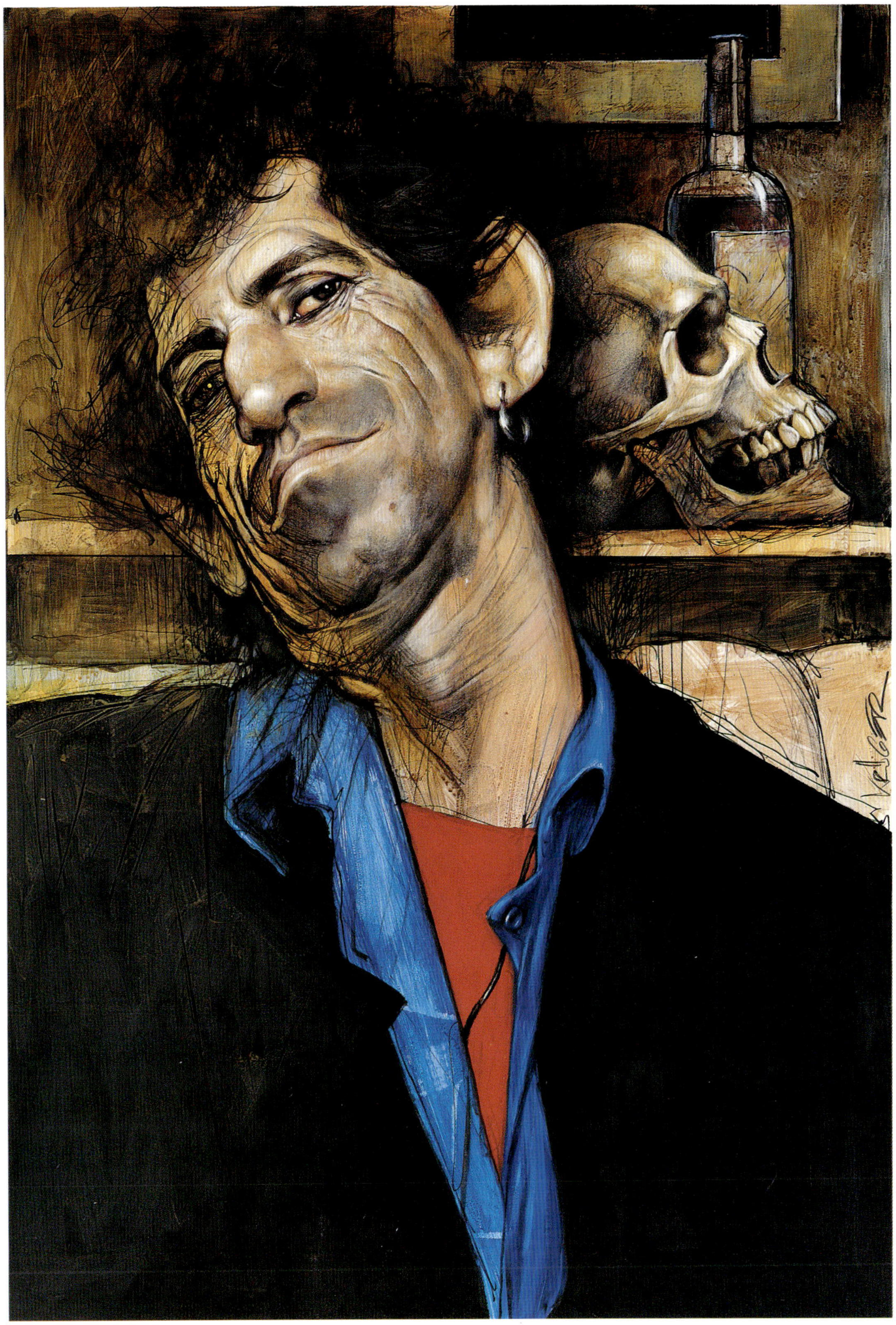

Keith Richards mit Totenkopf, 1993 (Kat. 109)

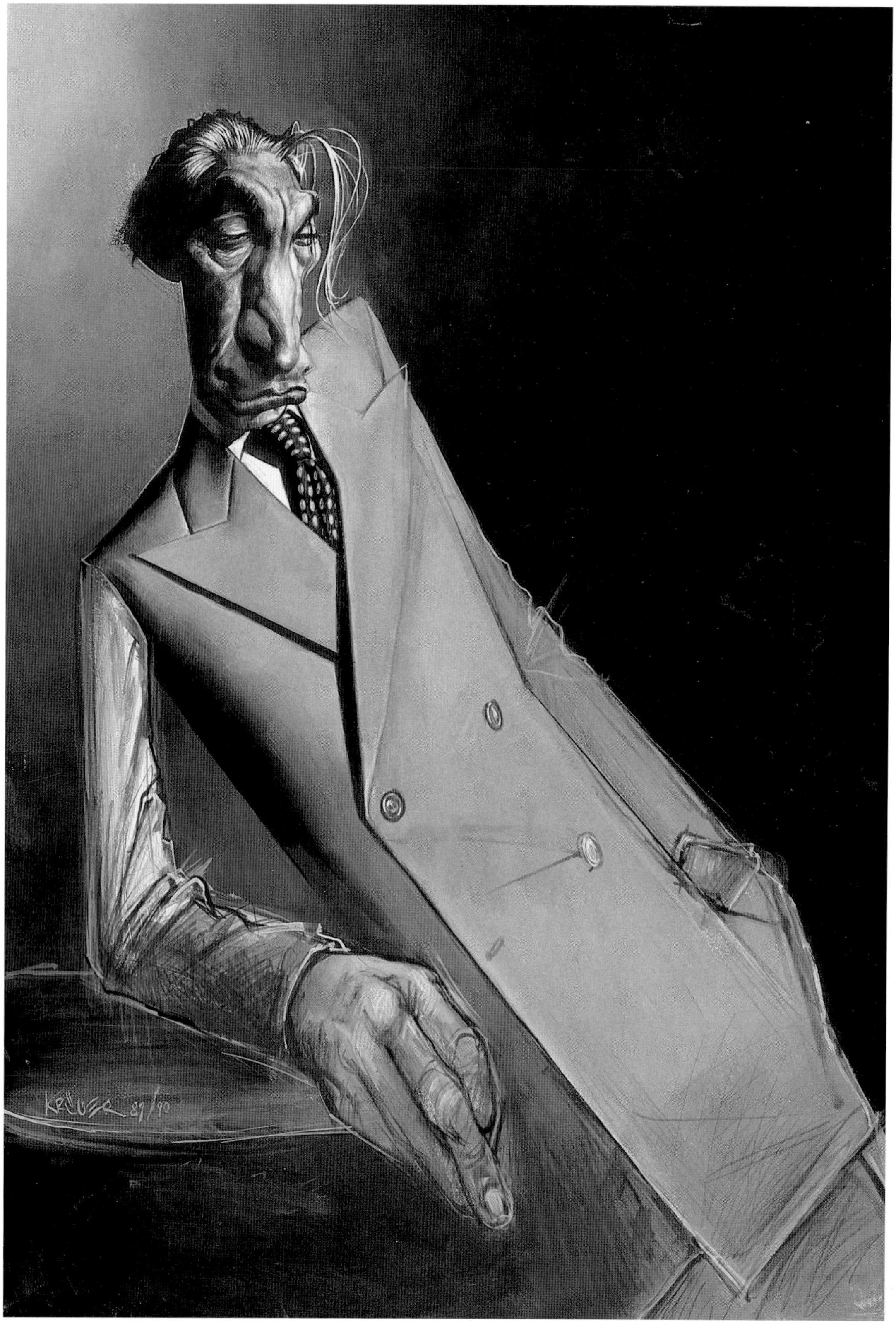

Charly Watts im grauen Jackett, 1989/90 (Kat. 114)

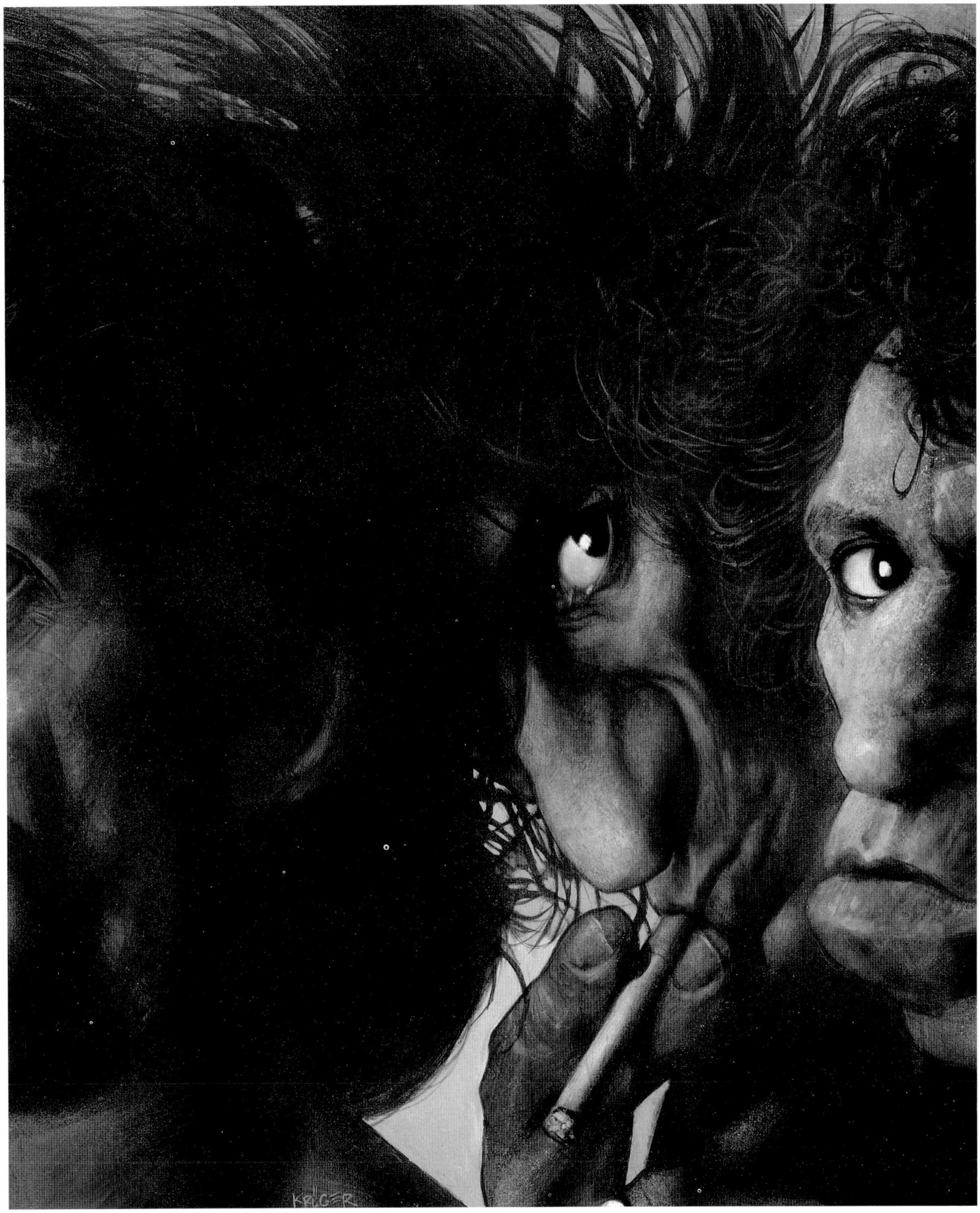

Mick, Ronnie und Keith, 1993 (Kat. 116)

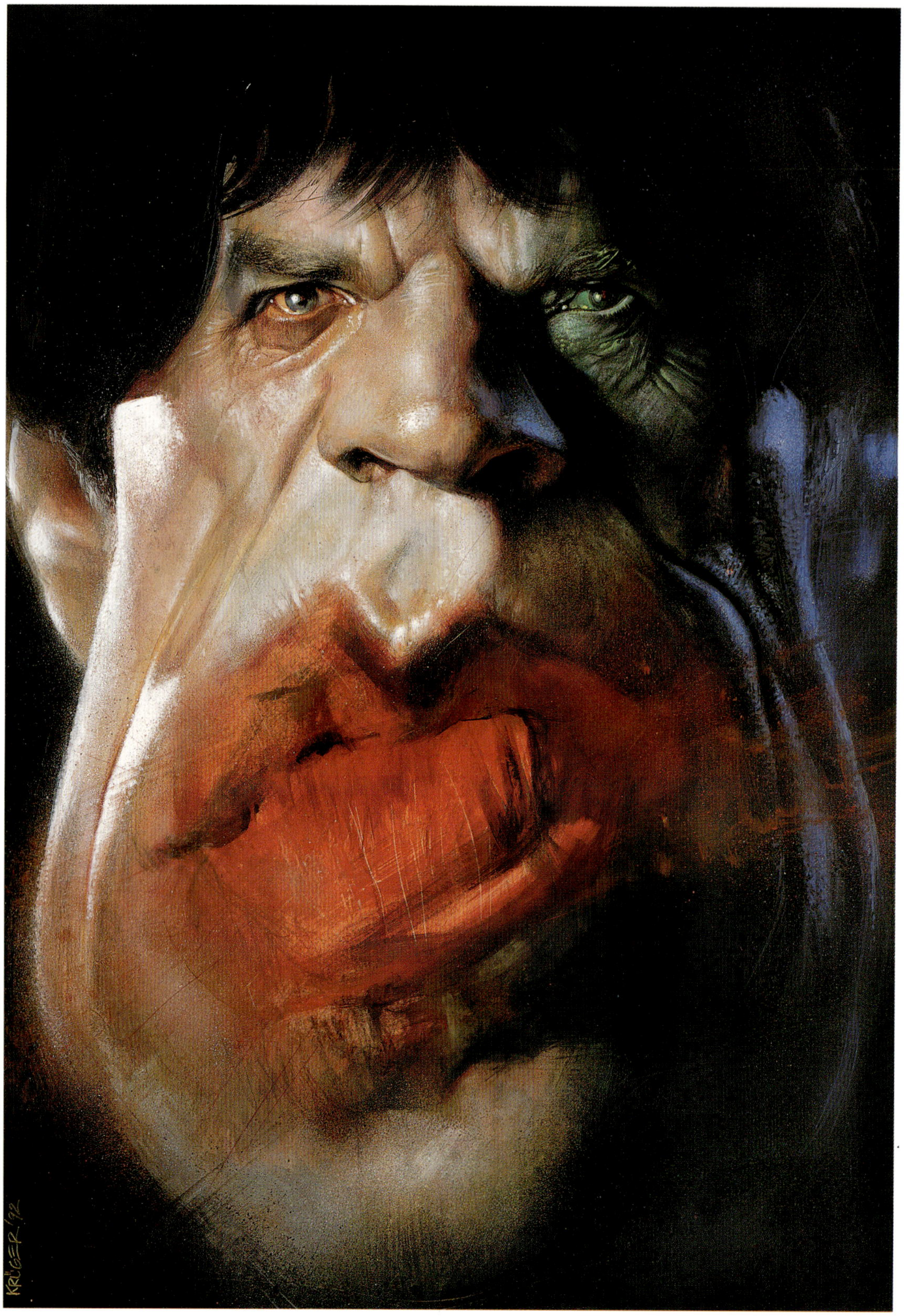

Mick!, 1992 (Kat. 113)

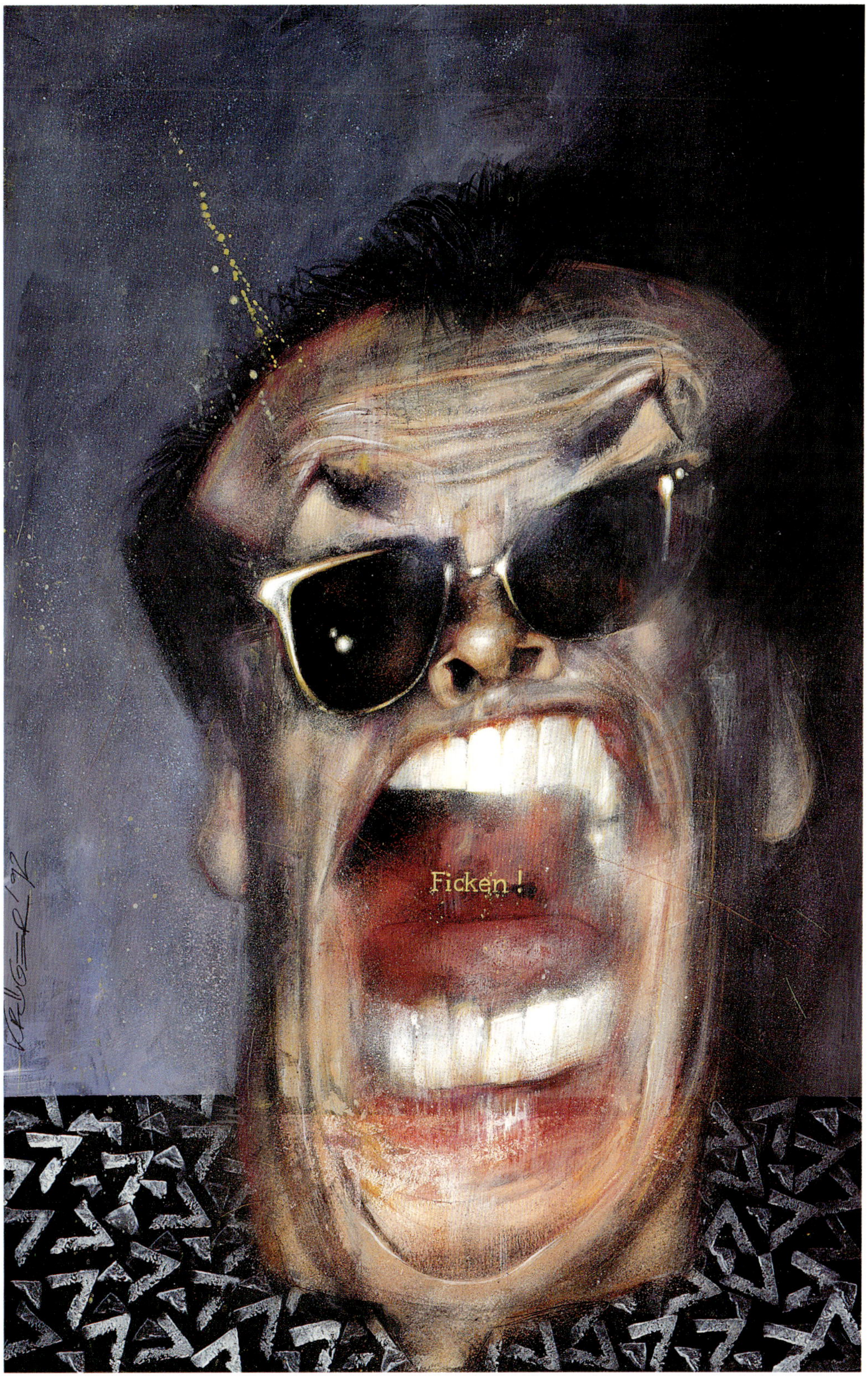

»Man spricht Deutsch« (Jack Nicholson), 1992 (Kat. 118)

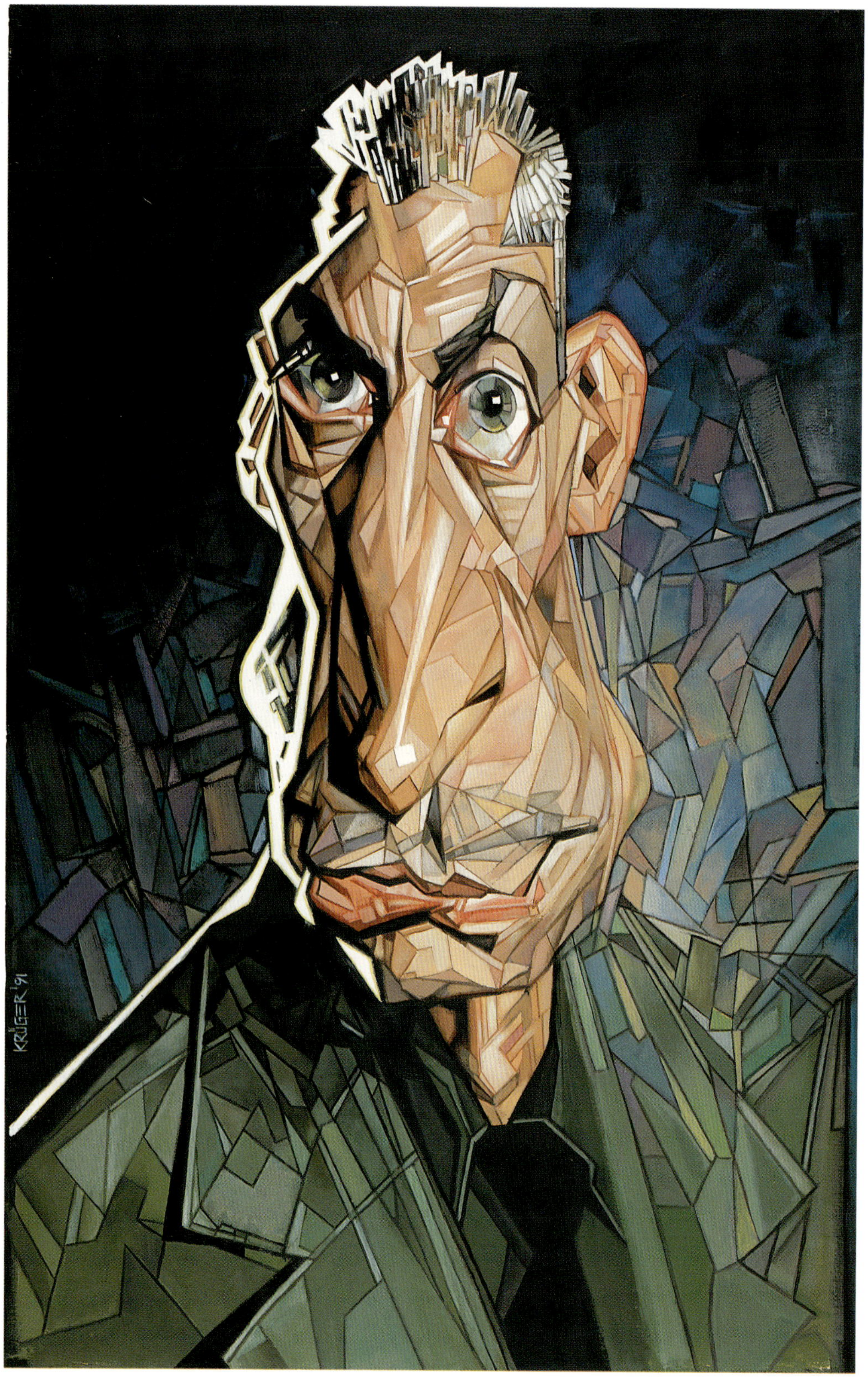

Charly Watts – kubistisch, 1991 (Kat. 115)

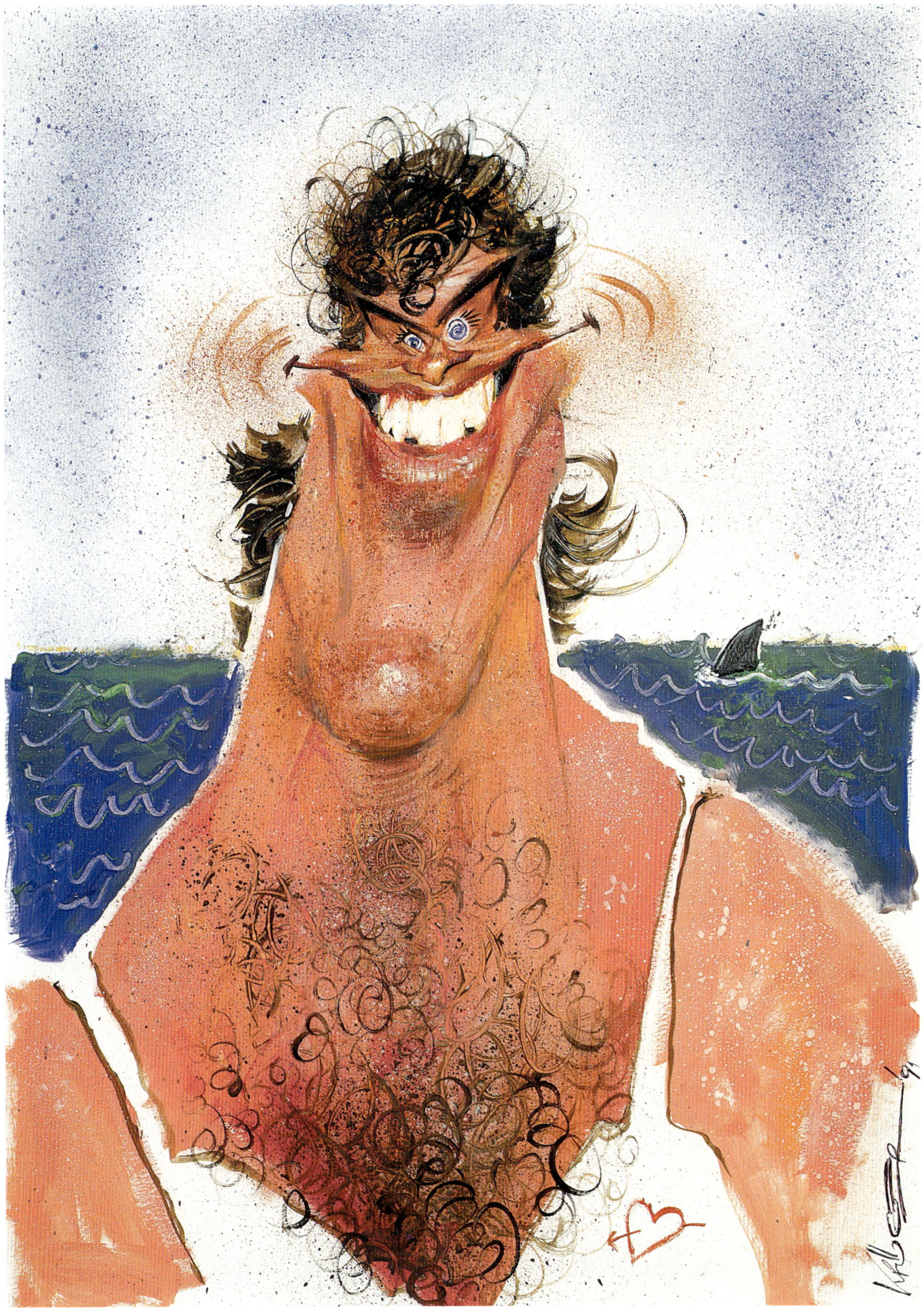

David Hasselhoff »wild«, 1991 (Kat. 117)

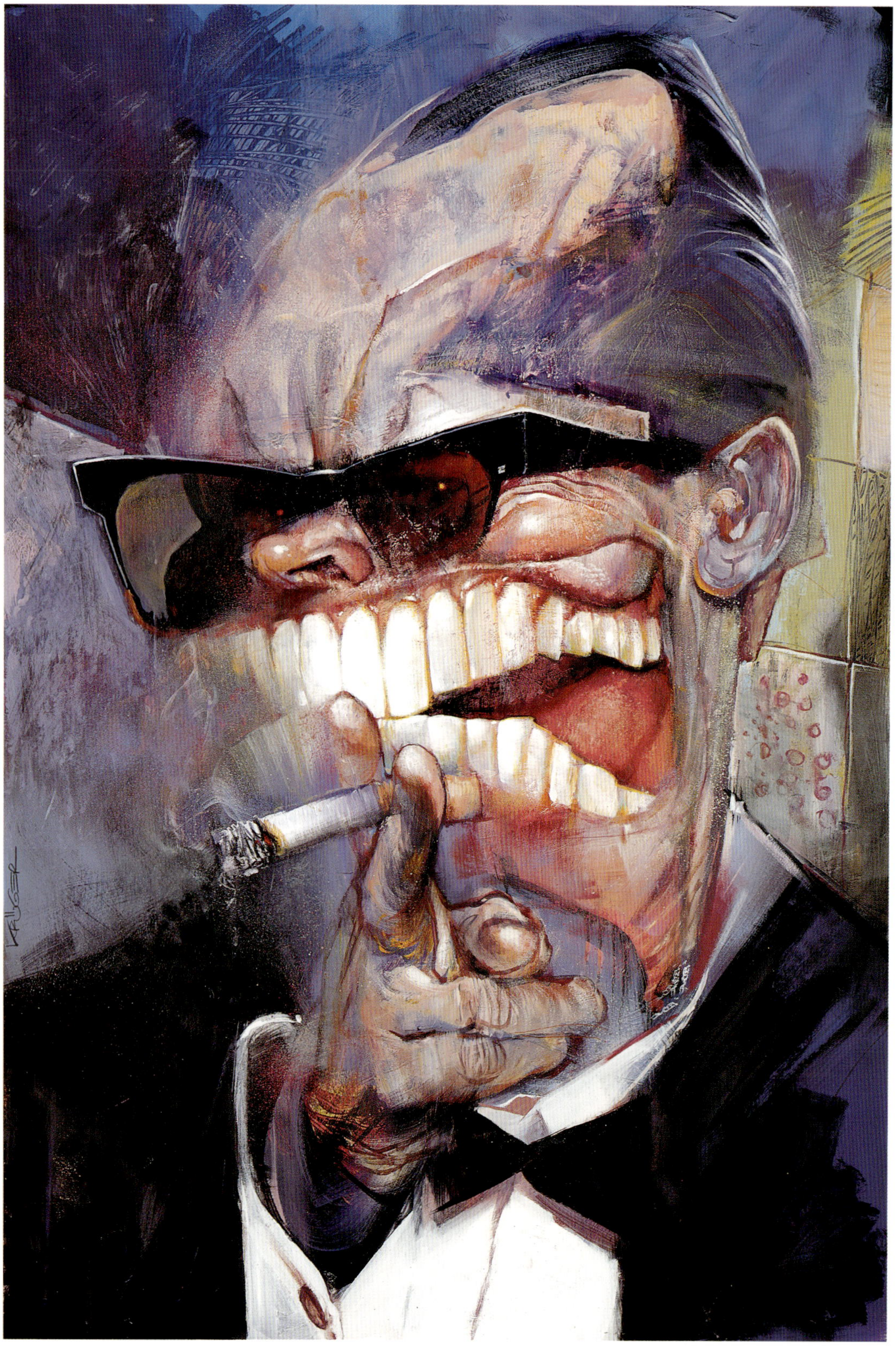

Jack Nicholson, 1993 (Kat. 120)

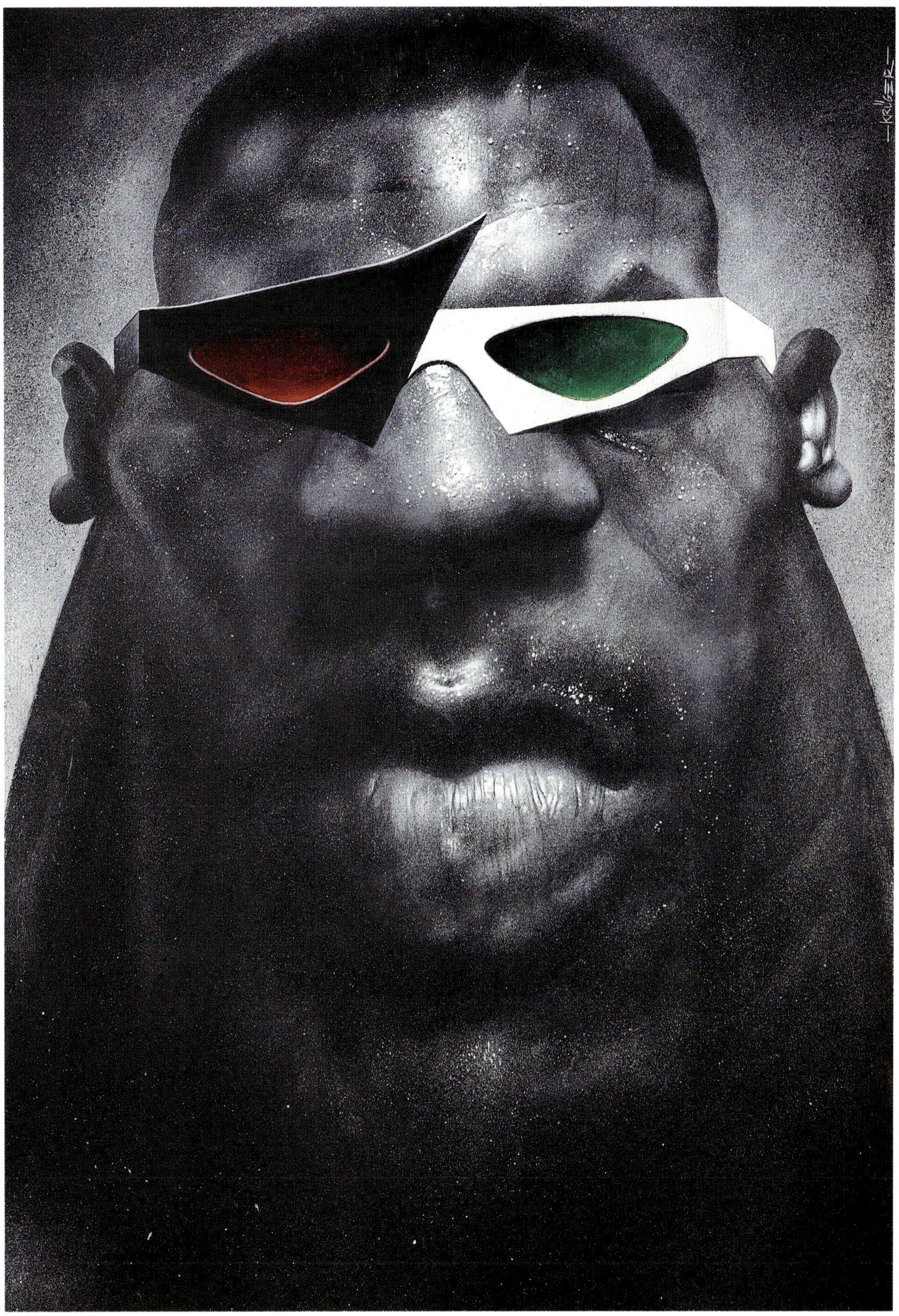

Mike Tyson mit 3-D-Brille, 1993 (Kat. 121)

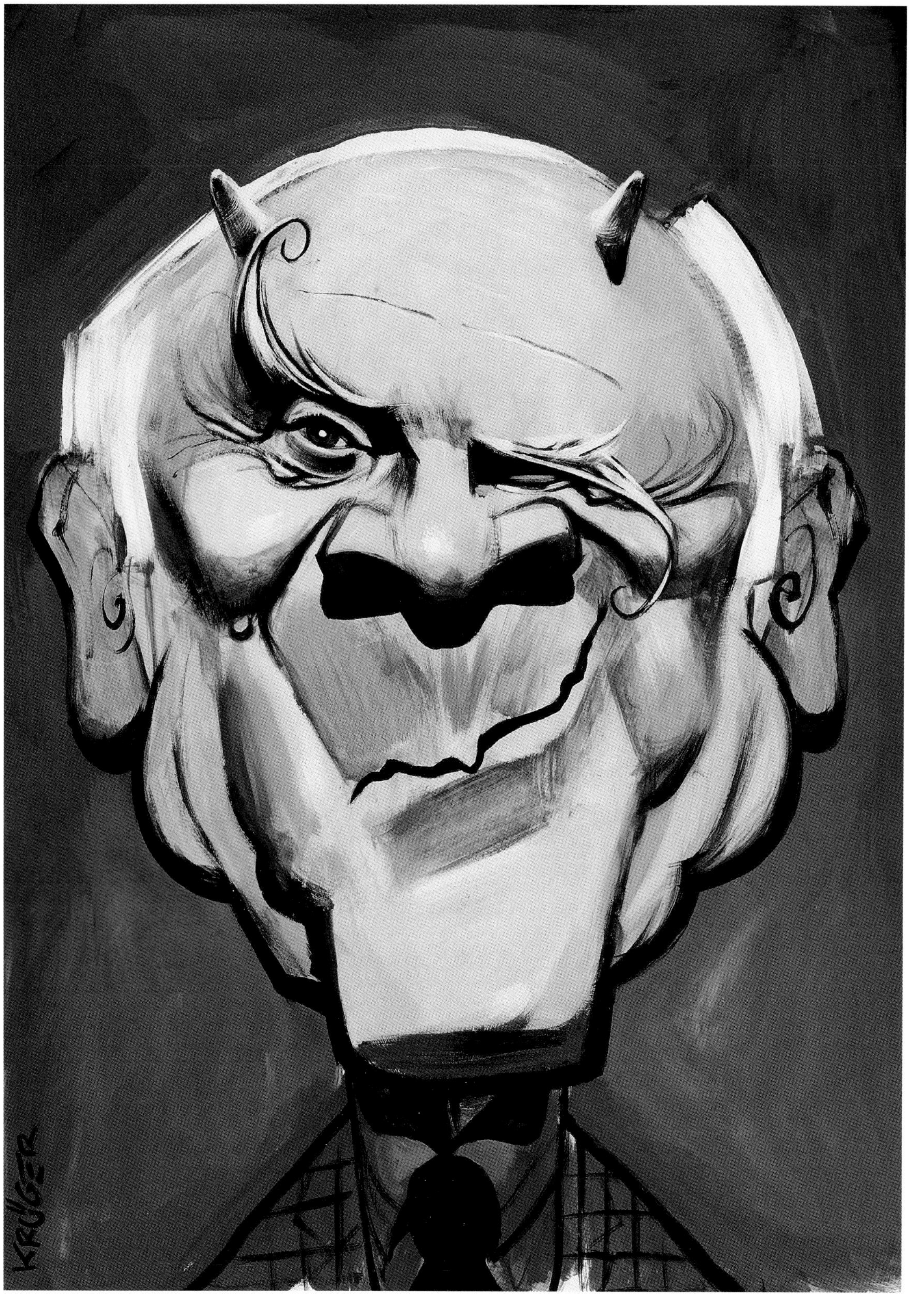

Loriot, 1993 (Kat. 119)

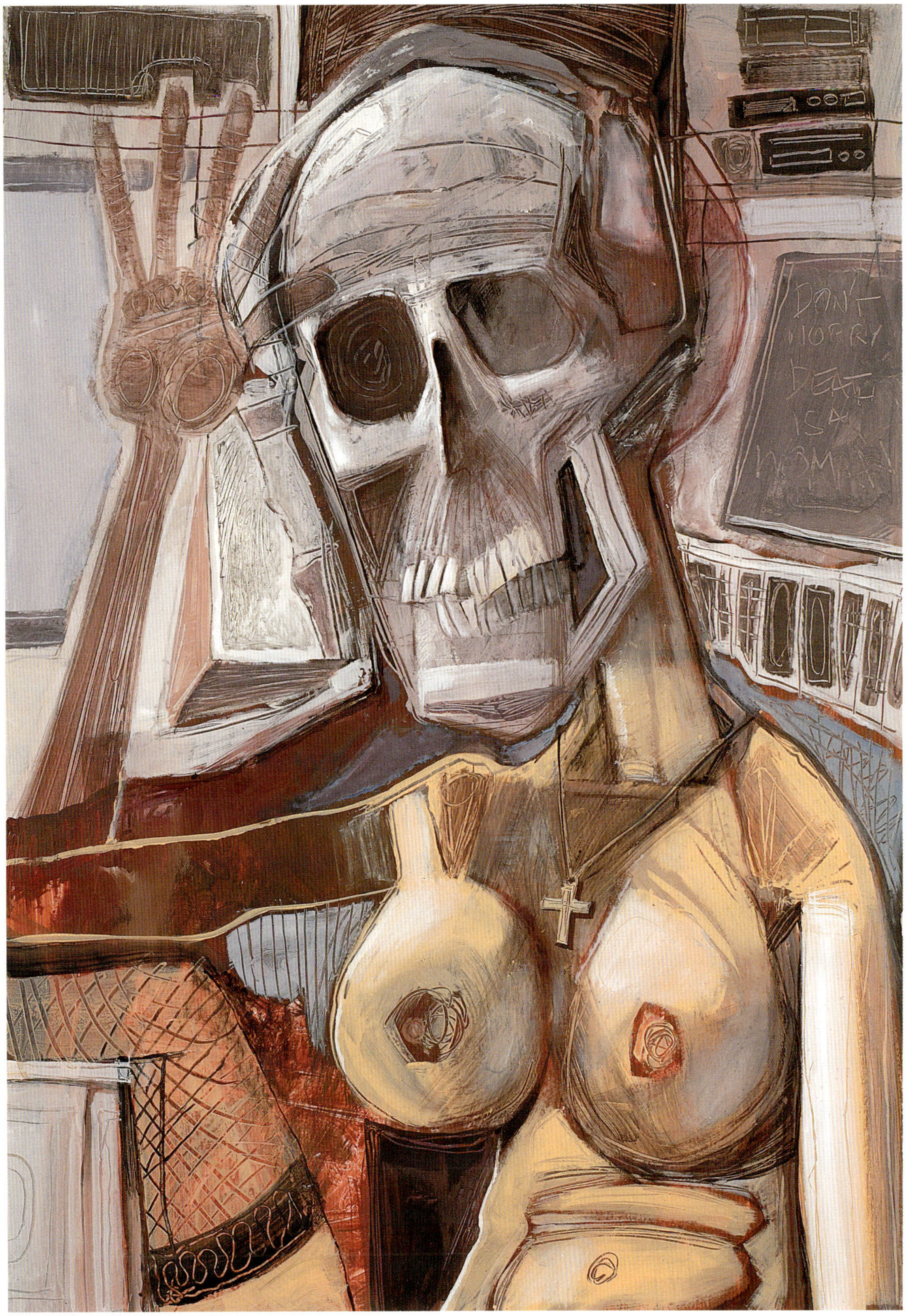

»Don't worry death is a woman«, um 1993 (Kat. 174)

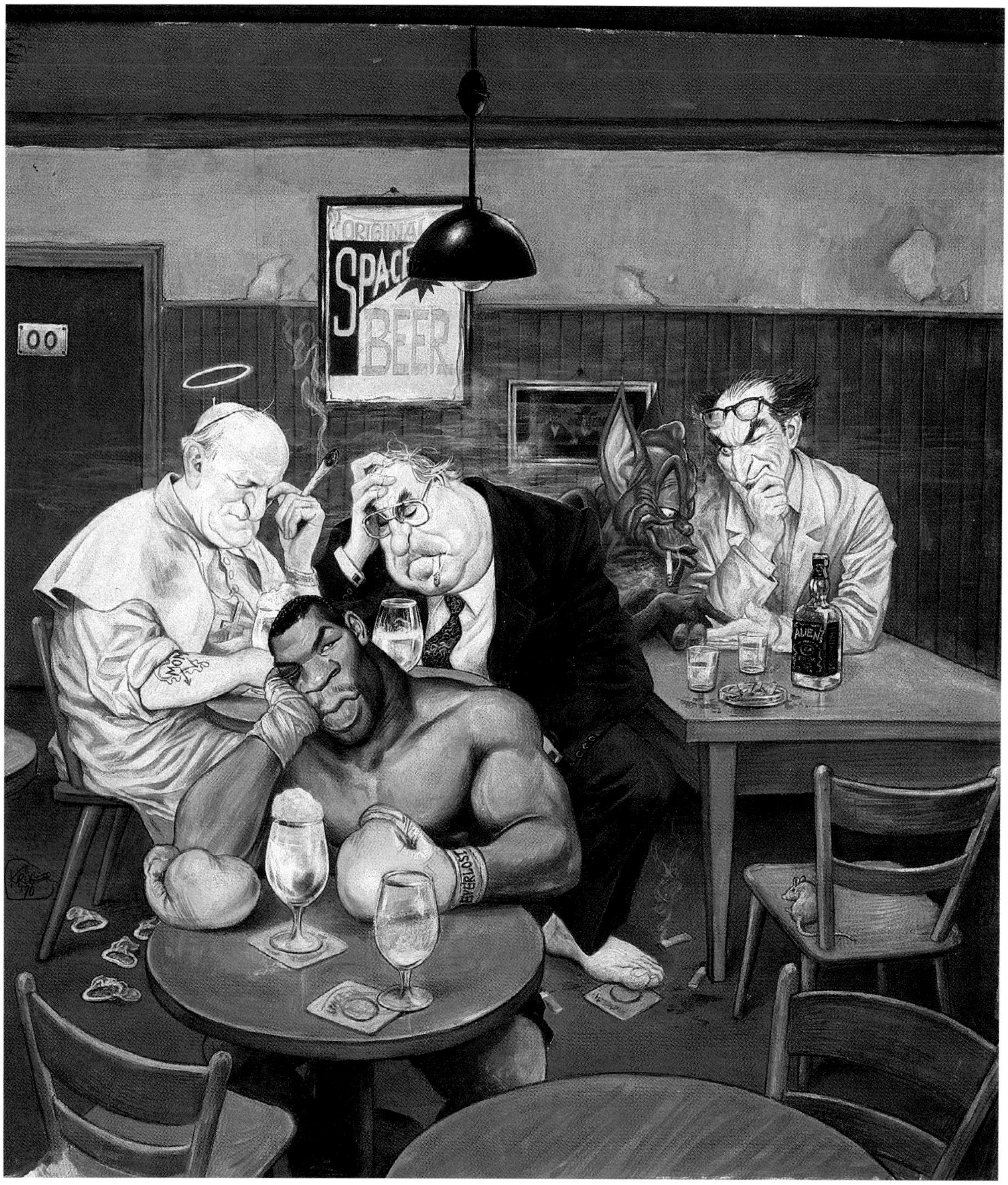

»The meaning of life«, 1990 (Kat. 124)

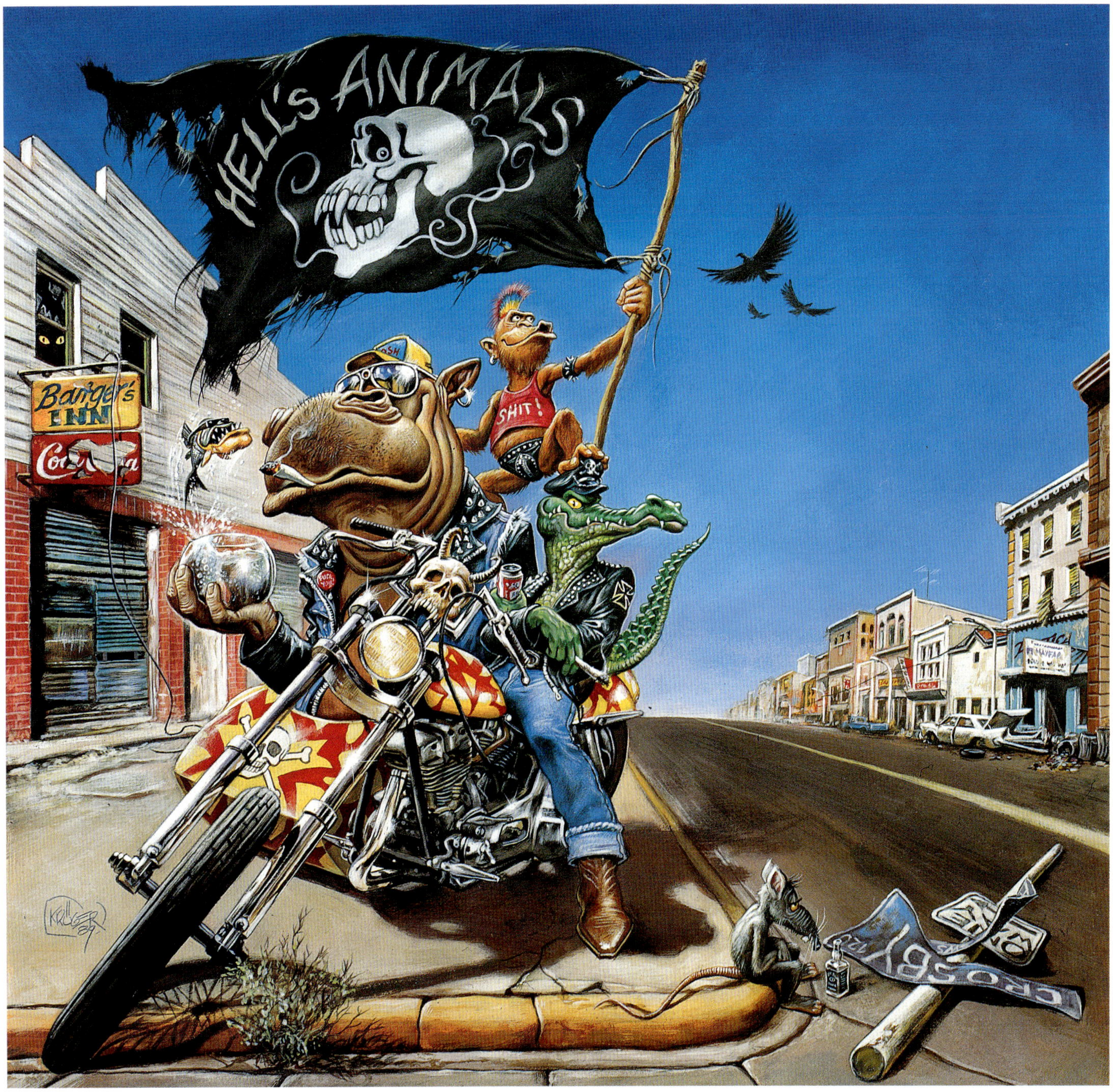

Hell's Animals, 1989 (Kat. 123)

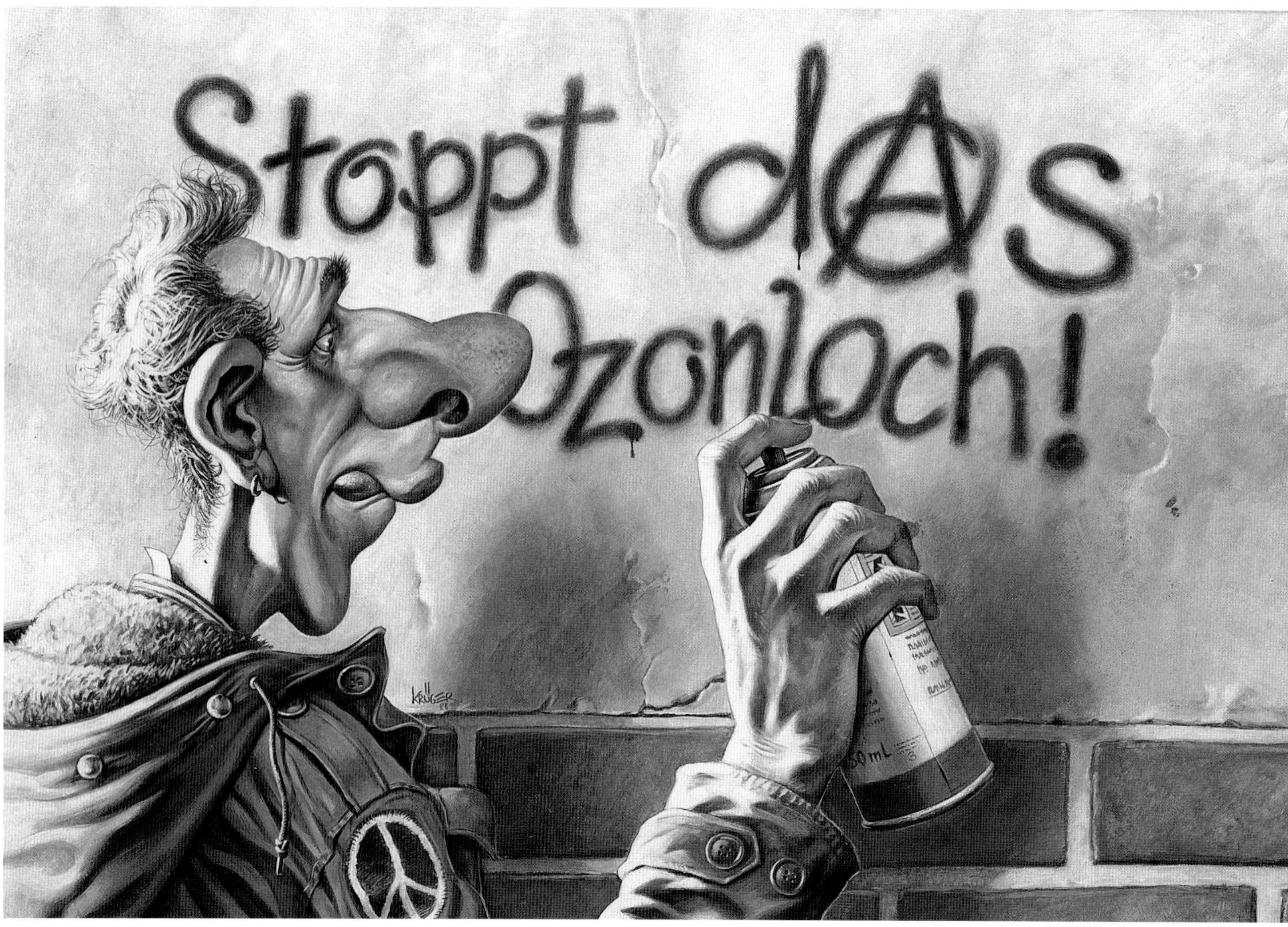

Stoppt das Ozonloch, 1988 (Kat. 125)

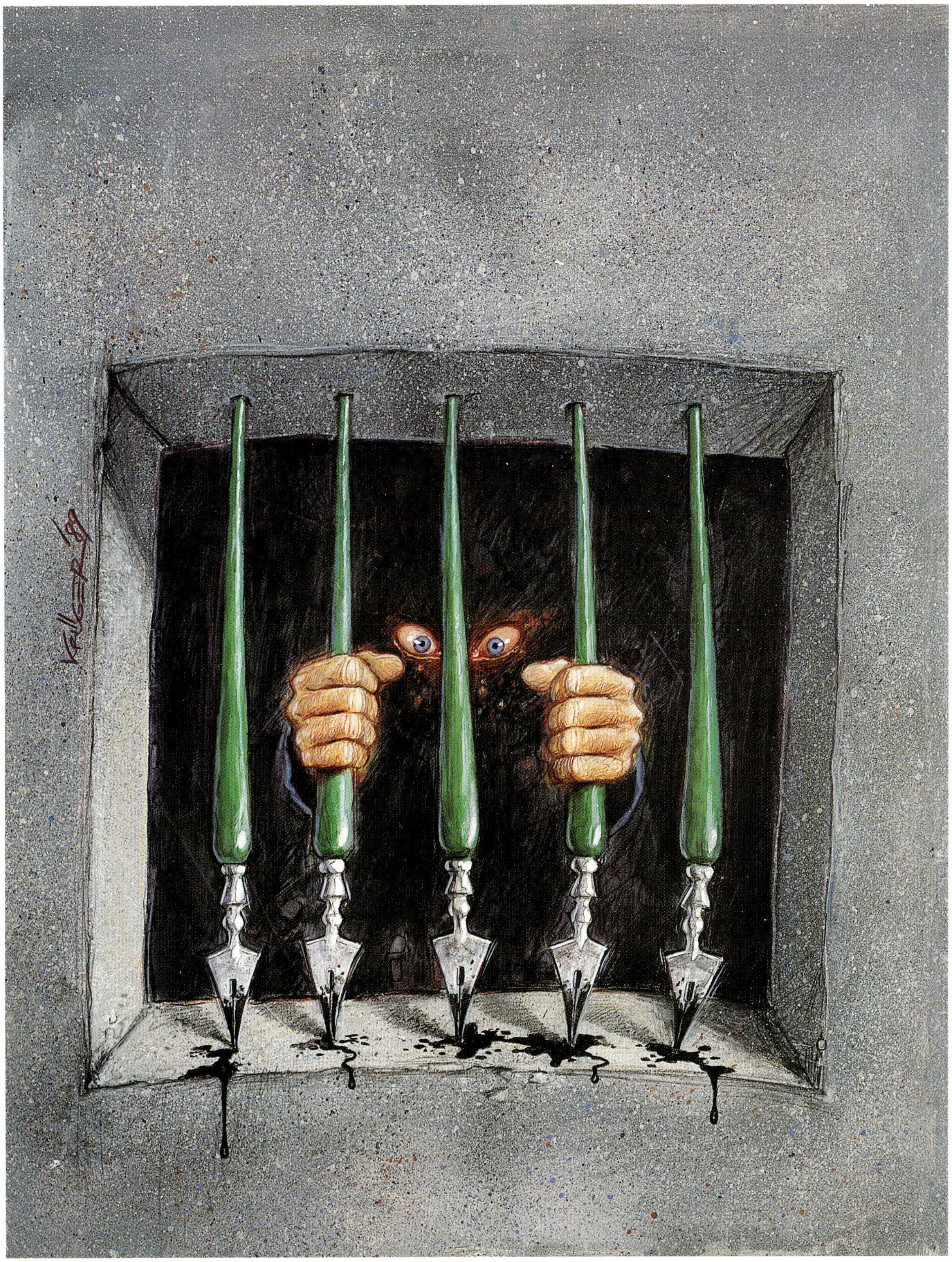

Hinter Gittern, 1989 (Kat. 126)

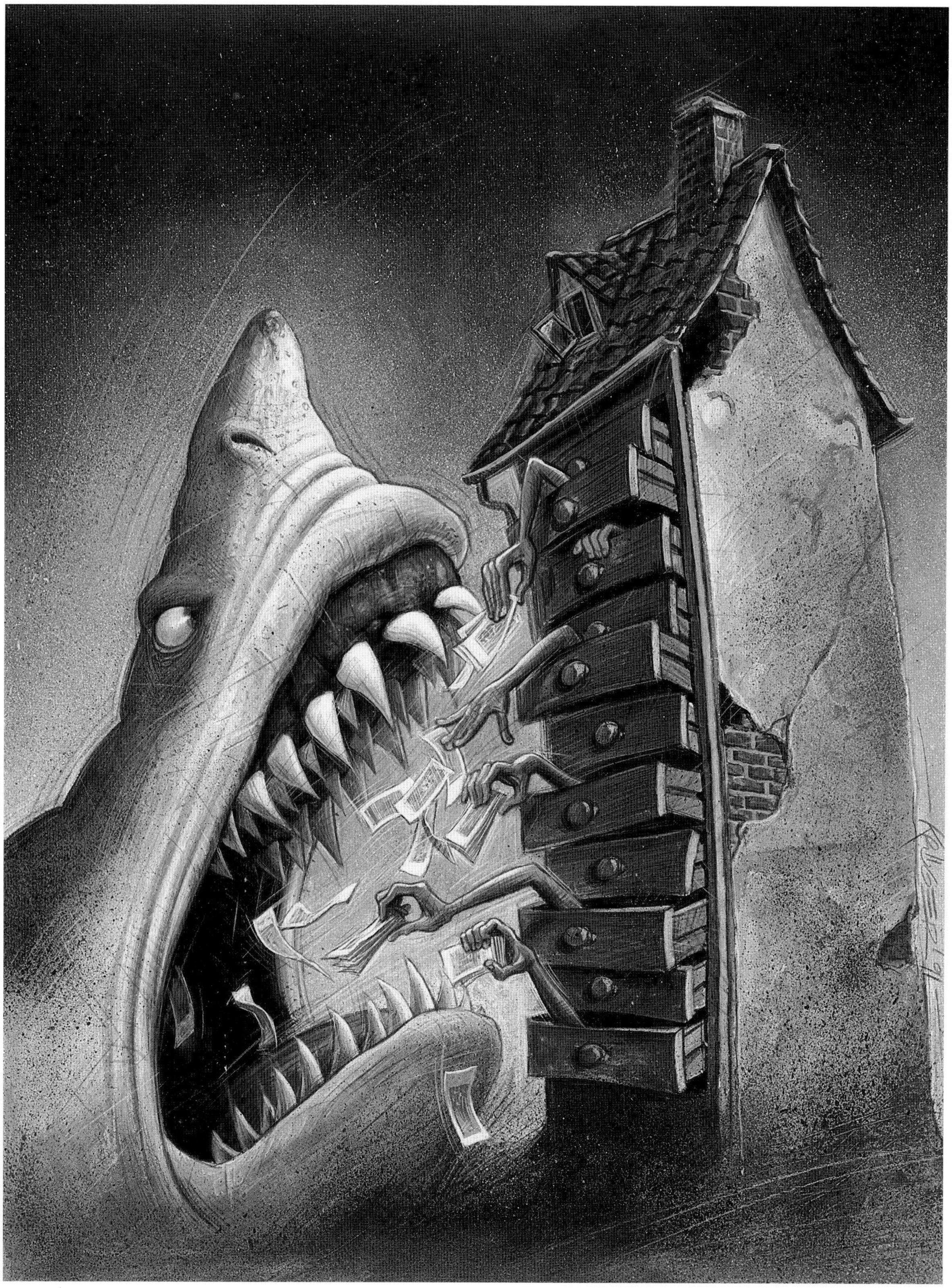

Miethai, 1991 (Kat. 128)

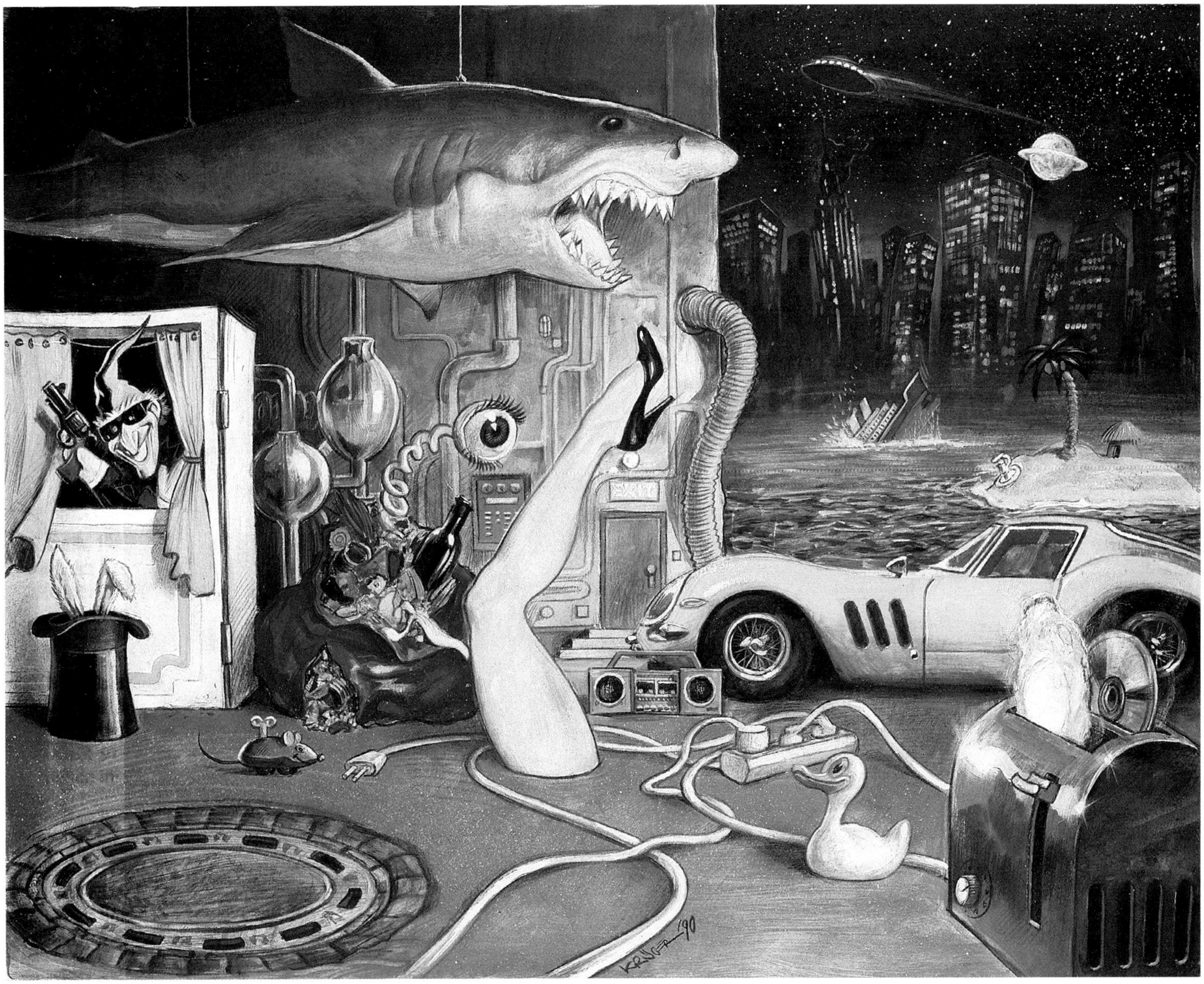

Bühnenbild für Kinderfernsehen, 1990 (Kat. 129)

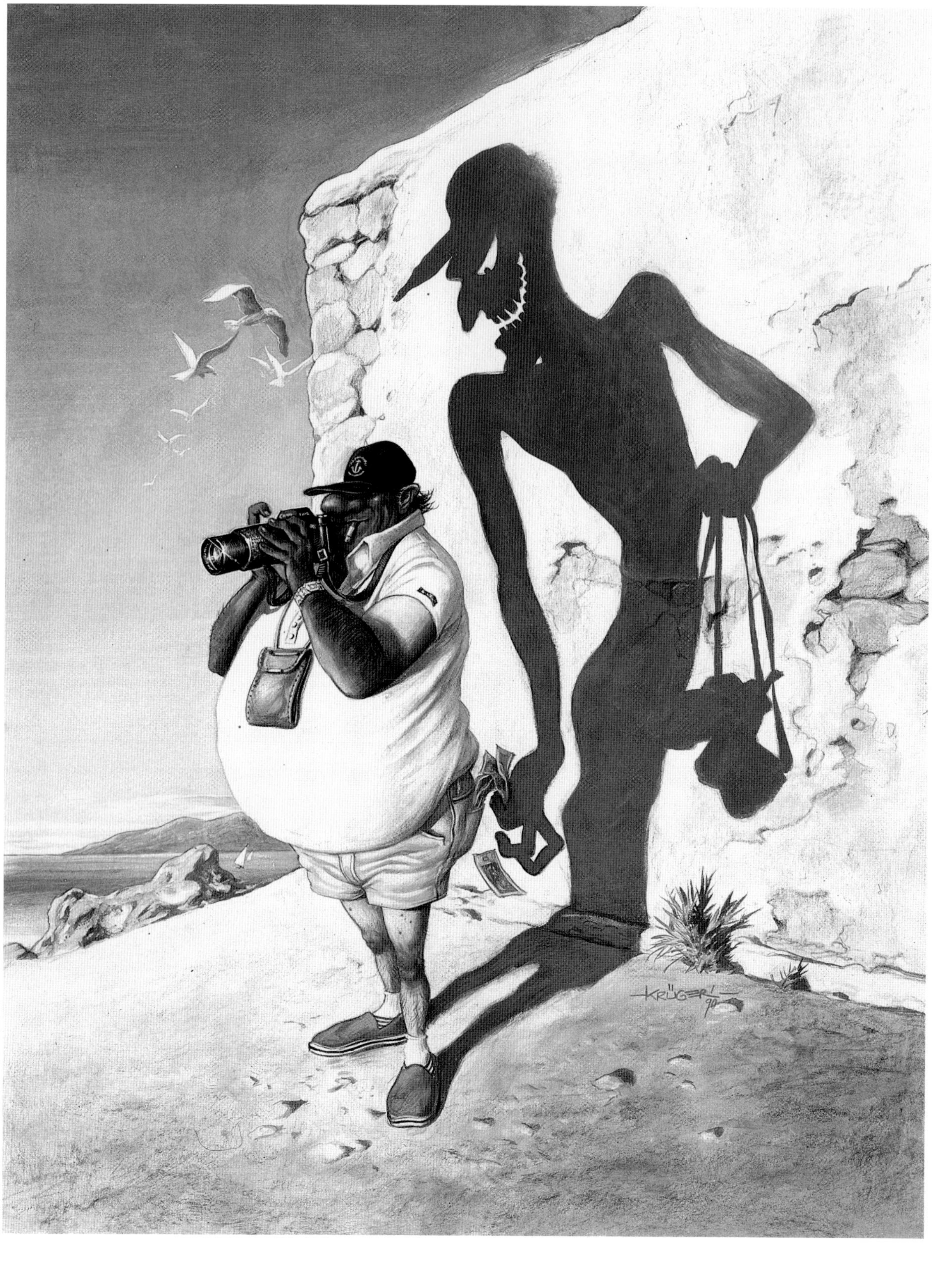

Der Urlaubsklau, 1990 (Kat. 133)

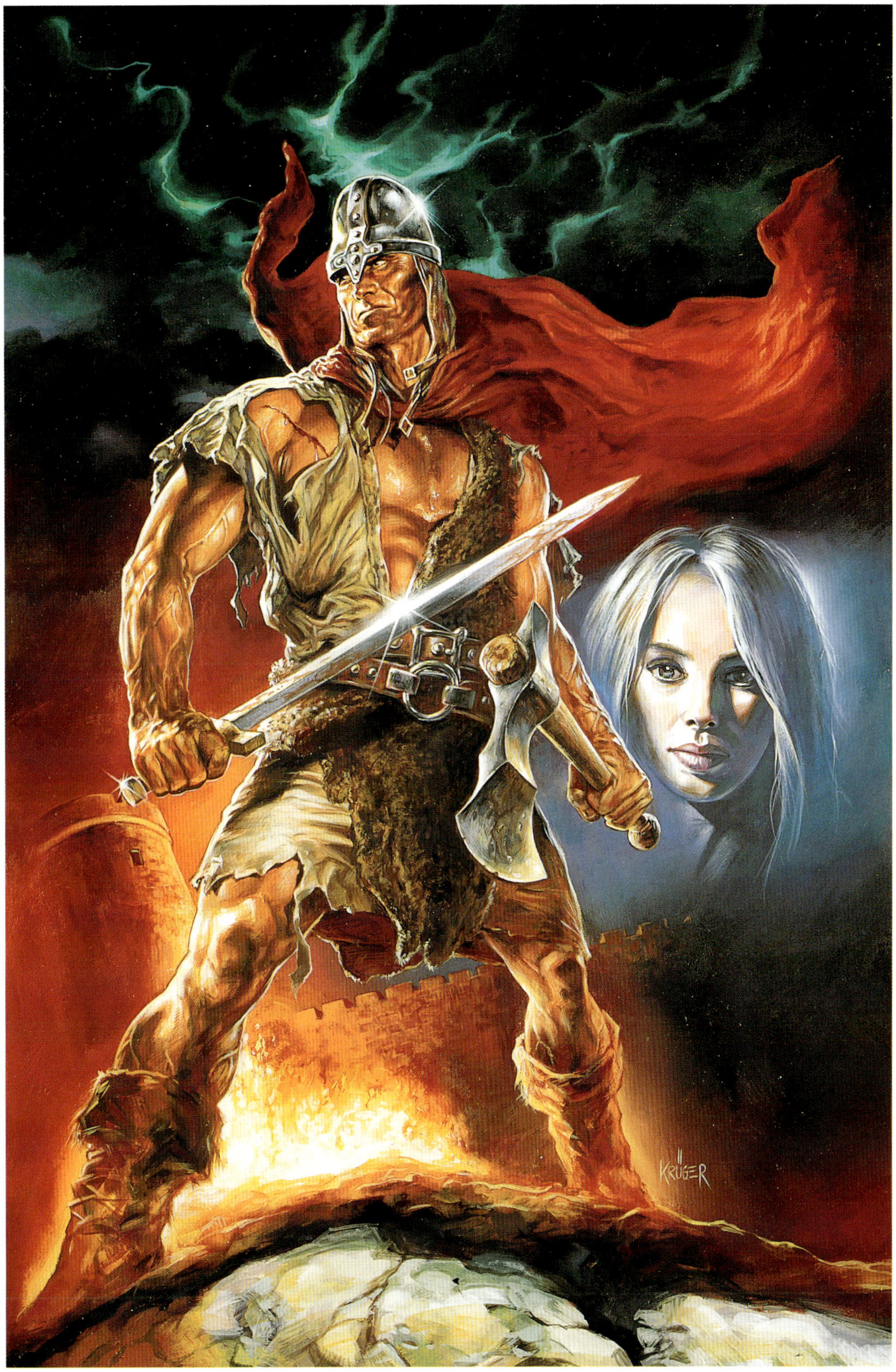

»Die Normannen kommen« (mit Charlton Heston), 1987 (Kat. 130)

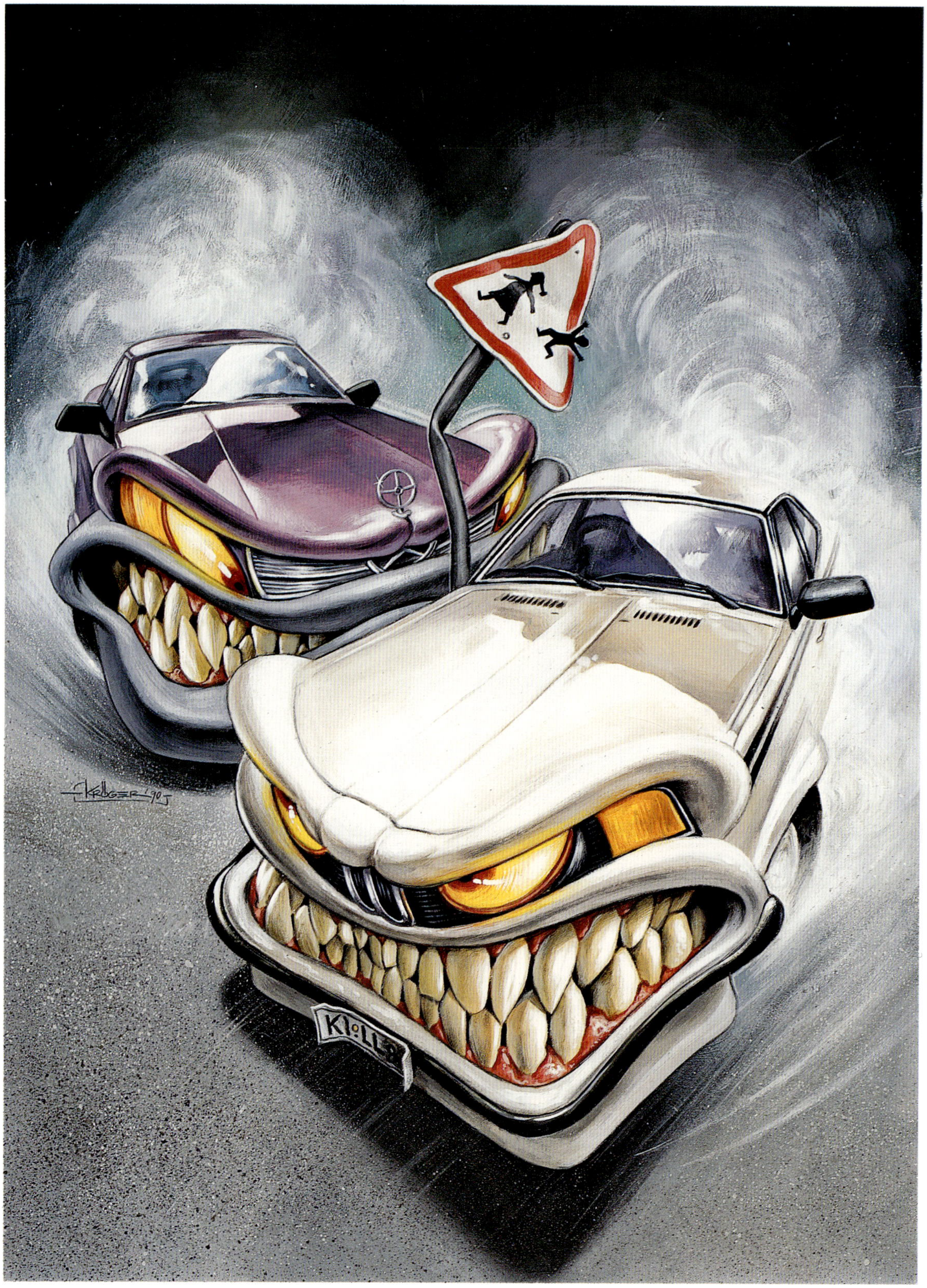

Krieg im Straßenverkehr, 1990 (Kat. 134)

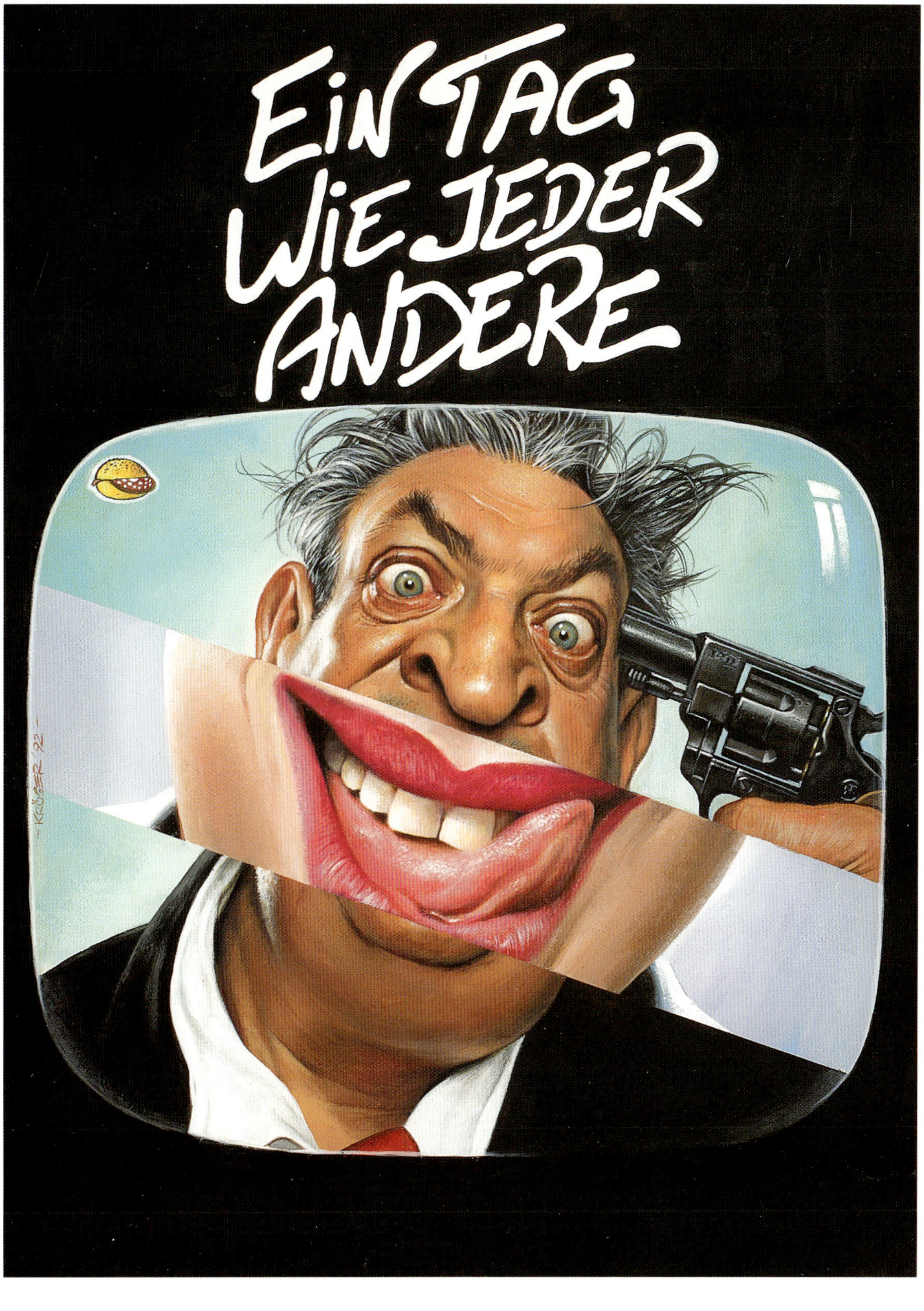

»Ein Tag wie jeder andere«, 1992 (Kat. 137)

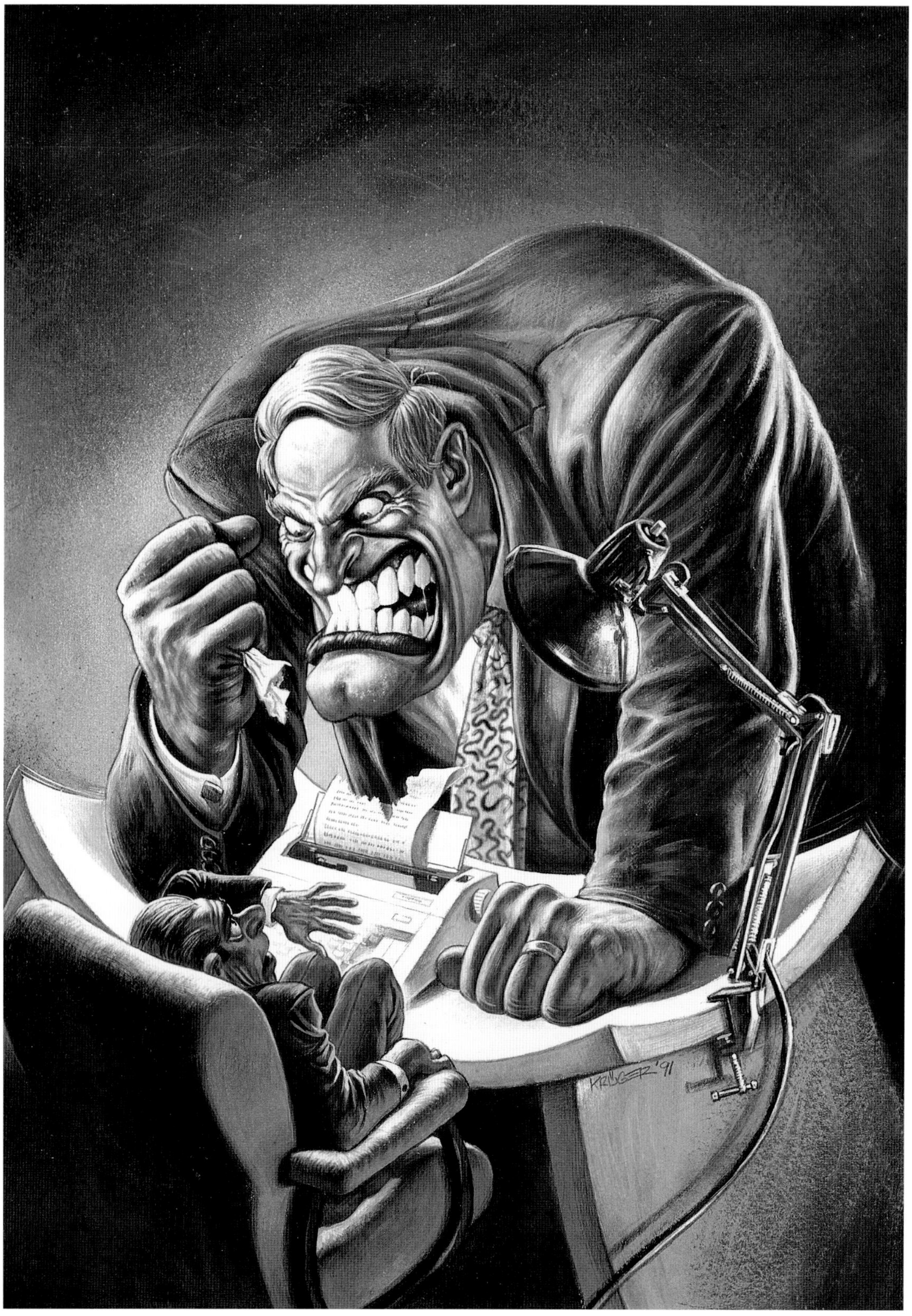

Krieg im Büro, 1991 (Kat. 138)

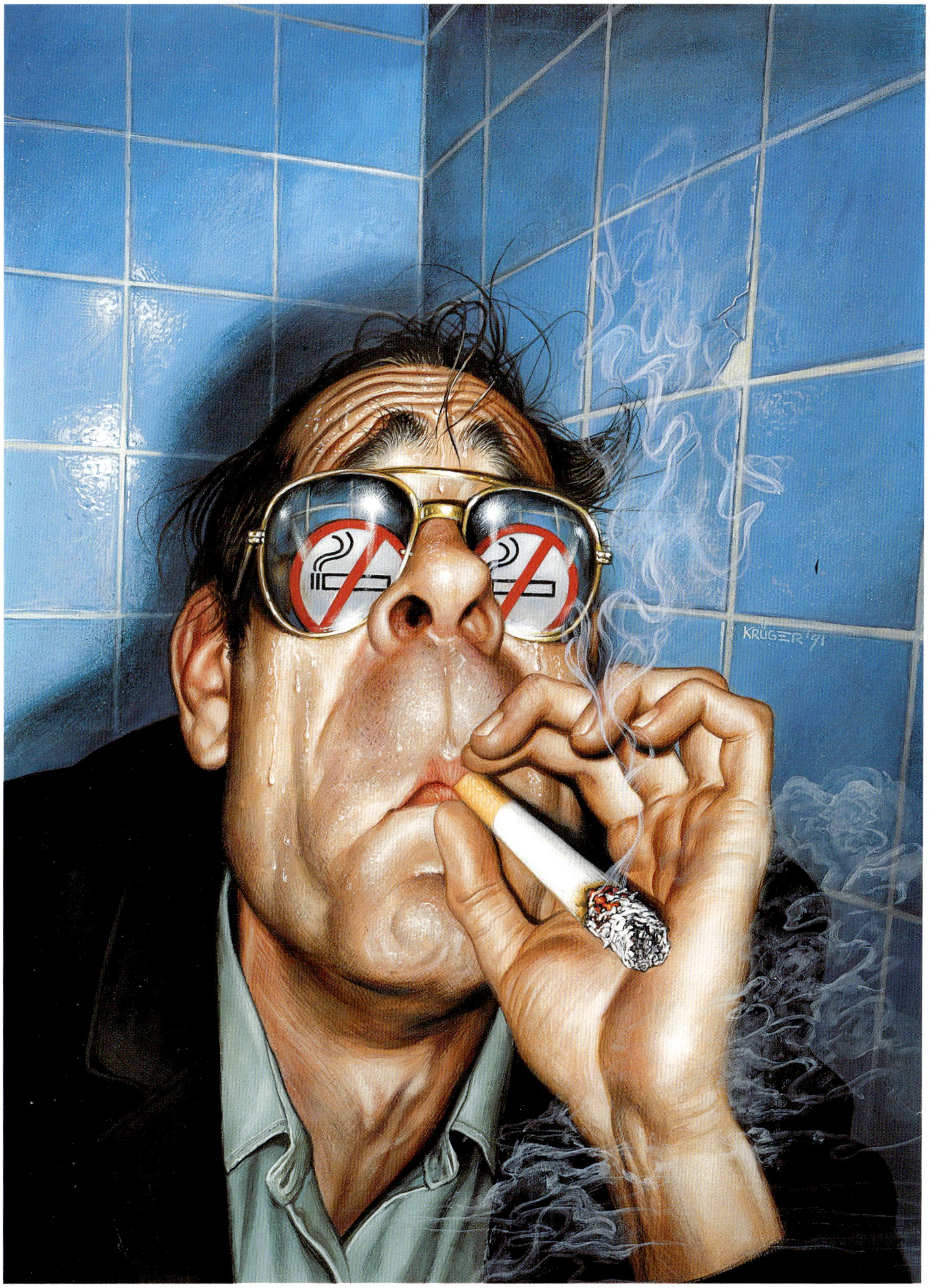

Rauchverbot, 1991 (Kat. 139)

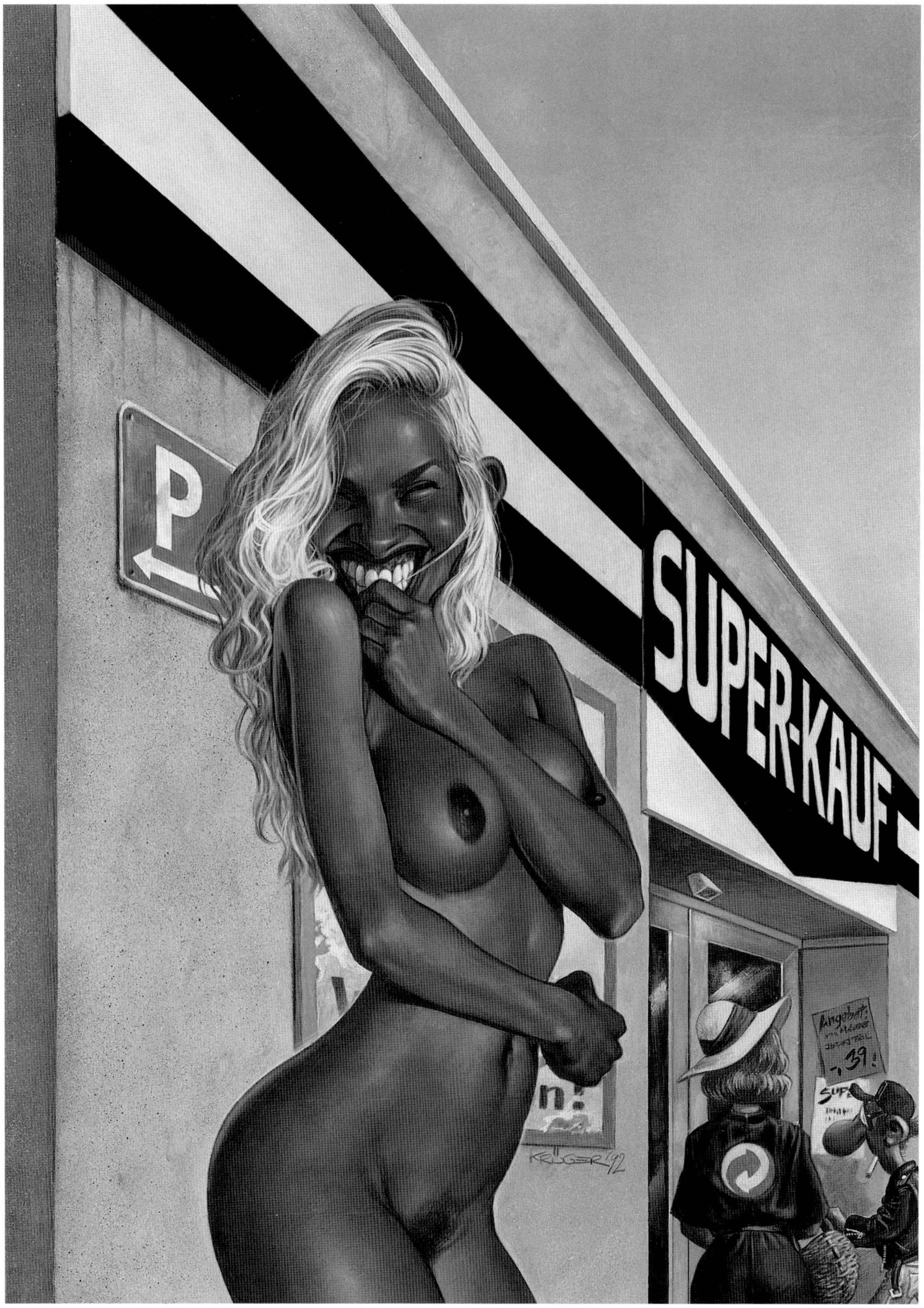

»Superkauf«, 1992 (Kat. 142)

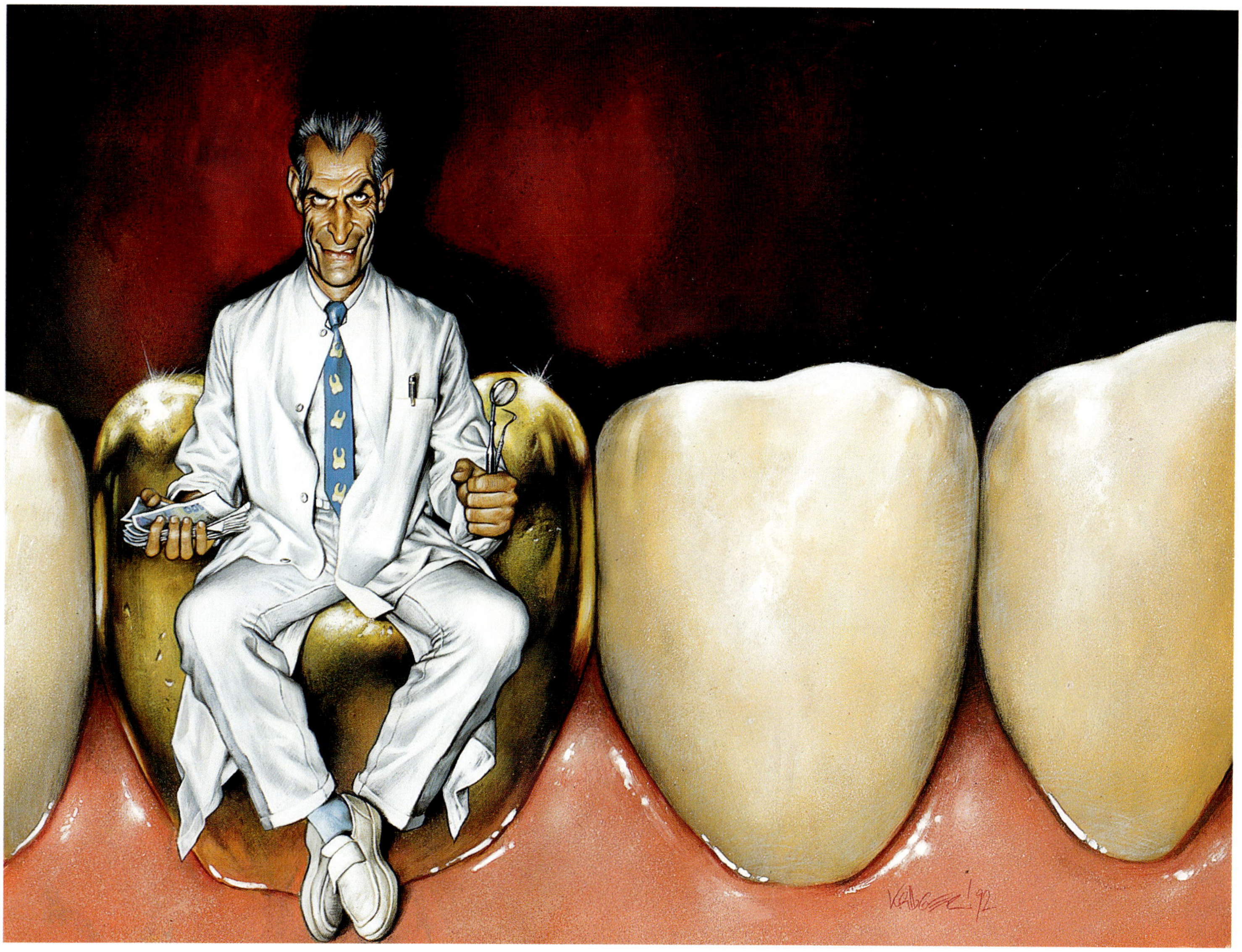

Der Zahnarzt, 1992 (Kat. 141)

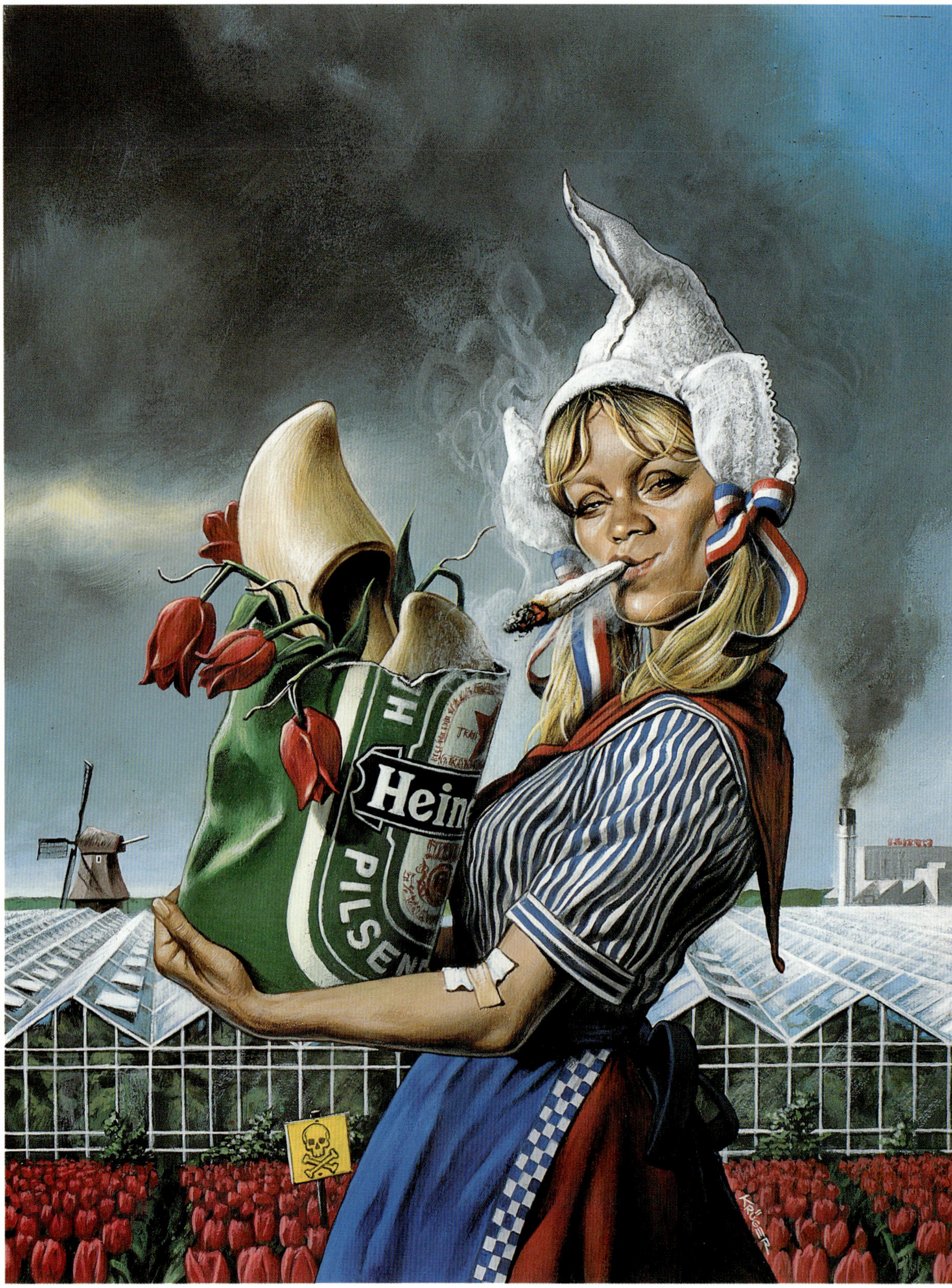

»Holland in Not« (Frau Antje), 1993 (Kat. 143)

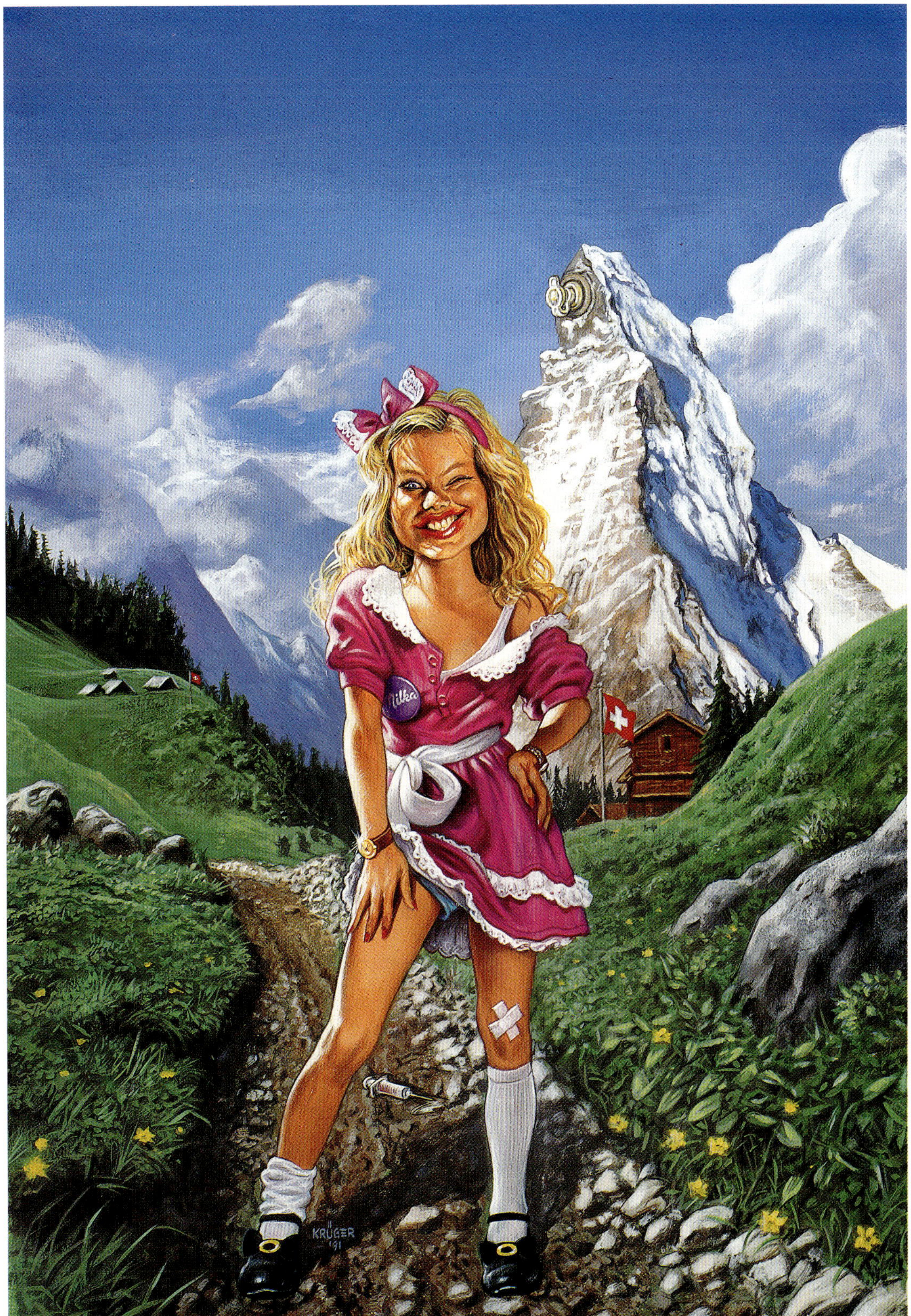

Heidi als Dorfschlampe, 1991 (Kat. 144)

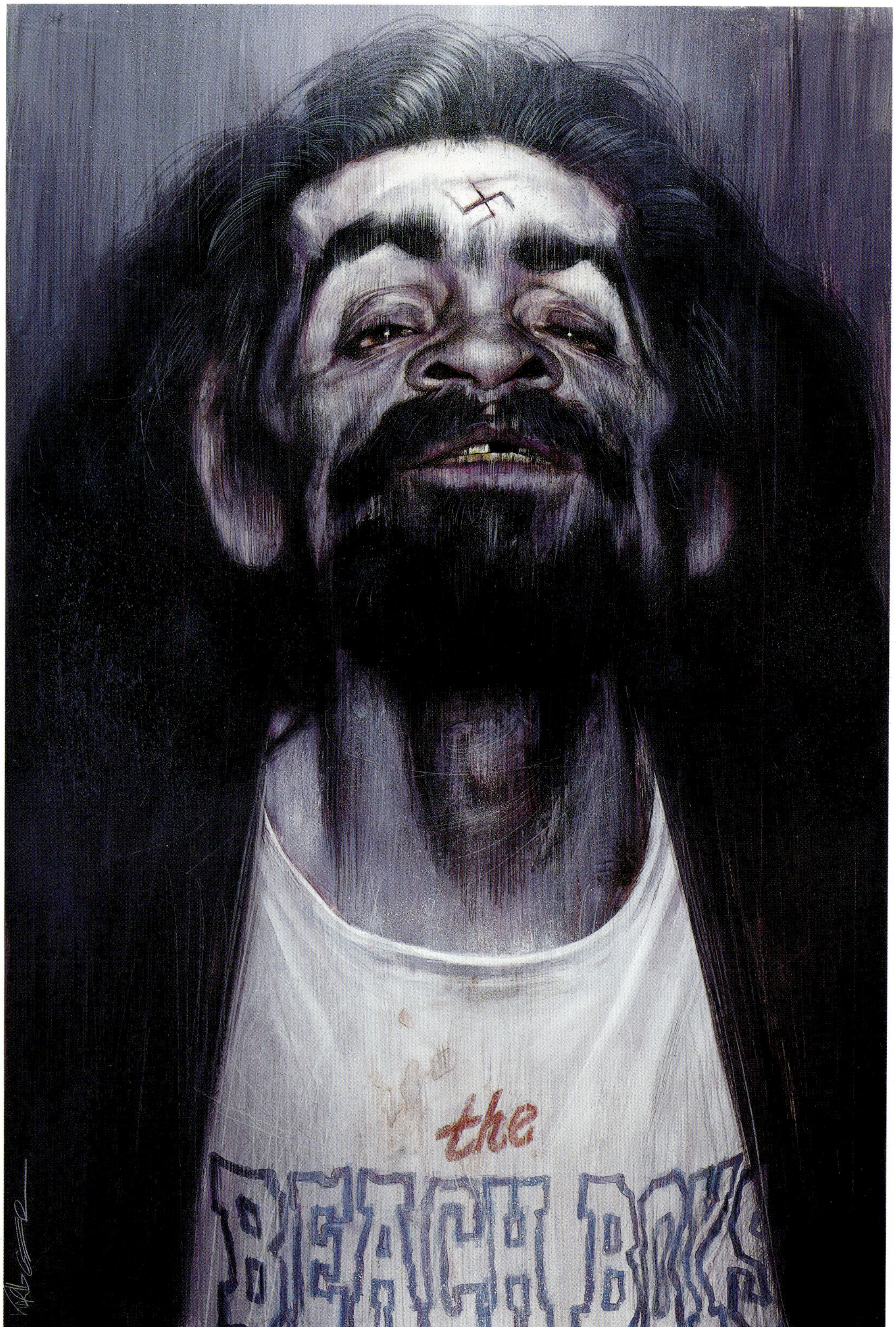

Charles Manson, 1993 (Kat. 145)

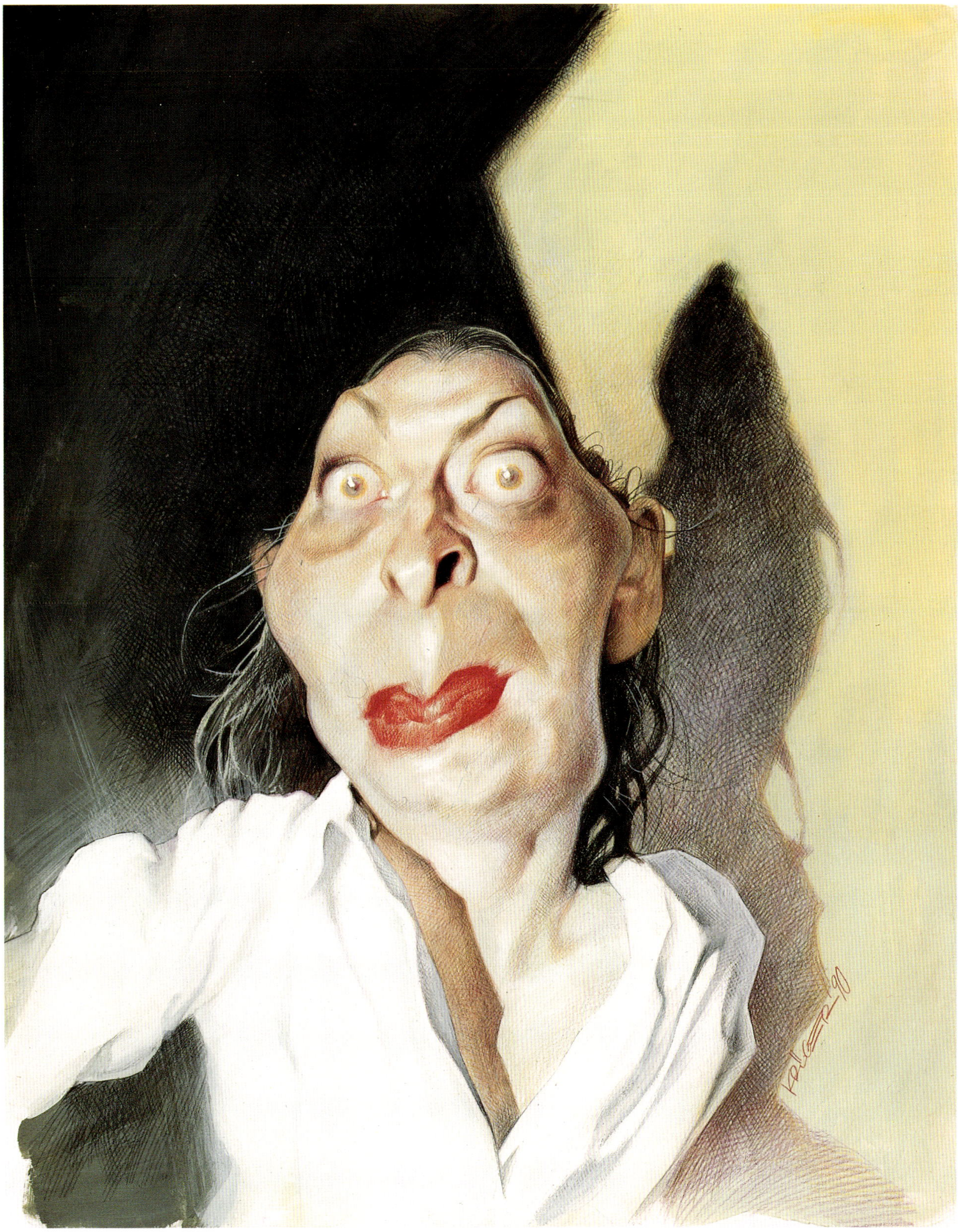

Adelheid Streidel (Attentäterin Oskar Lafontaines), 1990 (Kat. 148)

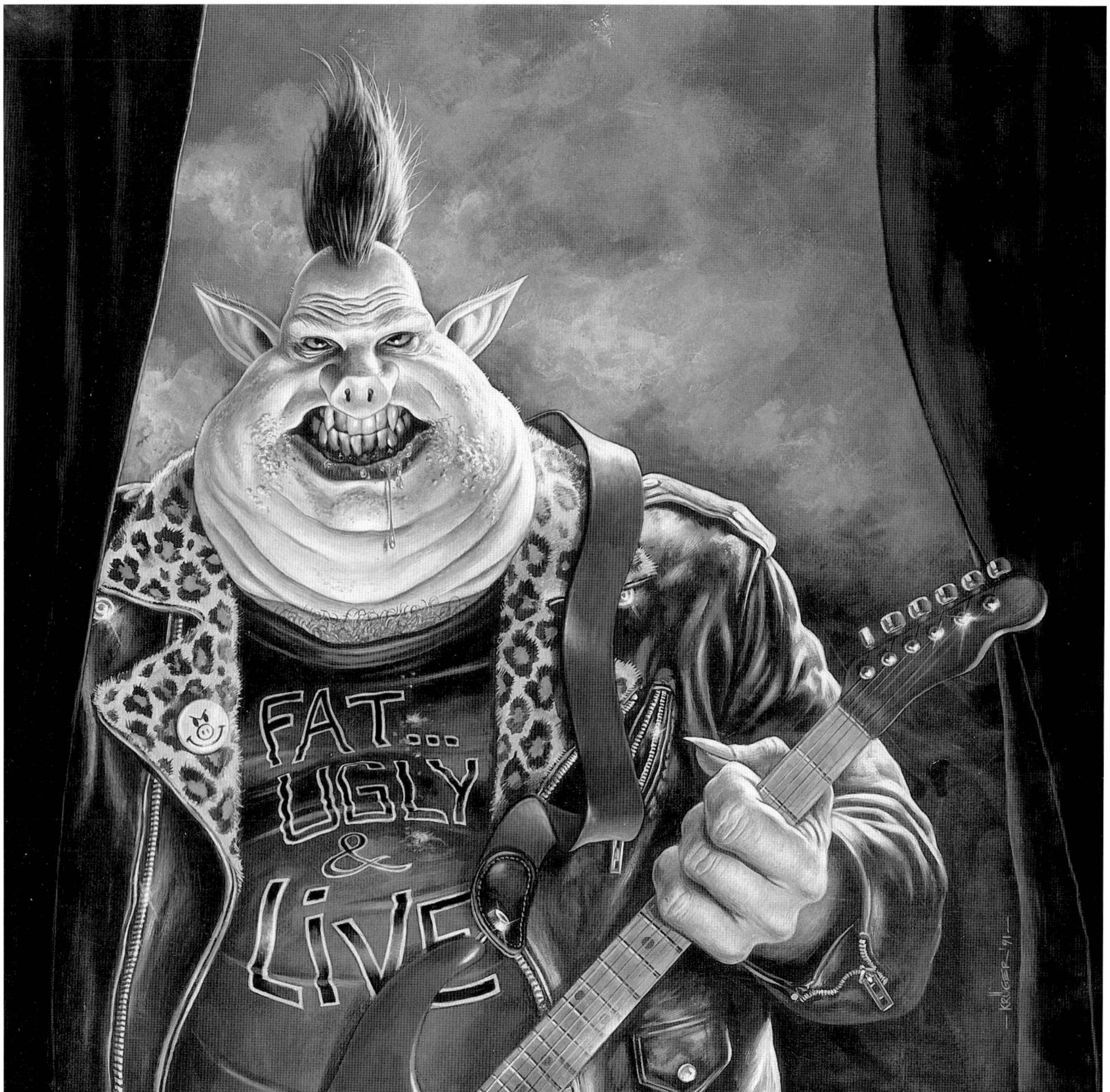

»Fat ... ugly and live«, 1991 (Kat. 149)

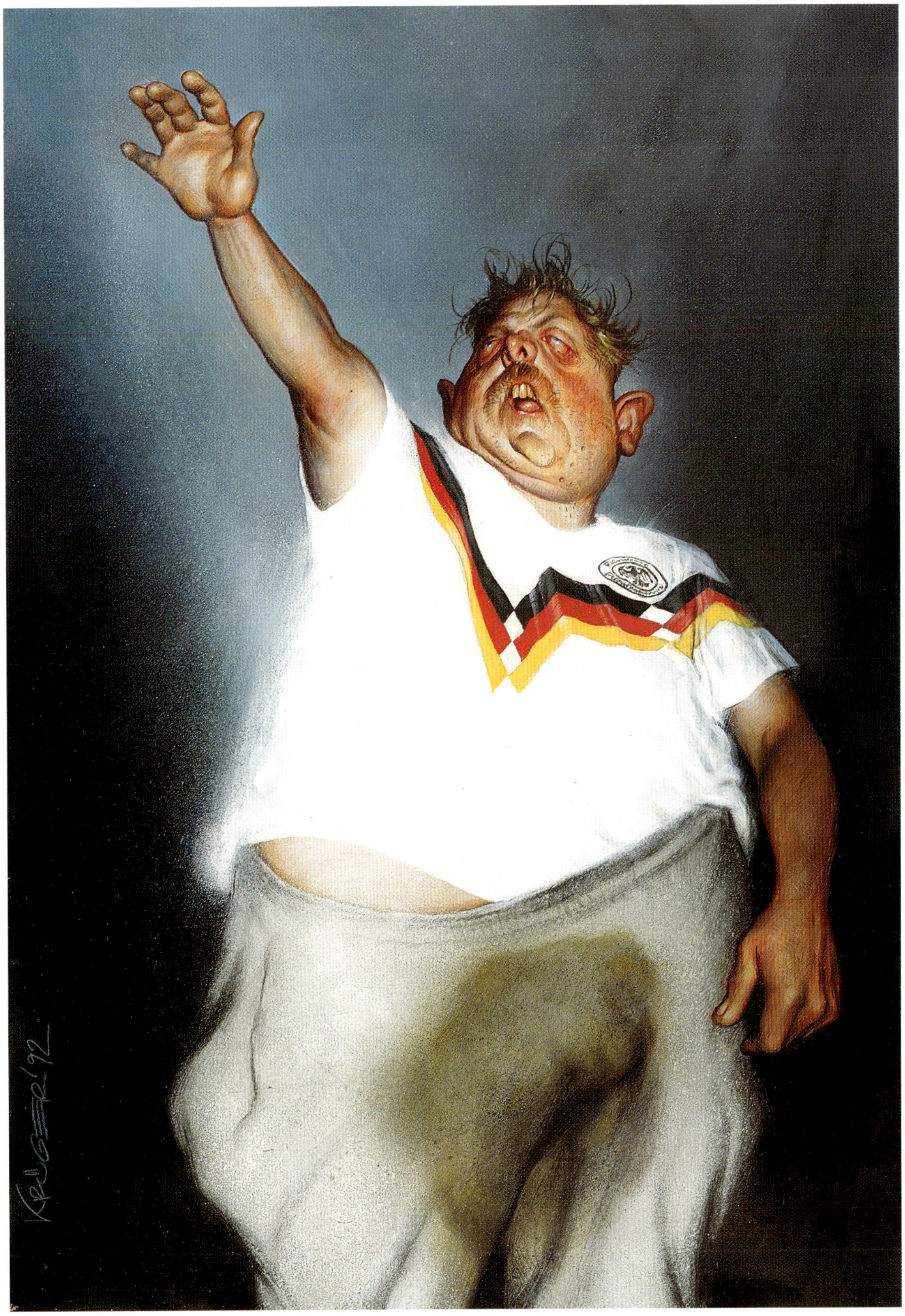

»Grüßer«, 1992 (Kat. 150)

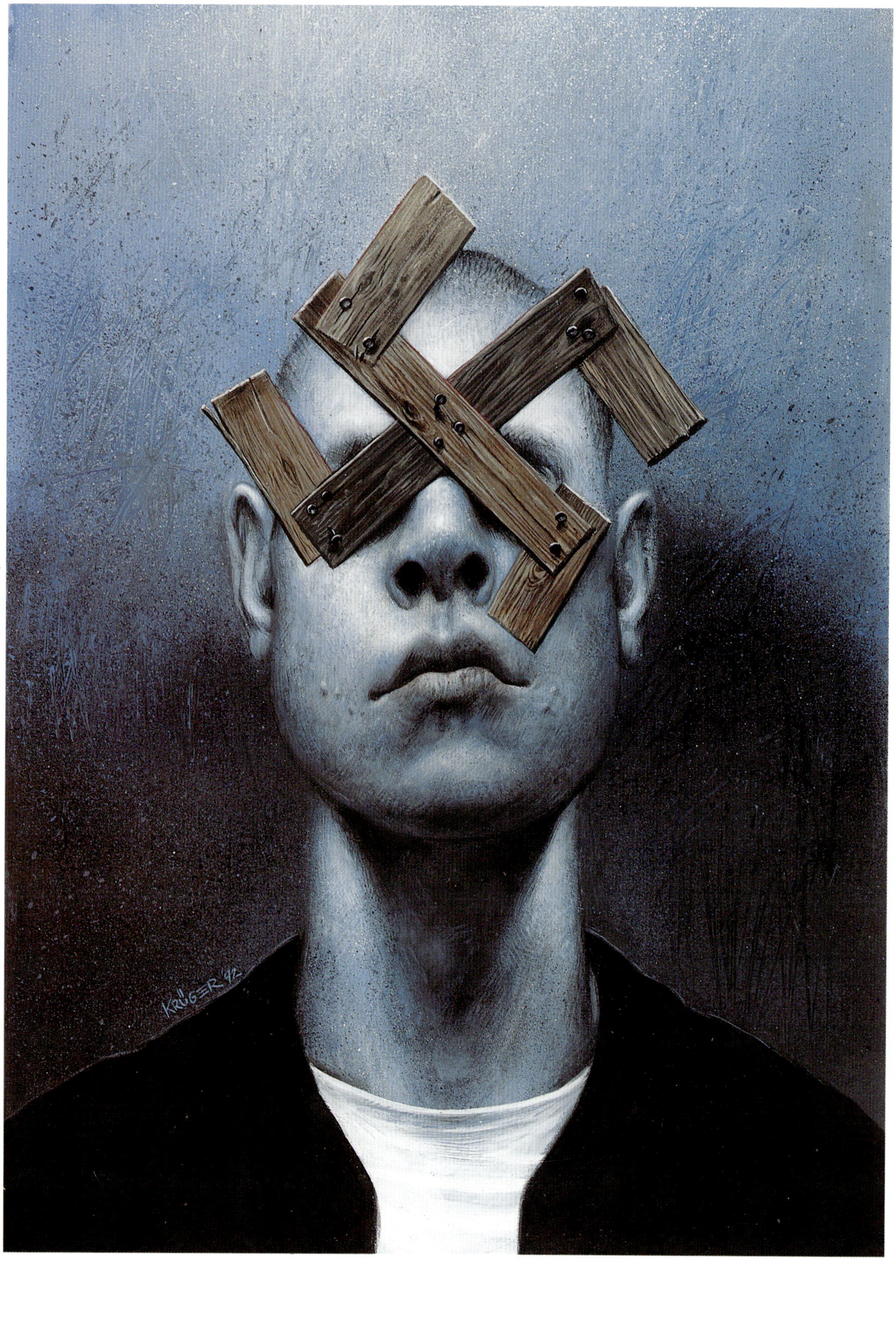

Nazi-Kid, 1992 (Kat. 153)

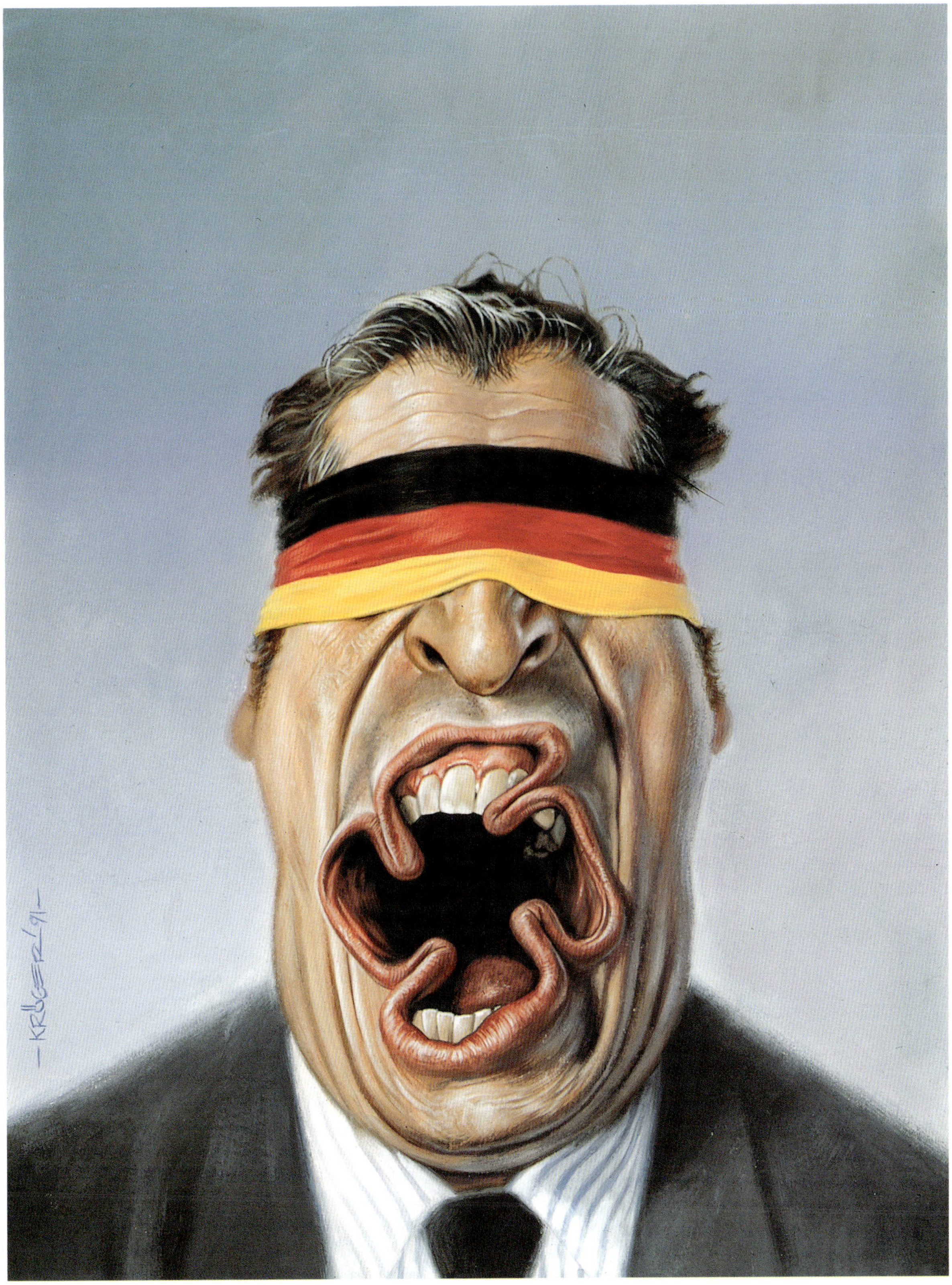

Politiker mit Hakenkreuz-Mund, 1991 (Kat. 152)

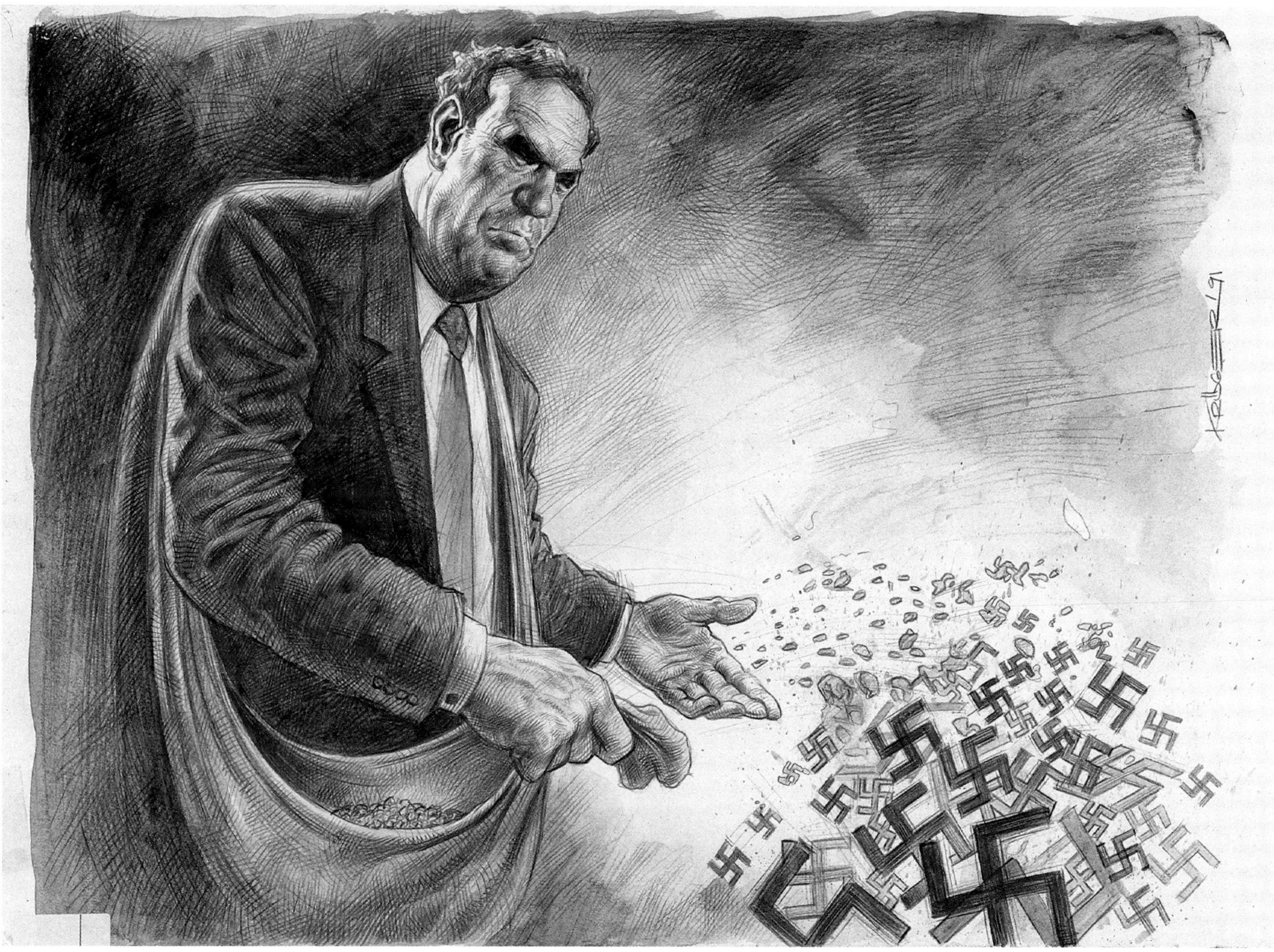

»Der Sämann«, 1991 (Kat. 151)

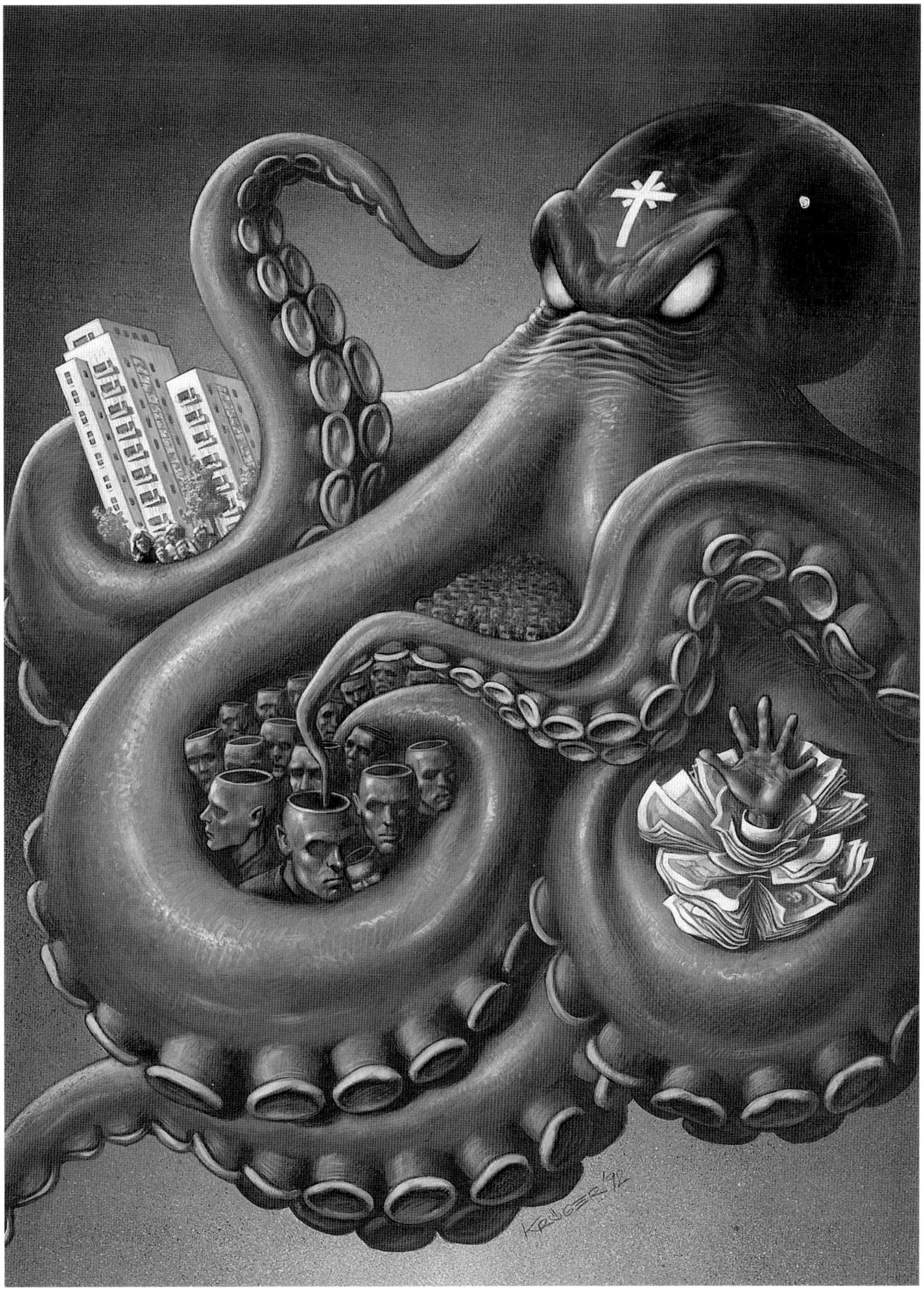

Scientologen-Krake, 1992 (Kat. 154)

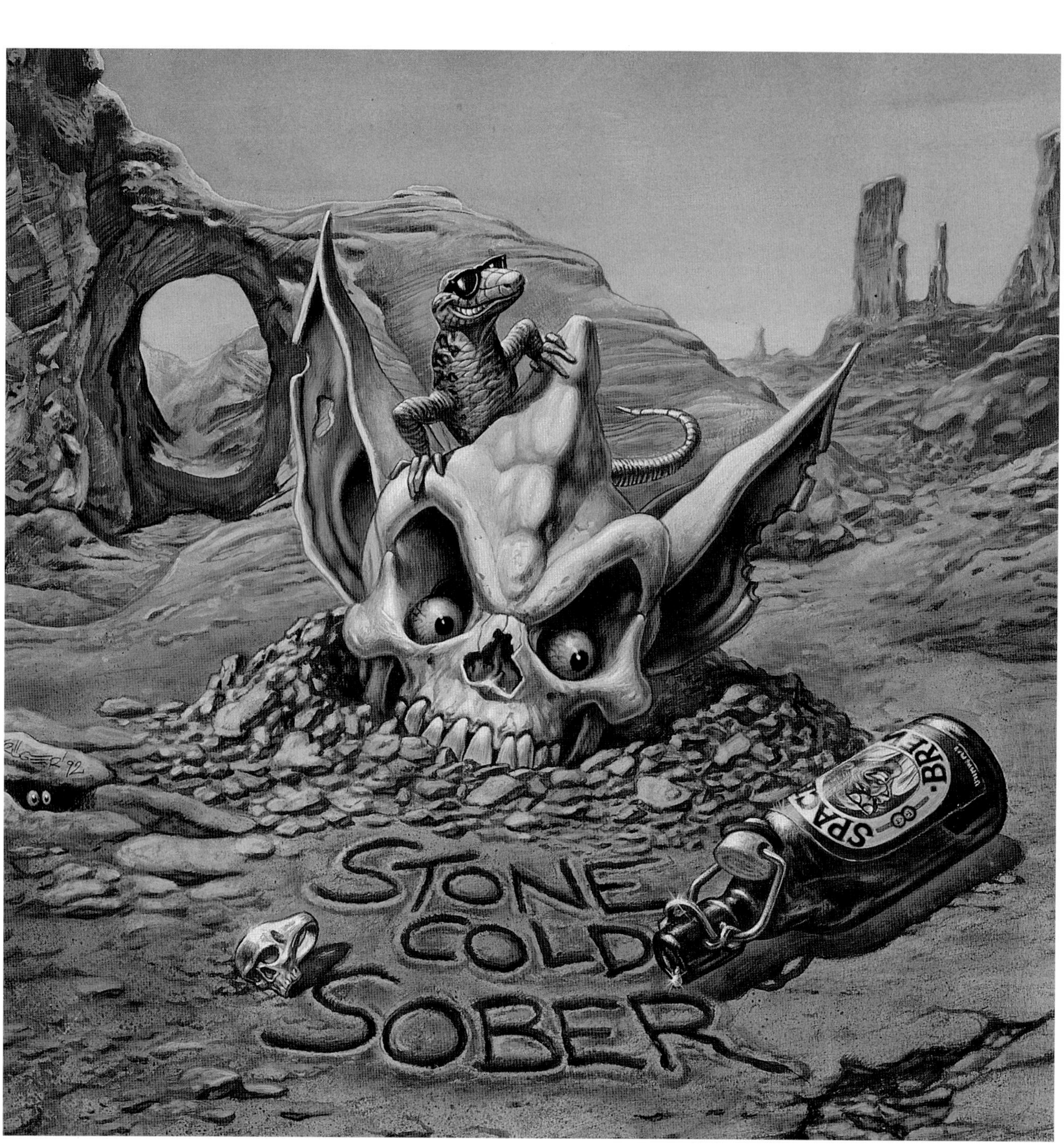

»Stone cold sober«, 1992 (Kat. 155)

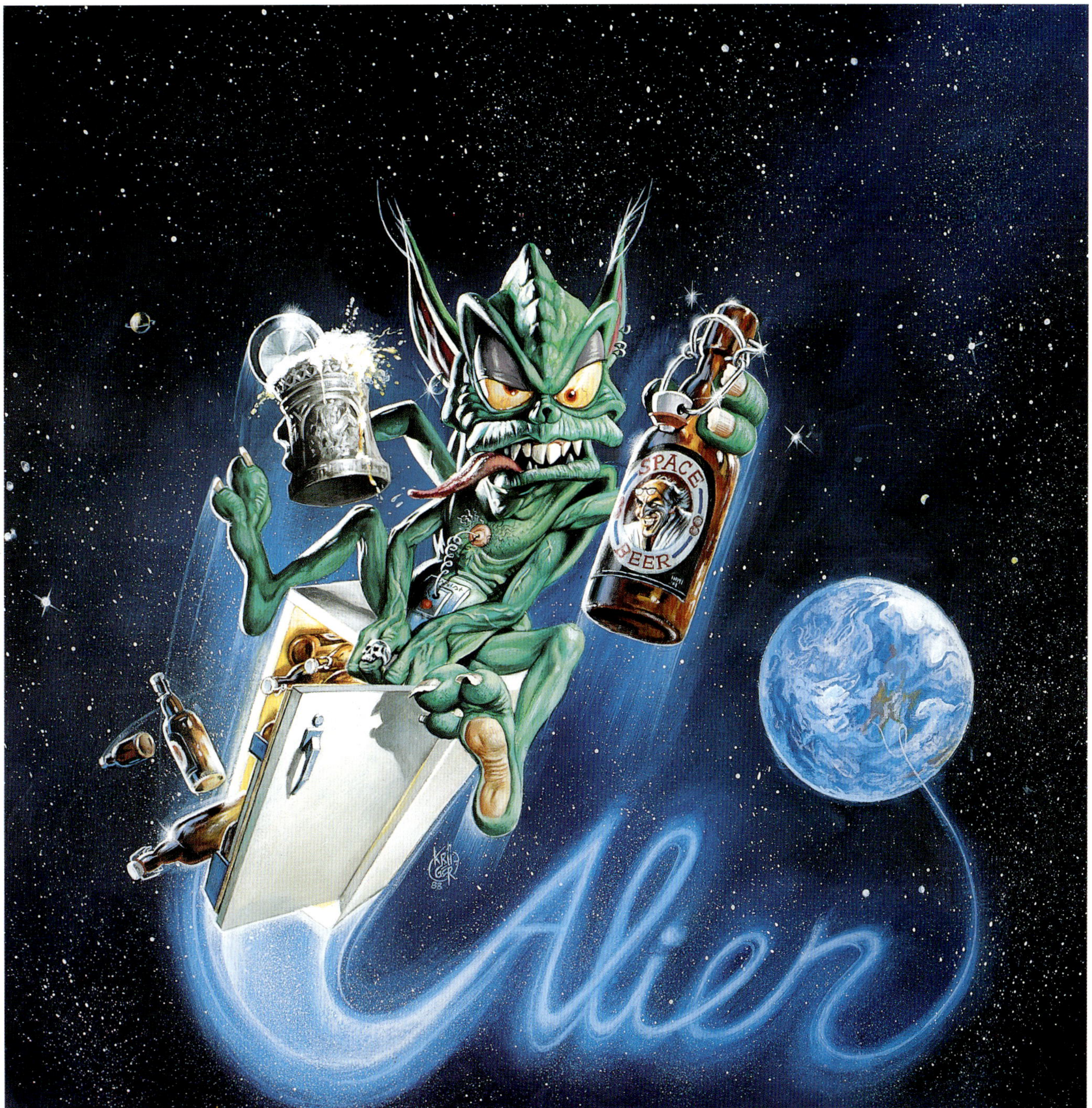

Alien, 1988 (Kat. 156)

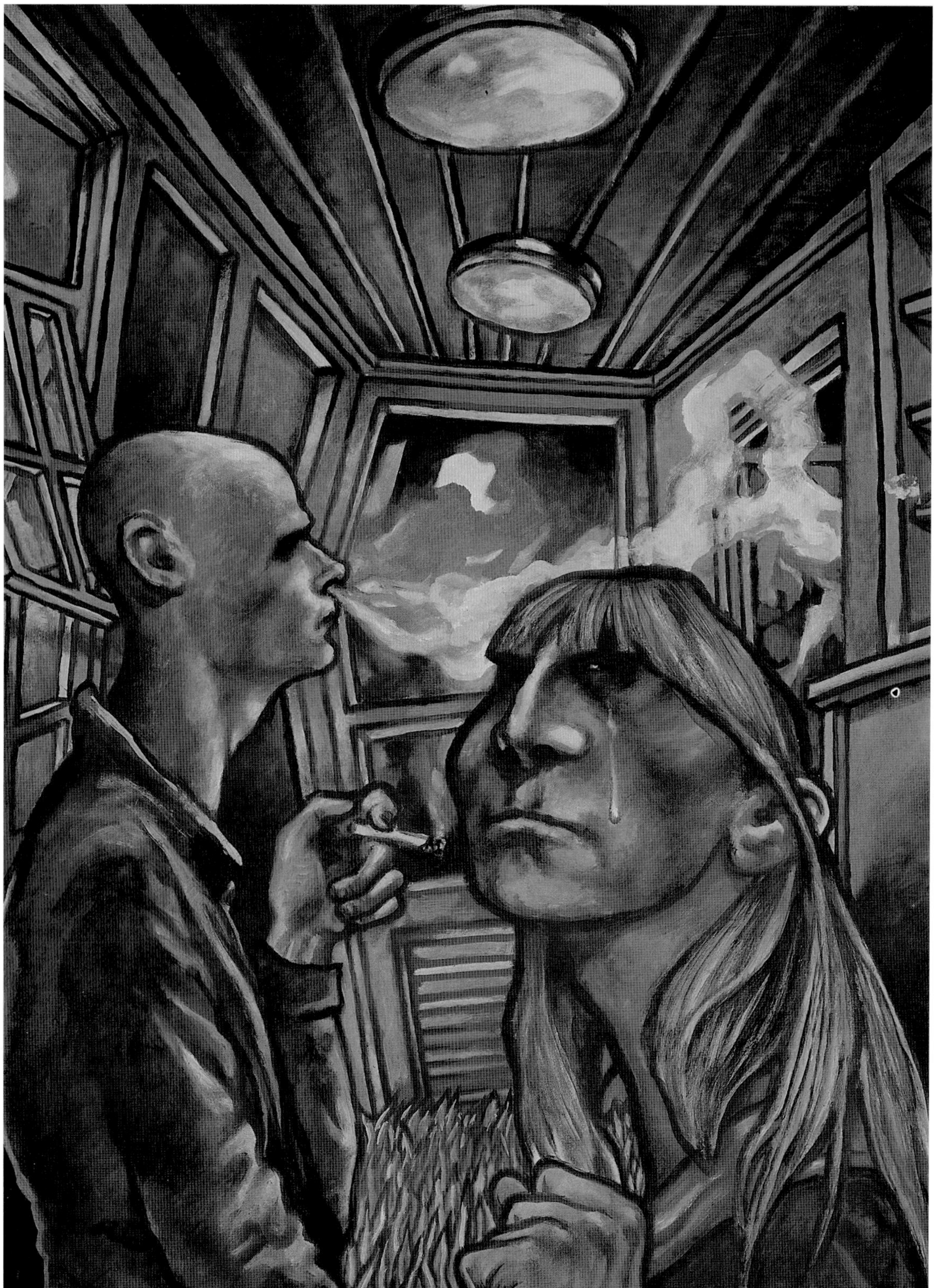

Selbstporträt mit Corinna, 1982 (Kat. 162)

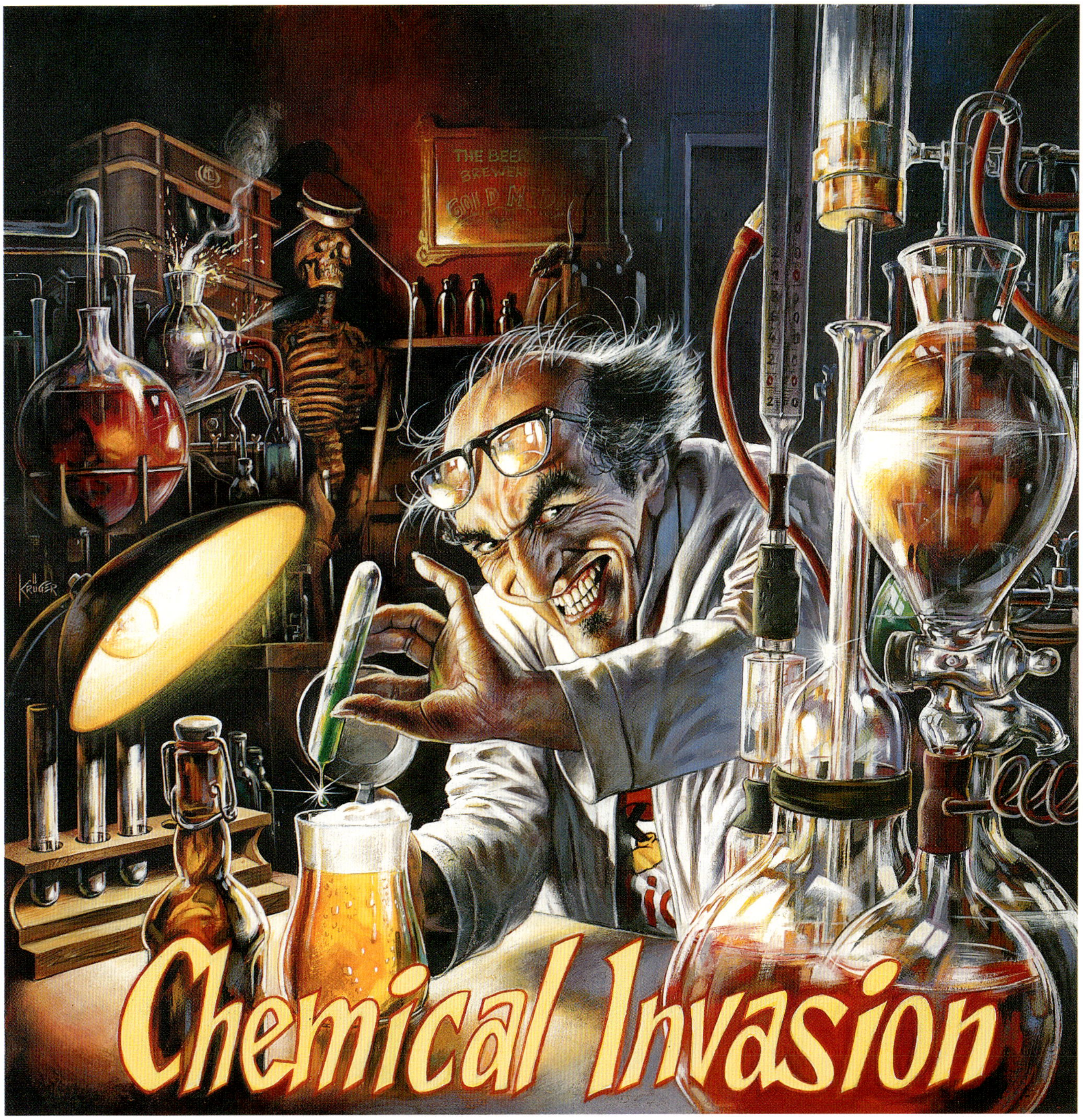

»Chemical Invasion«, 1986 (Kat. 157)

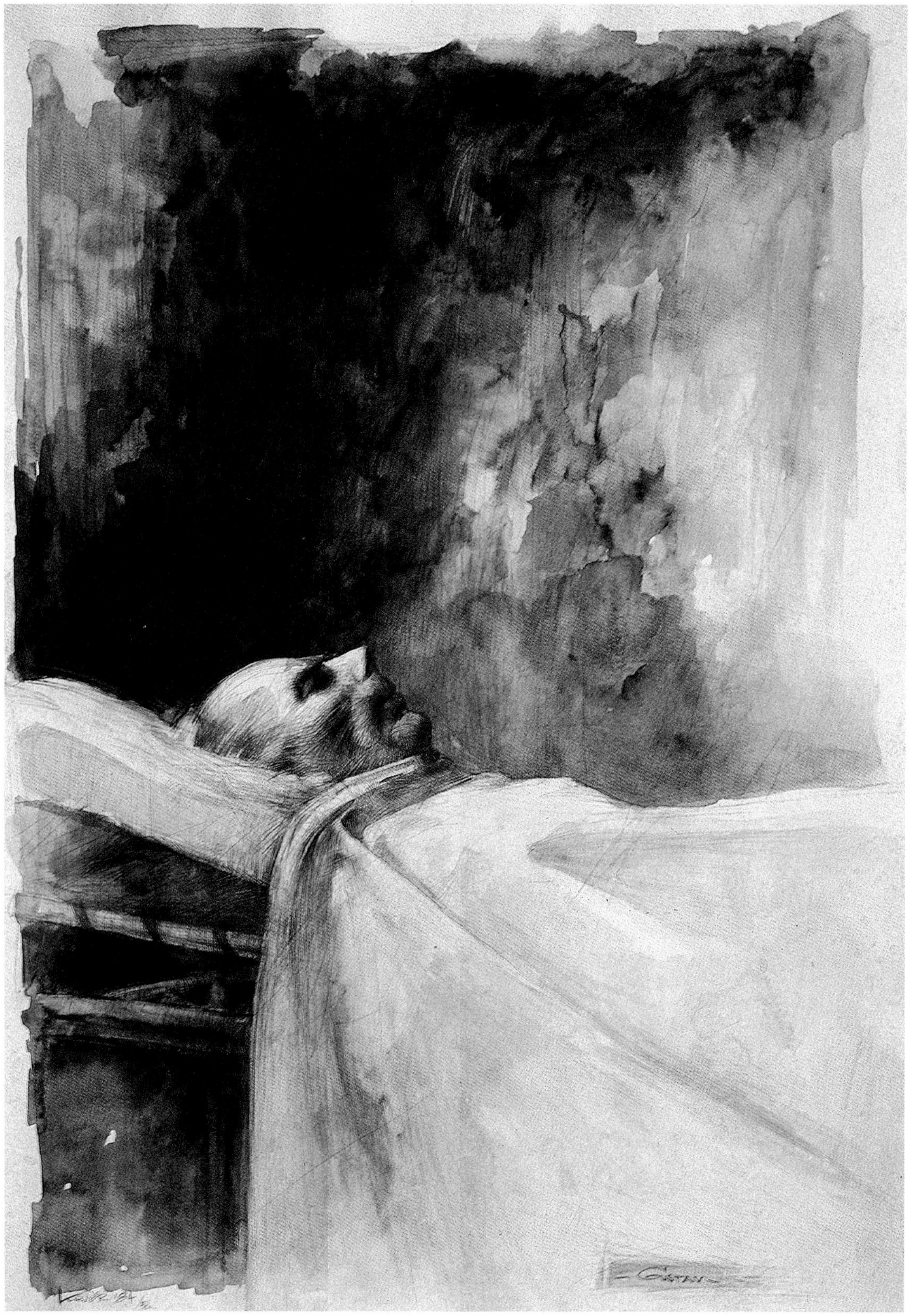

Urgroßvater Gustav auf dem Totenbett, 1984 (Kat. 171)

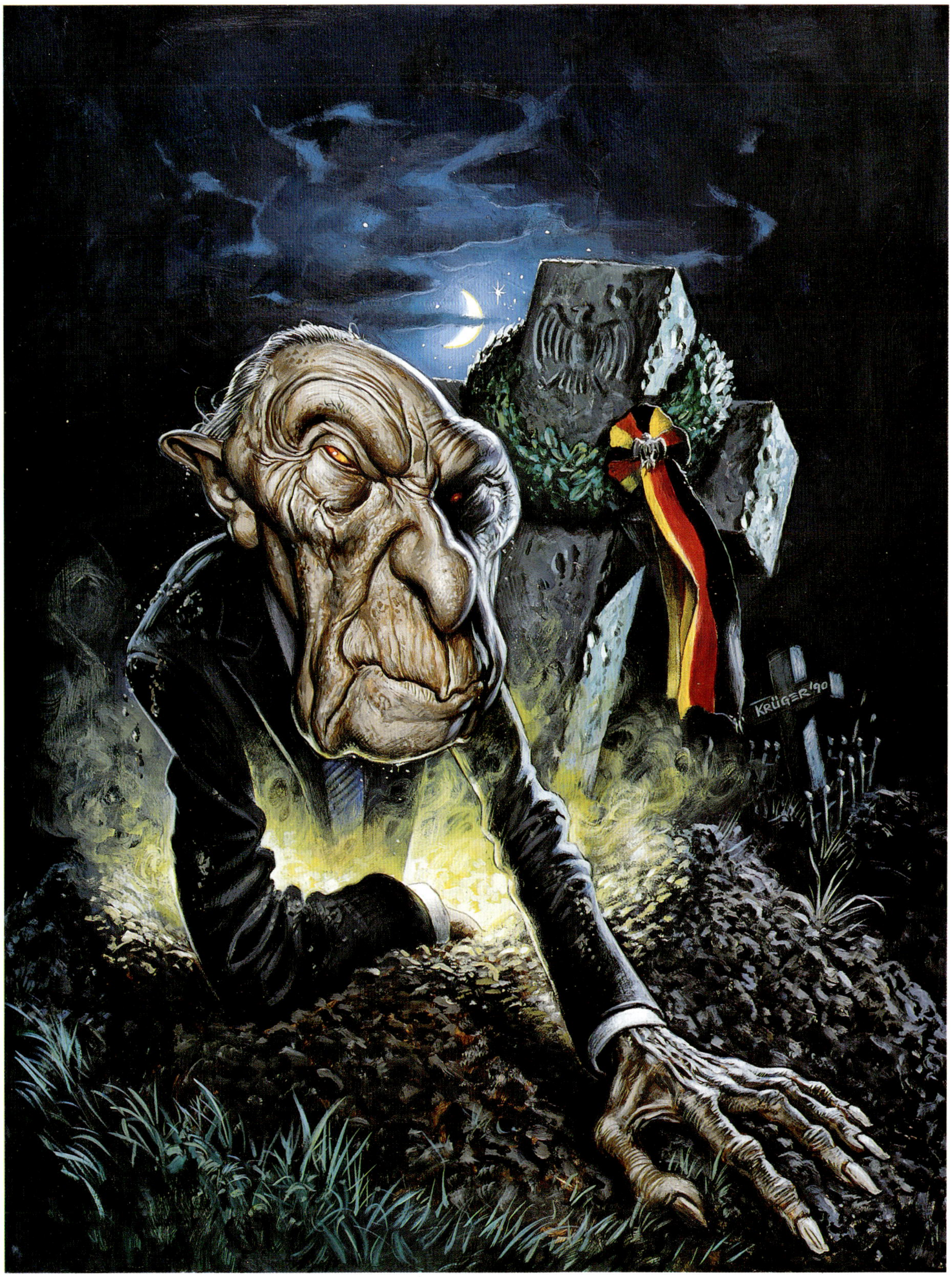

Konrad Adenauer, 1990 (Kat. 122)

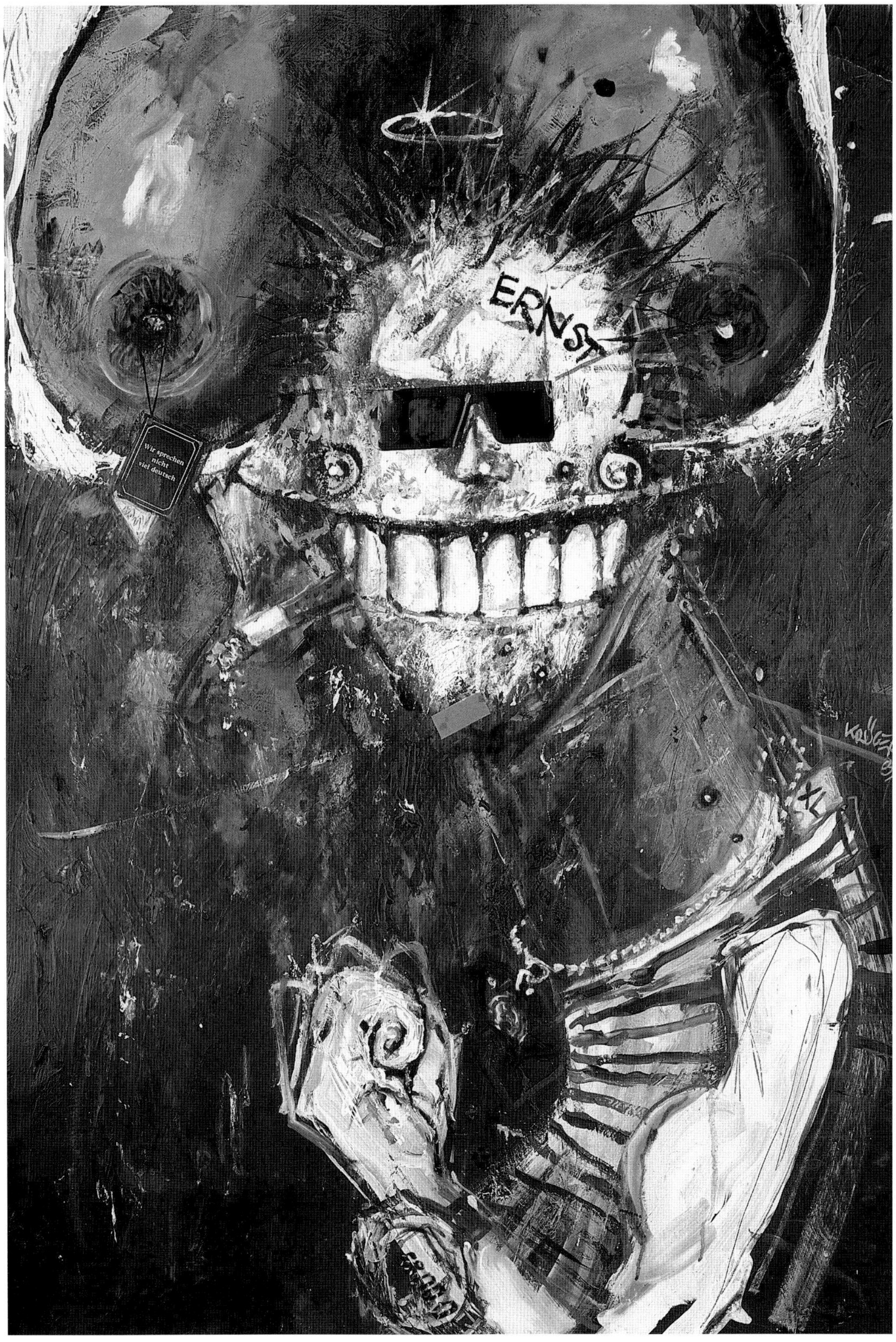

Der nötige Ernst, 1987 (Kat. 167)

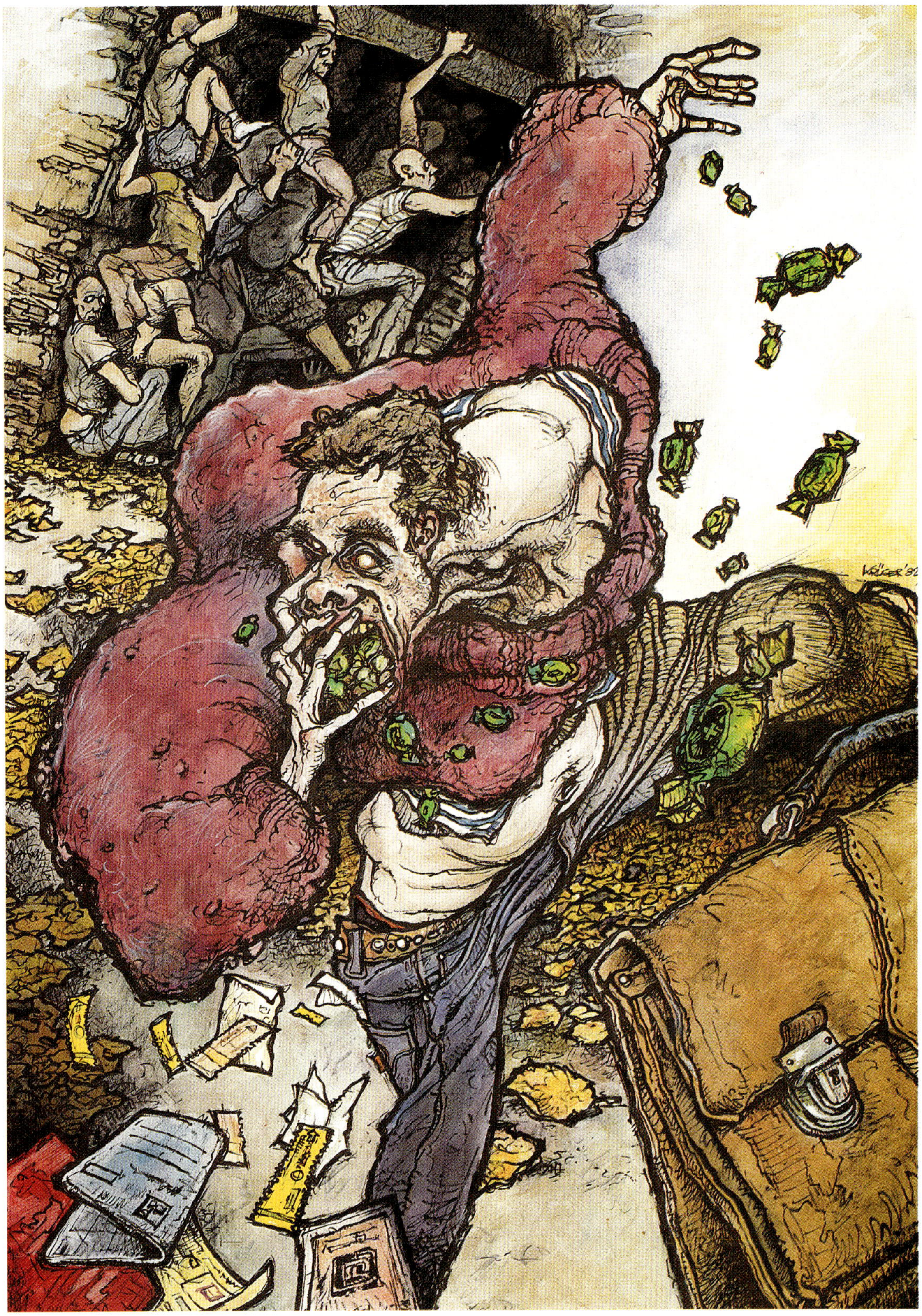

Selbstporträt mit Eukalyptus-Bonbons, 1982/83 (Kat. 164)

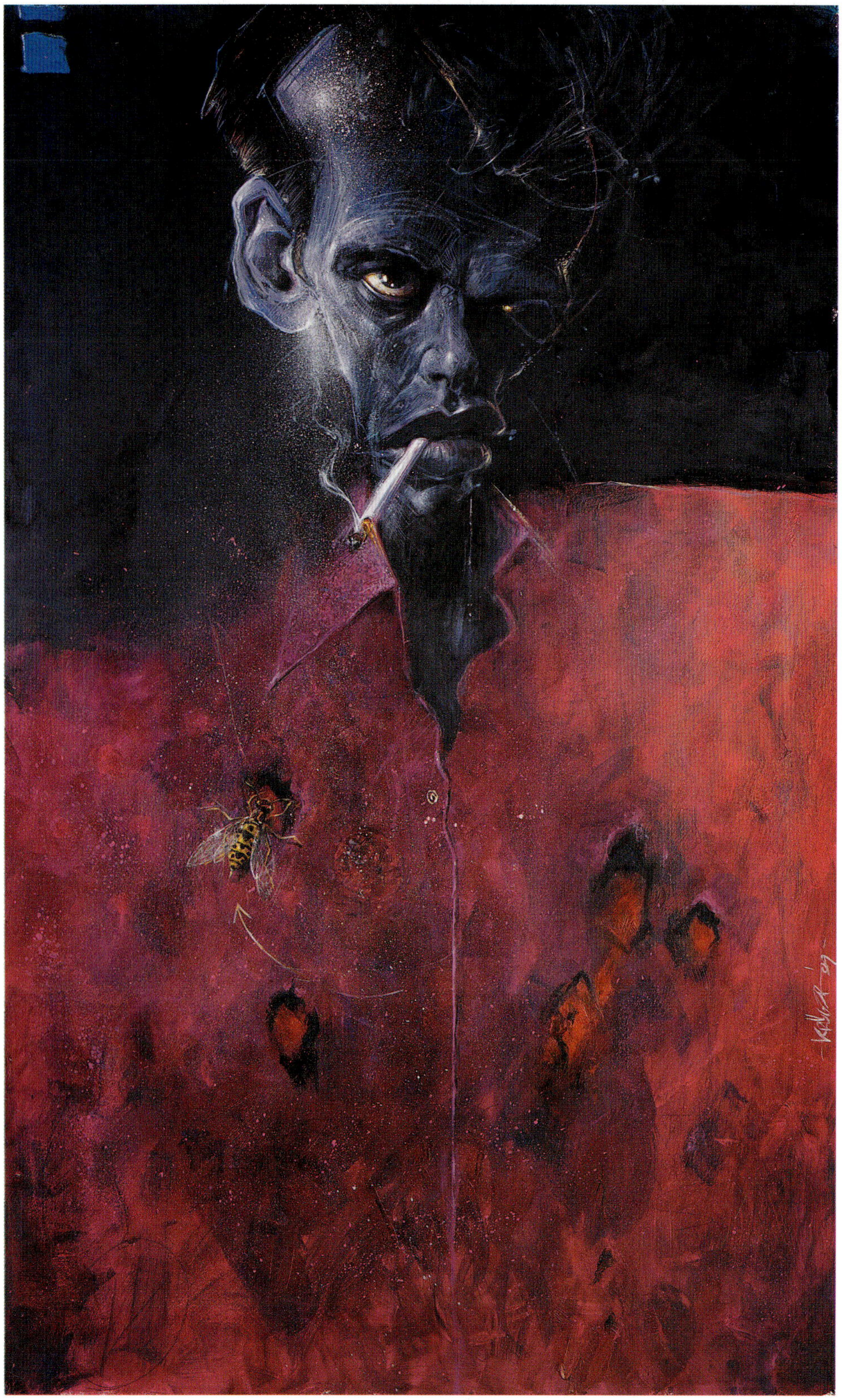

Rainer Clodius, 1989 (Kat. 172)

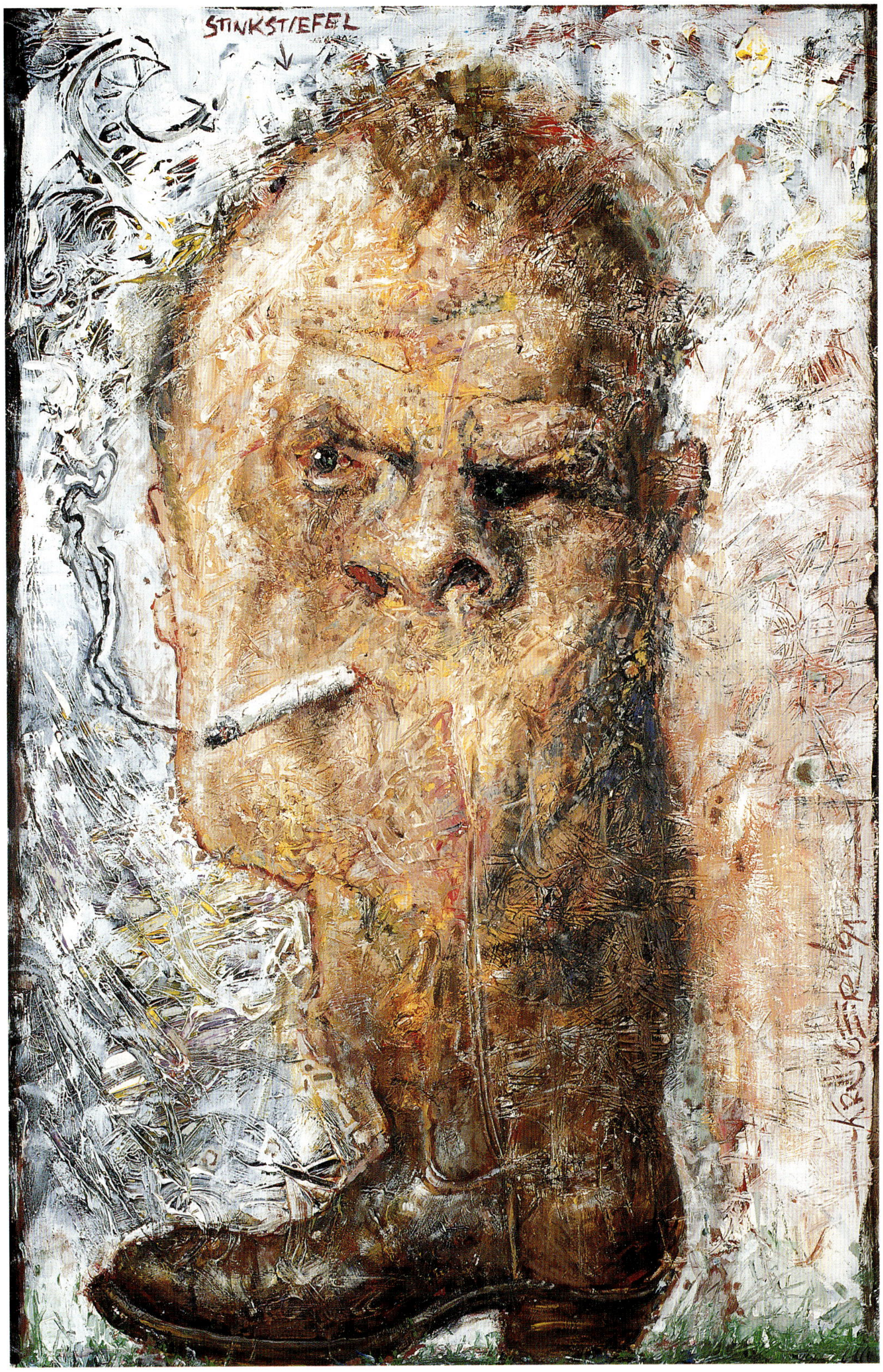

»Stinkstiefel« (Selbstporträt), 1991 (Kat. 169)

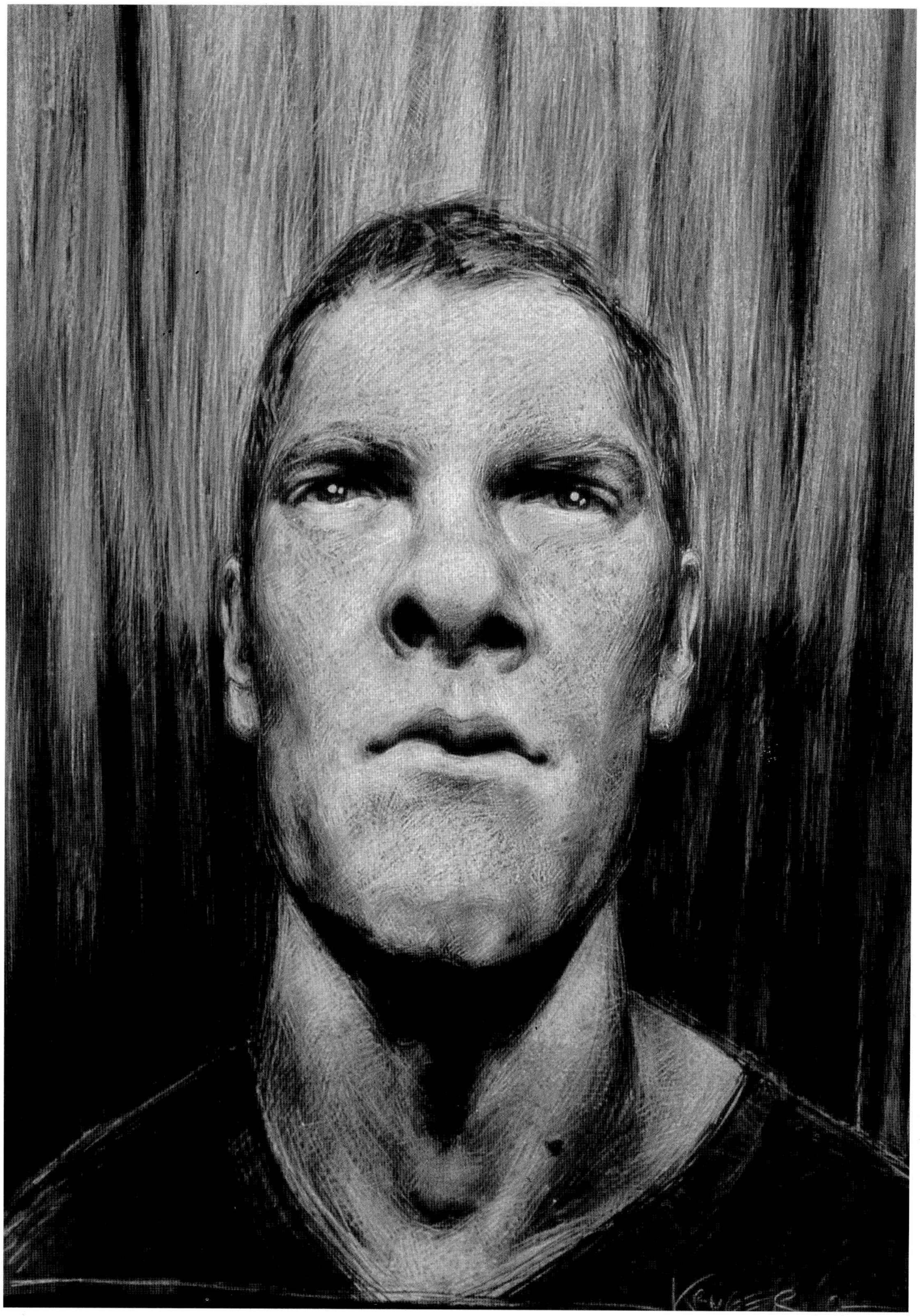

Selbstporträt nach Paßfoto, 1985 (Kat. 166)

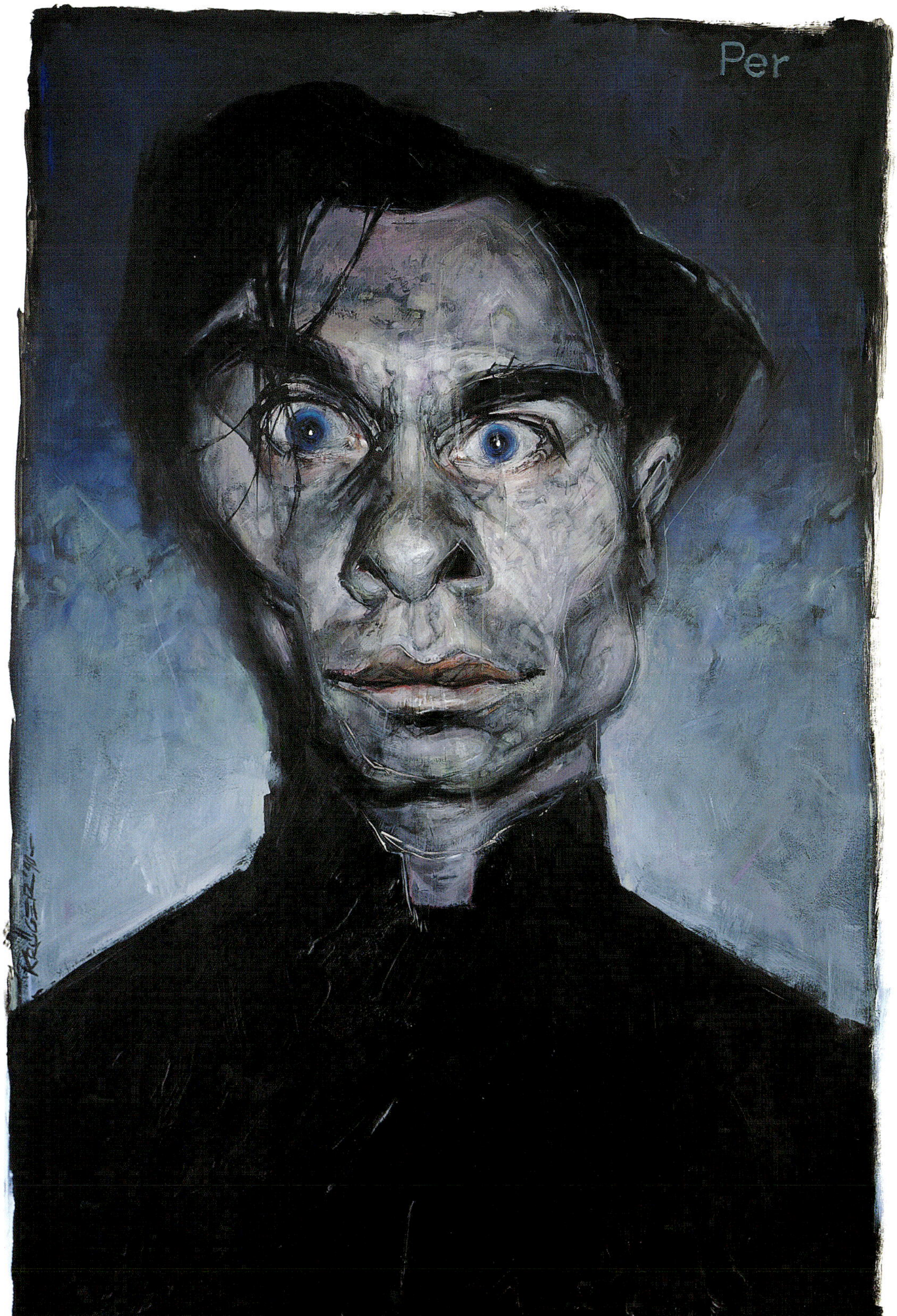

Per, 1990 (Kat. 173)

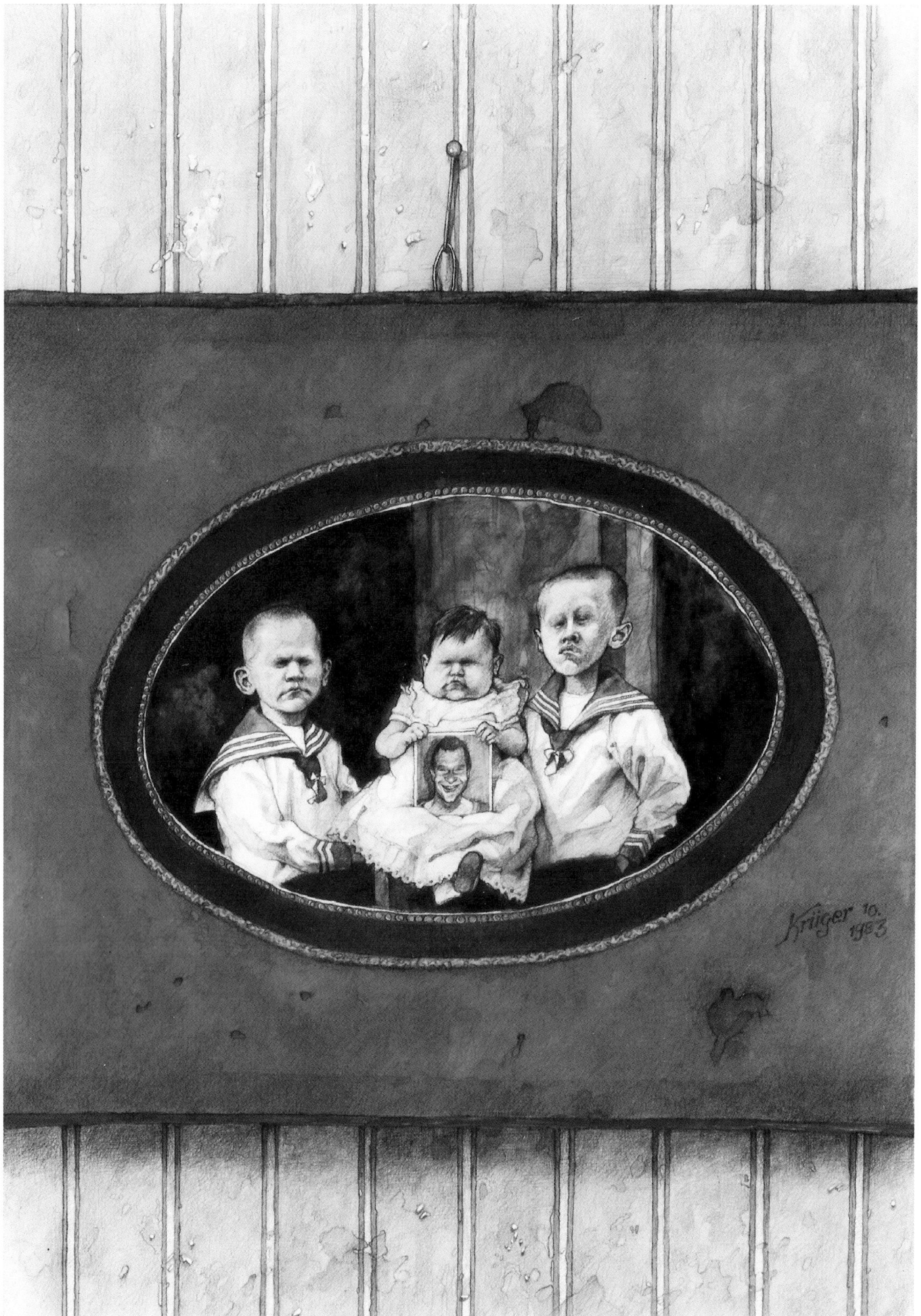

Selbst, mit Großvater und Brüdern, 1983 (Kat. 170)

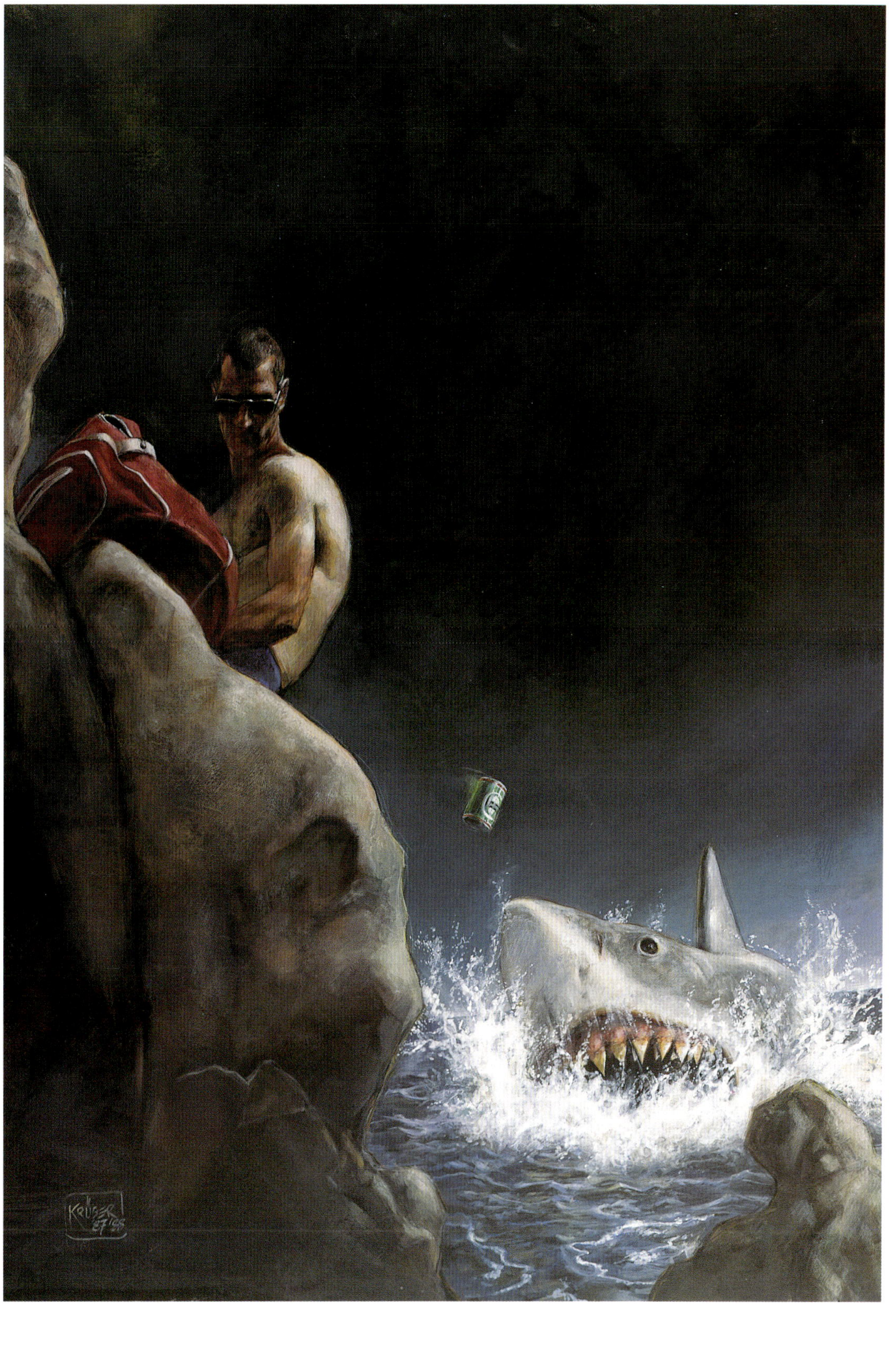

Selbstporträt mit Hai, 1987/88 (Kat. 168)

KATALOG DER AUSGESTELLTEN ARBEITEN

Abgekürzte Literaturangaben sind im Literaturverzeichnis vollständig zitiert.

Sound und Bühne
(Kat. 1–36)

1 Abb. S. 27
Mick Jagger, 1988
Acryl auf Karton; 100 x 65 cm
(99,7 x 70 cm)
Bezeichnet unten links: KRÜGER '88
Abb. in: Krüger 1993; Krüger 1990 (Ausschnitt); Krüger 1992, S. 5 (Ausschnitt); Krüger 1994, S. 65; sowie Postkarte

2
Dagobert Jagger – Sprung ins Geld, 1992
Acryl auf Papier und Collage;
ca. 33,5 x 40 cm
Bezeichnet oben links am Rande:
KRÜGER – '92 –
Erschienen in: Music-Express/Sounds, Nr. 3/1992, S. 12
Abb. in: Krüger 1994, S. 42

3 Abb. S. 26
Sticky Finger, 1989
Bleistift und Buntstift auf Papier;
29,6 x 19,8 cm
Bezeichnet unten rechts, vertikal:
KRÜGER '89 –
Abb. in: Krüger 1990; Krüger 1994, S. 39

4 Abb. S. 28
Mick Jagger mit vorgehaltener Plattenhülle, 1993
Acryl, Buntstift und Filzstift auf Karton;
100 x 69,8 cm
Bezeichnet unten links: KRÜGER;
unten rechts: MICK
Abb. in: Krüger 1994, S. 78

5
Shaking hands, 1989
Acryl auf Karton; 47,9 x 68 cm
Bezeichnet unten rechts: KRÜGER 89
Abb. in: Krüger 1990; Krüger 1994, S. 68

6 Abb. S. 29
Kasperpuppe Mick, 1989
Acryl auf Karton; 100 x 65 cm
Bezeichnet unten links: KRÜGER '89
Abb. in: Krüger 1990; Krüger 1994, S. 35

7
»Mr. Lucky Meets Mr. Happy«, 1992
Acryl und Filzstift auf Karton; 100 x 65 cm
Bezeichnet unten links am Rande:
– KRÜGER '92 –

8 Abb. S. 30
Keith Richards mit Cartier-Uhr, 1991
Acryl auf Karton; 100 x 69,8 cm
Bezeichnet unten rechts: – KRÜGER '91 –
Abb. in: Krüger 1991; Krüger 1994, S. 50

9 Abb. S. 31
Keith Richards mit Wodka-Orange, 1992
Acryl auf Karton; 99,9 x ca. 69,9 cm
Bezeichnet unten links am Rande:
KRÜGER '92
Abb. in: Krüger 1994, S. 73

10
Backstage, 1993
Acryl auf Karton; 99,8 x 70 cm
Bezeichnet unten links am Rande: KRÜGER
Abb. in: Krüger 1994, S. 37

11 Abb. S. 32
»Ronnie«, 1990
Acryl auf Karton; 100 x ca. 70 cm
Bezeichnet oben: RONNIE; am Rande des Bildes auf dem linken rosa Vertikalstreifen unten: – KRÜGER '90 –
Erschienen in: Music-Express/Sounds
Abb. in: Krüger 1994, S. 33

12 Abb. S. 33
Ron Wood mit weißer Dogge, 1993
Acryl, Buntstift und Filzstift auf Karton;
100 x 69,9 cm
Bezeichnet unten links: KRÜGER
Abb. in: Krüger 1994, S. 27

13
Charly Watts, 1991
Acryl auf Karton; 100 x 65 cm
Bezeichnet links unten am Rande:
– KRÜGER '91 –; unten links: CHARLIE
Abb. in: Krüger 1991; Krüger 1994, S. 9

14 Abb. S. 34
»I love Eärisch« (Udo Lindenberg), 1988
Acryl, Bleistift und Buntstift auf Karton;
49,9 x ca. 34,3 cm
Bezeichnet unten rechts: KRÜGER '88
Erschienen in: Kowalski, Nr. 4/1988, S. 34
Abb. in: Krüger 1989 (1993); sowie Postkarte

15 Abb. S. 35
Erich Honecker, 1989
Acryl auf Karton; 48,4 x 41,4 cm
Bezeichnet links unten: – KRÜGER '89 –
Erschienen in: Stern, Nr. 35/1989
Abb. in: Krüger 1992, S. 35

16 Abb. S. 36
Michael Jackson, 1988
Acryl und Buntstift auf Karton;
49,6 x ca. 35,6 cm
Bezeichnet rechts vom Mikrofon:
KRÜGER '88
Erschienen in: Kowalski, Nr. 8/1988 (Titelblatt)
Abb. als Postkarte

17 Abb. S. 37
Michael Jackson, 1991
Acryl auf Karton; 49,8 x 36,7 cm
Bezeichnet unten links am Rande:
KRÜGER '91

18 Abb. S. 38
Chet Baker, 1989
Acryl auf Karton; 44 x 62,2 cm
Bezeichnet unten rechts: KRÜGER '89

19 Abb. S. 39
»Letze Hörprobe« (Lemmy Kilmister von »Motörhead«), 1991
Acryl auf Karton; 70,1 x 49,8 cm
Bezeichnet unten rechts am Rande:
– KRÜGER '91 –
Erschienen in: Music-Express/Sounds
Abb. in: Krüger 1992, S. 19

20 Abb. S. 44
Madonna/Marilyn, 1991
Acryl auf Karton; 49,9 x ca. 38,3 cm
Bezeichnet unten links: KRÜGER '91
Erschienen in: Music-Express/Sounds, Nr. 7/1991
Abb. in: Krüger 1992, S. 11

21 Abb. S. 43

Madonna, 1992

Acryl auf Karton; 41,6 x ca. 50,1 cm
Bezeichnet unten rechts am Rande:
KRÜGER '92
Erschienen in: Petra, Nr. 11/1992, S. 26/27

22 Abb. S. 40

Tina Turner, 1989

Acryl auf Karton; 68,1 x 47,9 cm
Bezeichnet unten rechts: – KRÜGER '89 –
Erschienen in: Music-Express/Sounds
Abb. in: Krüger 1992, S. 7

23 Abb. S. 41

Tina Turner (nach einem Foto von Stephen Meisel), 1989

Acryl und Buntstift auf Karton;
99,9 x 65,1 cm
Bezeichnet unten links am Rande: PHOTOGRAPH BY STEVEN MEISEL; unten rechts:
S. KRÜGER '89

24

Ike Turner, 1994

Acryl und Buntstift auf Karton; 100 x 70 cm
Bezeichnet rechts Mitte am Rande: KRÜGER

25

Frank Zappa, Sting und Bono Vox mit Kindern, 1989

Acryl und Buntstift auf Karton;
37,5 x 47,9 cm
Bezeichnet unten links (vertikal):
KRÜGER '89
Erschienen in: Music-Express/Sounds,
Nr. 7/1989, S. 8

26

Drei Gartenzwerge (H. Grönemeyer, M. Müller-Westernhagen, W. Niedecken), 1990

Acryl auf Karton; 49,9 x 40,2 cm
Bezeichnet unten links (vertikal):
– KRÜGER '90 –
Abb. in: Krüger 1992, S. 23

27 Abb. S. 42

Marius Müller-Westernhagen (von der Stones-Muse geleckt), 1992

Acryl auf Karton; 63,8 x 48 cm
Bezeichnet unten rechts: KRÜGER '92
Erschienen in: Music-Express/Sounds,
Nr. 6/1992, S. 3
Abb. in: Krüger 1989 (1993)

28

Roberto Blanco, 1991

Acryl auf Karton; 49,8 x 35,2 cm
Bezeichnet unten links am Rande:
KRÜGER '89
Erschienen in: Kowalski, Nr. 11/1991
(Titelblatt)
Abb. in: Krüger 1992, S. 47

29 Abb. S. 45

Elvis Presley mit Smiley-Brille, 1992

Acryl auf Karton; 99,8 x 69,9 cm
Bezeichnet oben rechts: ELVIS; rechts im rosa Grund oberhalb der Schulter: KRÜGER

30 Abb. S. 46

Joey Ramone, 1992

Acryl und Buntstift auf Karton; 99,8 x 70 cm
Bezeichnet rechts Mitte am Rande: KRÜGER

31

David (David Bowie), 1993

Acryl auf Karton; 99,8 x 70 cm
Bezeichnet oben rechts: DAVID; unten im hellen Grund, rechts: KRÜGER

32 Abb. S. 47

Iggy Pop, 1993

Acryl und Buntstift auf Karton; 99,8 x 70 cm
Bezeichnet rechts unten: KRÜGER

33 Abb. S. 48

Punk-Dinosaurier, 1993

Acryl auf Karton; 58,7 x 48 cm
Bezeichnet unten links am Rande: KRÜGER
Erschienen in: Music-Express/Sounds

34

»Duck-Walk« (Chuck Berry), Nr. 2–5, 1993

Filzstift auf Papier; Nr. 3: 29,7 x 21 cm; Nr. 2, 4 und 5: 21 x 29,7 cm
Nr. 2: Bezeichnet oben rechts:
DUCK-WALK!
Nr. 3: Bezeichnet oben rechts:
DUCK-WALK! 3 (im Kreis)
Nr. 4: Bezeichnet oben rechts:
DUCK-WALK! 4 (im Kreis)
Nr. 5: Bezeichnet oben links:
DUCK-WALK! 5 (im Kreis)

35 Abb. S. 49

Musiker-Ehen, 1989

Acryl, Buntstift und Bleistift auf Karton;
ca. 43,2 x 48,1 cm
Bezeichnet unten rechts (vertikal):
KRÜGER '89
Erschienen in: Music-Express/Sounds

36

Vladimir Horowitz, 1993

Acryl auf Karton; 42 x 26,5 cm
Bezeichnet unten auf dem hellen Randstreifen: VLADIMIR HOROWITZ (links);
S. KRÜGER/Nov: '93 (rechts)

Kunst & Medien
(Kat. 37–59)

37 Abb. S. 51

Pablo Picasso, 1991

Acryl auf Karton; 99,7 x 69,8 cm
Bezeichnet oben neben dem Gesicht: Lump;
unten links am Rande: KRÜGER '91

38 Abb. S. 52

»25 % weniger Fett« (Joseph Beuys), 1992

Acryl, Buntstift und Filzstift auf Karton;
99,7 x 70,2 cm
Bezeichnet oben Mitte: 25 % WENIGER FETT!; unten links: KRÜGER '92

39 Abb. S. 53

Joseph Beuys in Blau, 1993

Acryl und Buntstift auf Karton; 99,8 x 70 cm
Bezeichnet unten rechts am Rande:
KRÜGER

40 Abb. S. 50

Klaus Kinski in Felljacke, 1991

Acryl und Buntstift auf Karton; 100 x 70 cm
Bezeichnet unten rechts: KRÜGER '91
Erschienen in: Kowalski, Nr. 1/1992, S. 25

41

Klaus Kinski, 1993

Filzstift auf Karton; ca. 33,6 x 24,9 cm
Bezeichnet unten links am Rande: KRÜGER '93 (Skizze I); unten Mitte: KLAUS

42 Abb. S. 55
Sophia Loren, 1989
Bleistift, Buntstift und Filzstift auf Karton; 68 x 48 cm
Bezeichnet unten links am Rande: KRÜGER '89

43
Roberto Benigni, 1992
Acryl und Buntstift auf Karton; 43,4 x 34 cm
Bezeichnet unten rechts: KRÜGER '92
Auftraggeber: Pirella Göttsche Lowe, Mailand, Anzeigen und Plakatkampagne für: L'Espresso

44
Louis de Funes, Nr. 3, 4, um 1983
Bleistift auf Papier; Nr. 3: 62,5 x 45 cm; Nr. 4: 61,2 x 43 cm
Nr. 3: unbezeichnet; Nr. 4: unbezeichnet

45
Jack Elam, 1983
Bleistift auf Karton; 21,9 x 31,4 cm
Bezeichnet unten links am Rande: KRÜGER '83

46
Jack Nicholson, 1991
Acryl auf Karton; ca. 50 x 35,2 cm
Bezeichnet unten links am Rande: – KRÜGER '91 –
Erschienen in: Kinohit

47
Clint Eastwood (mit Zeichnung von Kassandra), 1992
Acryl und Filzstift auf Karton; 99,7 x 74,6 cm
Bezeichnet links Mitte am Rande: – KRÜGER/KASSANDRA –; unten rechts: 6/'92

48 Abb. S. 54
Marlon Brando in »Der Pate«, 1993
Acryl und Buntstift auf Karton; 99,8 x 74,7 cm
Bezeichnet unten links am Rande: KRÜGER

49 Abb. S. 78
»Hank« (Charles Bukowski), 1993
Acryl und Buntstift auf Karton; 99,7 x 70,1 cm
Bezeichnet rechts Mitte am Rande: KRÜGER

50 Abb. S. 76
Robert de Niro in »Taxi-Driver«, 1993
Acryl auf Karton; 99,9 x 70,3 cm
Bezeichnet links Mitte am Rande: KRÜGER

51 Abb. S. 56
Al und Peggy Bundy, Weihnachten feiernd, 1993
Acryl auf Karton; ca. 60,9 x 43,1 cm
Bezeichnet unten links über der Schulter: KRÜGER
Erschienen in: Eulenspiegel, Nr. 12/1993, S. 1

52
Lea Rosh, 1991
Acryl und Buntstift auf Karton; 40,3 x 29,2 cm
Bezeichnet unten rechts am Rande: KRÜGER '91 –
Erschienen in: Das Magazin, Nr. 9/1991, S. 67/68
Abb. in: Krüger 1992, S. 49

53 Abb. S. 57
Marcel Reich-Ranicki, Jutta Ditfurth, Alice Schwarzer und Gregor Gysi, 1991
Acryl auf Karton; ca. 41 x 45,9 cm
Bezeichnet links Mitte am Rande: – KRÜGER '91 –
Erschienen in: Petra, Nr. 25/1991
Abb. in: Krüger 1989 (1993), Doppelseite

54 Abb. S. 58
Thomas Gottschalk, Rudi Carell, Linda de Mol, Hella von Sinnen, 1992
Acryl auf Karton; 49,9 x 53,3 cm
Bezeichnet unten rechts (vertikal): KRÜGER '92
Erschienen in: Petra, Nr. 9/1992, S. 26/27

55
Karl Dall, 1991
Acryl und Buntstift auf Karton; 40,1 x 28,9 cm
Bezeichnet unten rechts am Rande: KRÜGER '91 –
Erschienen in: Das Magazin, Nr. 9/1991, S. 67/68
Abb. in: Krüger 1992, S. 51

56
Thomas Gottschalk und Günther Jauch, 1989
Acryl auf Karton; ca. 41,9 x 31 cm
Bezeichnet unten rechts an der Schulter: KRÜGER '89
Erschienen in: Kowalski, Nr. 11/1989 (Titelblatt)
Abb. in: Krüger 1989 (1993)

57
Alfred Biolek als Weihnachtsmann, 1989
Acryl auf Karton; 68,3 x 48 cm
Bezeichnet neben dem Kinn rechts: KRÜGER '89
Erschienen in: Kowalski, Nr. 12/1989 (Titelblatt)
Abb. in: Krüger 1992, S. 53

58
»Sharky« (William S. Burroughs), 1988
Acryl und Buntstift auf Karton; 99,8 x 65 cm
Bezeichnet unten rechts am Rande: KRÜGER '88
Abb. in: Krüger 1989 (1993)

59
»I wouldn't hesitate to have a fight with doc holiday« (William S. Burroughs), 1987
Acryl und Buntstift auf Karton; 68 x 48 cm
Bezeichnet im Bild unten Mitte und unten rechts: I WOULDN'T hesitate to have a FIGHT WITH DOC HOLIDAY said Burroughs HE WOULDN'T STAND A BLOODY CHANNEL; unten links am Rande: – KRÜGER '87

Politik/Wirtschaft
(Kat. 60–89)

60
»Es ist Montag, Herr Bundeskanzler«, um 1988
Acryl auf Karton; 65 x 84,7 cm
Bezeichnet unten links: KRÜGER
Erschienen in: Prinz, Nr. 10/1988, S. 20/21, und anderen Stadtmagazinen; bundesweit
Abb. in: Krüger 1989 (1993), Doppelseite

61
David und Goliath (Oskar Lafontaine gegen Helmut Kohl), 1990
Acryl, Buntstift und Bleistift auf Karton; ca. 47,8 x 57,1 cm
Bezeichnet unten links: KRÜGER '90

62 Abb. S. 59
Helmut Kohl als Gewichtsheber, 1992
Acryl auf Karton; ca. 45,1 x ca. 36,3 cm
Bezeichnet unten Mitte: KRÜGER '92
Erschienen in: Der Spiegel, Nr. 13/1992 (Titelblatt)

63 Abb. S. 60
Stoltenberg und seine Truppe im Grünen, 1989
Acryl auf Karton; 48 x 36,3 cm
Bezeichnet links Mitte (vertikal am Spatenstiel): – KRÜGER '89 –
Erschienen in: Kowalski, Nr. 9/1989 (Titelblatt)

64
Franz Josef Strauß, 1989
Acryl auf Karton; ca. 44 x 28 cm
Bezeichnet unten links am Revers: KRÜGER '89
Erschienen in: Kowalski, Nr. 3/1989 (Titelblatt)
Abb. in: Krüger 1989 (1993)

65
Ministerpräsident a. D. Ernst Albrecht, 1990
Acryl auf Karton; 50 x 35 cm
Bezeichnet unten rechts: S. KRÜGER '90
Erschienen in: Der Schädelspalter, Nr. 4/1990 als SPD(Jusos)-Wahlkampf-Anzeige zur Landtagswahl Niedersachsen 1990, Auftraggeber: Odeon Zwo, Werbeagentur, Hannover
Abb. in: Krüger 1992, S. 33

66 Abb. S. 61
Theo Waigel, 1991
Acryl auf Karton; 49,9 x 38,8 cm
Bezeichnet unten rechts über der Schulter: KRÜGER
Erschienen in: Kowalski, Nr. 4/1991 (Titelblatt)
Abb. in: Krüger 1992, S. 29

67
Theodor Heuss, 1991
Schwarzer Buntstift auf Karton; 29,8 x 21 cm
Bezeichnet unten links am Rande: – KRÜGER '91 –
Erschienen als Werbe-Telefonkarte für: Der Spiegel

68
Heinrich Lübke, 1991
Schwarzer Buntstift auf Karton; ca. 29,8 x 21,2 cm
Bezeichnet unten rechts am Rande: – KRÜGER '91 –
Erschienen als Werbe-Telefonkarte für: Der Spiegel

69
Gustav Heinemann, 1991
Schwarzer Buntstift auf Karton; ca. 29,8 x 21,1 cm
Bezeichnet unten rechts am Rande: – KRÜGER '91 –
Erschienen als Werbe-Telefonkarte für: Der Spiegel

70
Walter Scheel, 1991
Schwarzer Buntstift auf Karton; 29,8 x 21,2 cm
Bezeichnet unten rechts am Rande: – KRÜGER '91 –
Erschienen als Werbe-Telefonkarte für: Der Spiegel

71
Carl Carstens, 1991
Schwarzer Buntstift auf Karton; 29,8 x 21,1 cm
Bezeichnet unten links am Rande: – KRÜGER '91 –
Erschienen als Werbe-Telefonkarte für: Der Spiegel

72
Richard von Weizsäcker, 1991
Schwarzer Buntstift auf Karton; 29,9 x ca. 21,2 cm
Bezeichnet unten rechts am Rande: – KRÜGER '91 –
Erschienen als Werbe-Telefonkarte für: Der Spiegel

73
Konrad Adenauer, 1991
Schwarzer Buntstift auf Karton; 30 x 21,1 cm
Bezeichnet unten links am Rande: – KRÜGER '91 –
Erschienen als Werbe-Telefonkarte für: Der Spiegel

74
Ludwig Erhard, 1991
Schwarzer Buntstift auf Karton; 29,9 x 21,1 cm
Bezeichnet unten links am Rande: – KRÜGER '91 –
Erschienen als Werbe-Telefonkarte für: Der Spiegel

75
Kurt-Georg Kiesinger, 1991
Schwarzer Buntstift auf Karton; 29,9 x 21,1 cm
Bezeichnet unten rechts am Rande: – KRÜGER '91 –
Erschienen als Werbe-Telefonkarte für: Der Spiegel

76
Willy Brandt, 1991
Schwarzer Buntstift auf Karton; 29,8 x ca. 21,2 cm
Bezeichnet unten rechts am Rande: – KRÜGER '91 –
Erschienen als Werbe-Telefonkarte für: Der Spiegel

77
Helmut Schmidt, 1991
Schwarzer Buntstift auf Karton; 29,8 x 21,1 cm
Bezeichnet unten rechts am Rande: – KRÜGER '91 –
Erschienen als Werbe-Telefonkarte für: Der Spiegel

78
Helmut Kohl, 1991
Schwarzer Buntstift auf Karton; 29,7 x 21,1 cm
Bezeichnet unten rechts am Rande: – KRÜGER '91 –
Erschienen als Werbe-Telefonkarte für: Der Spiegel

79
Michail Gorbatschow, 1990
Bleistift auf Papier; 40 x 30 cm
Bezeichnet unten rechts: KRÜGER '90
Erschienen in: Wirtschaftswoche, Nr. 20/1991, S. 18

80 Abb. S. 62
»Ich geb mir die Kugel« (Erich Honecker), 1992
Acryl auf Karton; 49,5 x ca. 35,2 cm
Bezeichnet unten rechts (vertikal):
– KRÜGER '92 –
Erschienen in: Kowalski, Nr. 2/1992
(Titelblatt)

81 Abb. S. 63
Willi Brandt, 1993
Acryl auf Karton; 99,8 x ca. 70 cm
Bezeichnet unten links im Grund über der Schulter: KRÜGER

82 Abb. S. 65
»Letzter Kampf« (Edzard Reuter), 1992
Acryl auf Karton; ca. 37,1 x 49,9 cm
Bezeichnet unten links: KRÜGER '92
Erschienen in: Stern, Nr. 29/1992, S. 30

83
Der deutsche Michel, Nr. 1–8, 1991
Schwarzer Buntstift auf Karton;
Nr. 1: 20,8 x ca. 14,2 cm;
Nr. 2, 3, 5, 7: ca. 20,9 x 14,8 cm;
Nr. 4, 6: ca. 20,9 x ca. 15,1 cm;
Nr. 8: ca. 29,8 x 14,9 cm
Unbezeichnet
Erschienen in: Horizont, 1992
Auftraggeber: Ogilvy & Mather Werbeagentur, Frankfurt am Main, Anzeigenmotive für den Radiosender SWF 3 für eine Anzeige

84
Andreotti, 1992/93
Acryl und Buntstift auf Karton;
ca. 50,1 x ca. 35,5 cm
Bezeichnet unten links über der Schulter: KRÜGER
Auftraggeber: L'Espresso-Redaktion
(nicht erschienen)

85
Francesco Cossiga (?), 1992/93
Acryl und Buntstift auf Karton;
49,8 x ca. 35,3 cm
Bezeichnet unten links über der Schulter: KRÜGER
Auftraggeber: L'Espresso-Redaktion
(nicht erschienen)

86 Abb. S. 64
Silvio Berlusconi III, 1994
Acryl und Bleistift auf Karton,
41,6 x ca. 33,3 cm
Bezeichnet unten links: KRÜGER
Erschienen in: L'Espresso, Nr. 14/1994
(Titelblatt)

87
Ochetto, 1992/93
Acryl und Buntstift auf Karton;
45,6 x ca. 33,2 cm
Bezeichnet unten rechts über der Schulter: KRÜGER
Erschienen in: L'Espresso, Nr. 20/1993
(Titelblatt)

88
Gianfranco Fini, 1994
Acryl und Buntstift auf Karton;
50,1 x ca. 36,4 cm
Bezeichnet unten links über der Schulter: KRÜGER
Erschienen in: L'Espresso, Nr. 15/1994
(Titelblatt)

89
Gianni Agnelli, 1992
Acryl und Buntstift auf Karton;
ca. 43,4 x ca. 34,1 cm
Bezeichnet unten rechts: KRÜGER '92
Erschienen in: L'Espresso, Nr. 9/1993 (Titelblatt), als »Zweitverwertung« zusammen mit Romiti »145«
Auftraggeber: Pirella Göttsche Lowe, Mailand, Anzeigen und Plakatkampagne für: L'Espresso

Sport
(Kat. 90–93)

90
Kati Witt, 1988
Acryl und Buntstift auf Karton;
49,9 x ca. 36,8 cm
Bezeichnet unten Mitte: KRÜGER '88
Erschienen in: Kowalski, Nr. 5/1988
(Titelblatt)
Abb. als Postkarte

91
Katrin Krabbe, 1991
Acryl auf Karton; 70 x 49,8 cm
Bezeichnet unten links am Rande:
– KRÜGER '91 –
Erschienen in: Das Magazin, Nr. 7/1992
(Titelblatt)

92
Franziska van Almsick, 1994
Acryl auf Karton; 65 x 50,1 cm
Bezeichnet unten links: KRÜGER
Erschienen in: Eulenspiegel, Nr. 4/1994, S. 1

93 Abb. S. 71
Mike Tyson mit Marsupilami-Schwanz, 1987
Acryl auf Karton; 51 x 36 cm
Bezeichnet unten rechts am Rande:
KRÜGER '87; auf der Unterlippe: MIKE
Abb. in: Krüger 1989 (1993); sowie Postkarte

Malerei als Karikatur
(Kat. 94–122)

94 Abb. S. 66
»Birthday in Britain« (Stan Kenton), 1984
Acryl, Buntstift und Bleistift auf Karton;
69,7 x 49,9 cm
Bezeichnet unten rechts: Stan Kenton;
unten links am Rande: – KRÜGER/'84

95 Abb. S. 68
Tod (Chet Baker), 1989
Acryl und Buntstift auf Karton;
99,8 x ca. 65 cm
Bezeichnet oben: CHET BAKER; unten links: KRÜGER/89
Abb. in: Krüger 1989 (1993)

96 Abb. S. 69
Jimi Hendrix, 1992
(Rückseite: Der weiße Hai mit gelbem Quietsche-Entchen, 1992)
Acryl auf Karton; 99,7 x ca. 70 cm
Bezeichnet links Mitte am Rande:
KRÜGER '92; unten links: JIMI

97 Abb. S. 70
Rockstars feiern ihren 50. Geburtstag, 1992
Acryl auf Karton; 41 x 46,4 cm
Bezeichnet unten links (vertikal): KRÜGER '92
Erschienen in: Music-Express/Sounds, Nr. 9/1992, S. 12

98 Abb. S. 67
Sid Vicious (»Sex Pistols«), 1992
Acryl auf Karton; 99,9 x 65 cm
Bezeichnet unten links im schwarzen Grund über der Schulter: KRÜGER '92

99 Abb. S. 73
»The Yellow Shark« (Frank Zappa), 1993
Acryl und Buntstift auf Karton; 99,8 x 69,9 cm
Bezeichnet unten rechts: KRÜGER

100 Abb. S. 75
Steven Tyler (»Aerosmith«), 1993
Acryl und Buntstift auf Karton; 99,8 x ca. 70,1 cm
Bezeichnet unten links am Rande: KRÜGER

101 Abb. S. 74
Bluesman, 1990
Acryl, Buntstift und Bleistift auf Karton; 47,8 x 68 cm
Bezeichnet rechts Mitte: KRÜGER '90
Erschienen in: Music-Express/Sounds

102 Abb. S. 72
»Naaaw« says Burroughs. He's loading the chamber of an old colt. 41 Peacemaker, 1987
Acryl und Buntstift auf Karton; 99,8 x 70,1 cm
Bezeichnet unten rechts: KRÜGER/87
Abb. in: Krüger 1989 (1993)

103 Abb. S. 77
William S. Burroughs mit Hund und Colt, 1989
Acryl und Buntstift auf Karton; 99,9 x ca. 70,1 cm
Bezeichnet links Mitte am Rande: KRÜGER '89
Abb. in: Krüger 1989 (1993)

104 Abb. S. 79
William S. Burroughs, 1990
Acryl und Filzstift auf Karton; 99,9 x ca. 70,2 cm
Bezeichnet unten links am Rande: – KRÜGER '90; unten links: BURROUGHS

105 Abb. S. 81
»Hey, Babe, what's in your eyes?«, 1989
Acryl auf Karton; 94 x 65 cm (99,8 x 70 cm)
Bezeichnet unten links: KRÜGER '89
Abb. in: Krüger 1990; Krüger 1994, S. 31

106 Abb. S. 80
Keith Richards, 1992
Acryl, Lackfarbe und Buntstift auf Karton; 122,3 x 86,2 cm
Bezeichnet unten links: Keith AUG. 15. 1990/BERLIN; unten rechts: 18.30; rechts unten am Rande: KRÜGER '92
Abb. in: Krüger 1994, S. 74 (Ausschnitt), S. 75

107 Abb. S. 83
Keith Richards im weißen Jackett, 1992
Acryl auf Karton; 99,7 x 70,1 cm
Bezeichnet unten rechts: KRÜGER '92
Abb. in: Krüger 1994, S. 29

108 Abb. S. 82
Keith Richards im weißen Jackett (Entwurf), 1992
Acryl und Bleistift auf Karton; 65,2 x 50,1 cm
Unbezeichnet

109 Abb. S. 87
Keith Richards mit Totenkopf, 1993
Acryl und Filzstift auf Karton; 99,9 x 69,9 cm
Bezeichnet rechts Mitte am Rande: KRÜGER
Abb. in: Krüger 1994, S. 69

110 Abb. S. 84
»Singing and smoking«, 1993
Acryl und Buntstift auf Karton; 99,8 x 65 cm
Bezeichnet links unten: KRÜGER
Abb. in: Krüger 1994, S. 57

111 Abb. S. 86
Voodoo-Richards, 1994
Acryl und Buntstift auf Karton; 99,8 x 70,1 cm
Bezeichnet rechts Mitte am Rande: KRÜGER
Abb. in: Krüger 1994, S. 91

112 Abb. S. 85
Keith Richards in New York, 1991
Acryl auf Karton; 100 x 65,1 cm
Bezeichnet unten rechts am Rande: – KRÜGER '91 –
Abb. in: Krüger 1994, S. 43

113 Abb. S. 90
Mick!, 1992
Acryl auf Karton; 99,7 x 65 cm
Bezeichnet unten links am Rande: KRÜGER '92; Mitte auf dem unteren Grundstreifen: MICK!
Abb. in: Krüger 1994, S. 89

114 Abb. S. 88
Charly Watts im grauen Jackett, 1989/90
Acryl, Buntstift und Filzstift auf Karton; 68,3 x 48 cm (79,8 x 59,8 cm)
Bezeichnet unten links: KRÜGER 89/90
Abb. in: Krüger 1990; Krüger 1994, S. 79

115 Abb. S. 92
Charly Watts – kubistisch, 1991
Acryl auf Karton; 99,9 x 65 cm
Bezeichnet links unten am Rande: KRÜGER '91
Abb. in: Krüger 1994, S. 49

116 Abb. S. 89
Mick, Ronnie und Keith, 1993
Acryl auf Karton; 99,9 x ca. 70,2 cm
Bezeichnet unten links im Bild: KRÜGER; auf dem unteren Grundstreifen: MICK, RONNIE & KEITH (links); darunter: (TAKEN FROM AN OFFICIAL PROMOTION POSTER); rechts: S. KRÜGER '93
Abb. in: Krüger 1994, S. 8

117 Abb. S. 93
David Hasselhoff »wild«, 1991
Acryl auf Karton; 70 x 49,9 cm
Bezeichnet unten rechts am Rande: KRÜGER '91
Abb. in: Krüger 1992, S. 41

118 Abb. S. 91
»Man spricht Deutsch« (Jack Nicholson), 1992
Acryl und Buntstift auf Karton; 100x65 cm
Bezeichnet unten links am Rande:
KRÜGER '92; unten auf dem hellen Grundstreifen: – JACK N. (Man spricht DEUTSCH); im Munde: Ficken!

119 Abb. S. 96
Loriot, 1993
Acryl auf Karton; 69,3 x ca. 50,3 cm
Bezeichnet links unten am Rande: KRÜGER

120 Abb. S. 94
Jack Nicholson, 1993
Acryl auf Karton; 99,9 x 70,1 cm
Bezeichnet links unten am Rande:
KRÜGER

121 Abb. S. 95
Mike Tyson mit 3-D-Brille, 1993
Acryl auf Karton; 99,8 x 74,7 cm
Bezeichnet oben rechts am Rande:
– KRÜGER –

122 Abb. S. 127
Konrad Adenauer, 1990
Acryl auf Karton; 48 x ca. 37 cm
Bezeichnet rechts Mitte auf dem Grabkreuz:
KRÜGER '90
Erschienen in: Kowalski, Nr. 11/1990 (Titelblatt)
Abb. in: Krüger 1992, S. 31

Szenenbilder
(Kat. 123–144)

123 Abb. S. 99
Hell's Animals, 1989
Acryl auf Karton; ca. 44 x 47,8 cm
Bezeichnet links unten: KRÜGER '89
Erschienen als: Risk (CD/LP-Cover)
Abb. in: Krüger 1989 (1993)

124 Abb. S. 98
»The meaning of life«, 1990
Acryl und Buntstift auf Karton;
50 x 46,3 cm
Bezeichnet links unten: KRÜGER '90
Erschienen als: Tankard (CD/LP-Cover)

125 Abb. S. 100
Stoppt das Ozonloch, 1988
Acryl und Bleistift auf Karton;
44,5 x 64,9 cm
Bezeichnet links unten: KRÜGER 88
Erschienen in: Schädelspalter, Nr. 11/1994 (Titelblatt), und diversen Stadtmagazinen; bundesweit für: Der Spiegel (Kampagne)

126 Abb. S. 101
Hinter Gittern, 1989
Acryl, Buntstift und Bleistift auf Karton;
ca. 55,4 x 41,4 cm
Bezeichnet links Mitte (vertikal):
KRÜGER '89
Erschienen in: Werben und Verkaufen, Sonderausgabe Weh & Vau, 22. Jahrgang, 1989 (Titelblatt)

127
Die Bank als Hai, 1989
Acryl und Buntstift auf Karton;
ca. 59,3 x ca. 43,7 cm
Bezeichnet unten links (am Wolkenkratzer):
– KRÜGER '89 –
Erschienen in: Stern, Nr. 39/1989, S. 82

128 Abb. S. 102
Miethai, 1991
Acryl und Buntstift auf Karton;
49,8 x ca. 38 cm
Bezeichnet unten rechts am Rande:
– KRÜGER – '91
Erschienen in: Finanztest der Stiftung Warentest, Nr. 6/1991

129 Abb. S. 103
Bühnenbild für Kinderfernsehen, 1990
Acryl und Buntstift auf Karton;
43,2 x 49 cm
Bezeichnet unten Mitte: KRÜGER '90

130 Abb. S. 105
»Die Normannen kommen« (mit Charlton Heston), 1987
Acryl auf Karton; ca. 50,4 x ca. 33,4 cm
Bezeichnet unten links: KRÜGER

131
»Greatest American Hero«, 1986
Acryl auf Karton; 49,9 x 32,5 cm
Bezeichnet unten links: KRÜGER

132
»Valdez Horses« (mit Charles Bronson), 1987
Acryl und Bleistift auf Karton;
ca. 50,8 x ca. 31,4 cm
Bezeichnet unten links: KRÜGER

133 Abb. S. 104
Der Urlaubsklau, 1990
Acryl und Buntstift auf Karton;
ca. 45,8 x ca. 35,2 cm
Bezeichnet unten links (unterhalb des Grasbüschels): – KRÜGER '90 –

134 Abb. S. 106
Krieg im Straßenverkehr, 1990
Acryl auf Karton; 48 x ca. 36,8 cm
Bezeichnet links Mitte: – KRÜGER '90

135
Das saubere Witzbuch, 1991
Acryl auf Karton; ca. 45,5 x ca. 33,8 cm
Bezeichnet unten links: KRÜGER '91

136
»Alles wird gut«, 1992
Acryl auf Karton; 49,9 x ca. 37,6 cm
Bezeichnet rechts unten (über der Schulter): KRÜGER '92
Abb. in: Krüger 1992 (Titel)

137 Abb. S. 107
»Ein Tag wie jeder andere«, 1992
Acryl auf Karton; 49,9 x 37,9 cm
Bezeichnet links unten (vertikal):
– KRÜGER '92 –
Abb. in: Krüger 1992 (Tag)

138 Abb. S. 108
Krieg im Büro, 1991
Acryl auf Karton; 49,8 x 36,1 cm
Bezeichnet unten rechts: KRÜGER '91
Abb. in: Krüger 1989 (1993)

139 Abb. S. 109
Rauchverbot, 1991
Acryl und Buntstift auf Karton;
49,9 x ca. 37,3 cm
Bezeichnet rechts Mitte: KRÜGER '91
Abb. in: Krüger 1989 (1993)

140
Die Sucht, 1992
Acryl und Filzstift auf Karton;
64,9 x 99,8 cm
Bezeichnet unten rechts: KRÜGER '92

141 Abb. S. 111
Der Zahnarzt, 1992
Acryl auf Karton; 50 x 69,8 cm
Bezeichnet unten rechts: KRÜGER '92
Erschienen in: Stern, Nr. 33/1992 (Gesicht wurde für den Druck vom Chefredakteur manipuliert)

142 Abb. S. 110
»Superkauf«, 1992
Acryl auf Karton; 68,1 x 48 cm
Bezeichnet unten Mitte: KRÜGER '92
Erschienen in: Kowalski, Nr. 5/1992 (Titelblatt)

143 Abb. S. 112
»Holland in Not« (Frau Antje), 1993
Acryl auf Karton; ca. 54,6 x ca. 43,1 cm
Bezeichnet unten rechts: KRÜGER

144 Abb. S. 113
Heidi als Dorfschlampe, 1991
Acryl auf Karton; 49,8 x ca. 37,6 cm
Bezeichnet unten links am Fuß: KRÜGER '91
Erschienen in: Stern, Nr. 32/1991
Abb. in: Krüger 1992, S. 67

Das Verruchte
(Kat. 145–158)

145 Abb. S. 114
Charles Manson, 1993
Acryl und Buntstift auf Karton;
100 x 70,3 cm
Bezeichnet unten: the BEACH BOYS;
am Rande unten links: KRÜGER

146
Mr. Spock, 1992
Acryl auf Karton; ca. 35 x 26,4 cm
Bezeichnet unten links: KRÜGER '92
Erschienen in: Süddeutsche Zeitung Magazin, Nr. 10/1992 (Titelblatt)

147
Batman, 1989
Acryl auf Karton; 50 x 36,6 cm
Bezeichnet unten rechts am gelben Kreis:
– KRÜGER '89 –

148 Abb. S. 115
Adelheid Streidel (Attentäterin Oskar Lafontaines), 1990
Acryl und Buntstift auf Karton;
ca. 44,3 x ca. 40,6 cm
Bezeichnet rechts unten: KRÜGER '90
Erschienen in: Kowalski, Nr. 6/1990 (Titelblatt)
Abb. in: Krüger 1992, S. 37

149 Abb. S. 116
»Fat... ugly and live«, 1991
Acryl auf Karton; ca. 52,9 x 52,5 cm
Bezeichnet rechts unten (vertikal):
– KRÜGER '91 –
Erschienen als: Tankard (CD/LP-Cover)

150 Abb. S. 117
»Grüßer«, 1992
Acryl auf Karton; 78,5 x 48,6 cm
Bezeichnet unten links am Rande:
KRÜGER '92

151 Abb. S. 120
»Der Sämann«, 1991
Acryl und schwarzer Buntstift auf Karton;
35 x 49,6 cm
Bezeichnet oben rechts am Rande:
KRÜGER '91
Erschienen in: Stern, Nr. 43/1991, S. 18

152 Abb. S. 119
Politiker mit Hakenkreuz-Mund, 1991
Acryl auf Karton; 49,7 x 35,2 cm
Bezeichnet links unten am Rande:
– KRÜGER '91 –

153 Abb. S. 118
Nazi-Kid, 1992
Acryl auf Karton; ca. 54,8 x ca. 43,2 cm
Bezeichnet links unten über der Schulter:
KRÜGER '92

154 Abb. S. 121
Scientologen-Krake, 1992
Acryl auf Karton; 60,2 x 43,2 cm
Bezeichnet unten Mitte:
KRÜGER '92
Auftraggeber: Stern-Redaktion (nicht erschienen)

155 Abb. S. 122
»Stone cold sober«, 1992
Acryl auf Karton; 49,8 x 50 cm
Bezeichnet links unten: KRÜGER '92
Erschienen als: Tankard (CD/LP-Cover)

156 Abb. S. 123
Alien, 1988
Acryl auf Karton; 48 x 48,2 cm
Bezeichnet unten Mitte: KRÜGER 88
Erschienen als: Tankard (CD/LP-Cover)

157 Abb. S. 125
»Chemical Invasion«, 1986
Acryl auf Karton; ca. 47 x 47,2 cm
Bezeichnet links Mitte: KRÜGER
Erschienen als: Tankard (CD/LP-Cover)

158
»Bruce« (Der weiße Hai), 1989
Bleistift auf Karton; ca. 43,6 x ca. 30,5 cm
Bezeichnet links Mitte: »BRUCE«;
unten rechts: KRÜGER '89
Abb. in: Krüger 1989 (1993)

Selbst
(Kat. 159–174)

159
»Das Schützenfest« (Kinderzeichnung), 1969
Wachsmalkreiden auf Papier;
48,1 x 66 cm
Unbezeichnet

160
Donald Duck, 1970
Bleistift, Wachsmalkreide auf Papier;
18,5 x 158 cm
Unbezeichnet

161
Selbstporträt in der Kneipe, 1981
Pastellkreiden und Wasserfarben auf Papier; 69,9 x 50,1 cm
Bezeichnet unten rechts: KRÜGER '81

162 Abb. S. 124
Selbstporträt mit Corinna, 1982
Wasserfarbe und Buntstift auf Karton; ca. 70,2 x 50 cm
Bezeichnet unten rechts: KRÜGER '82

163
Selbstporträt vor gelben Kacheln, 1982/83
Wasserfarben und Bleistift auf Papier; 61,1 x 43 cm
Bezeichnet unten links: KRÜGER '82–'83

164 Abb. S. 129
Selbstporträt mit Eukalyptus-Bonbons, 1982/83
Wasserfarben und Pinselfilzstift auf Karton; 69,9 x 49,9 cm
Bezeichnet rechts Mitte: KRÜGER '82/'83

165
»Das kugelsichere Lächeln«, 1984
Bleistift, Buntstift und Filzstift auf Karton; 69,9 x 50 cm
Bezeichnet unten rechts am Rande: – KRÜGER/'Okt./'84 –

166 Abb. S. 132
Selbstporträt nach Paßfoto, 1985
Weißer Buntstift auf schwarzem Karton; 69,9 x 50 cm
Bezeichnet unten rechts: KRÜGER 85
Abb. in: Krüger 1989 (1993)

167 Abb. S. 128
Der nötige Ernst, 1987
Collage; 99,8 x 70,1 cm
Bezeichnet oben über der Brille: ERNST; rechts Mitte: KRÜGER 87

168 Abb. S. 135
Selbstporträt mit Hai, 1987/88
Acryl auf Karton; 99,9 x ca. 69,7 cm
Bezeichnet unten links: KRÜGER '87/'88
Abb. in: Krüger 1989 (1993)

169 Abb. S. 131
»Stinkstiefel« (Selbstporträt), 1991
Acryl auf Karton; 100 x 65 cm
Bezeichnet oben links: STINKSTIEFEL; am Rande rechts unten: – KRÜGER '91 –

170 Abb. S. 134
Selbst, mit Großvater und Brüdern, 1983
Wasserfarbe, Buntstift, Bleistift auf Karton; 70 x 50 cm
Bezeichnet unten rechts im rosa Feld: Krüger 10. 1983

171 Abb. S. 126
Urgroßvater Gustav auf dem Totenbett, 1984
Schwarzer Buntstift und Wasserfarben auf Karton; 69,8 x 49,9 cm
Bezeichnet unten links: KRÜGER '84/Feb.; unten rechts: – GUSTAV –

172 Abb. S. 130
Rainer Clodius, 1989
Acryl auf Karton; ca. 100 x ca. 62,8 cm
Bezeichnet links unten am Rande: – KRÜGER '89 –

173 Abb. S. 133
Per, 1990
Acryl auf Karton; ca. 100 x 69,5 cm
Bezeichnet oben rechts: PER; links unten am Rande, im blauen Grund: KRÜGER '90 –

174 Abb. S. 97
»Don't worry death is a woman«, um 1993
Acryl auf Karton; 99,8 x 69,8 cm
Bezeichnet oben rechts: DON'T WORRY DEATH IS A WOMAN

Annex
(Kat. 175–177)

175
»Der Mann, der niemals aufgibt« (mit Clint Eastwood), 1986
Bleistift auf Papier; ca. 59,8 x 42,1 cm
Bezeichnet unten links: KRÜGER '86

176
Lichtenberg: Dem Dichterpaar Goethe + Schiller. Das Vaterland, 1992
Acryl und Buntstift auf Karton; 100 x 65 cm
Bezeichnet oben rechts: Kleiner Scherz am Rande; unten rechts: KRÜGER '92

177
Geistesblitz, 1992
Acryl auf Karton; 100 x 65 cm
Bezeichnet unten links: KRÜGER '92

BIOGRAPHIE

Sebastian Krüger wurde am 30. Juni 1963 in Hameln geboren. Nach seiner Schulzeit begann er 1982 ein Studium im Fach Freie Malerei an der Hochschule für bildende Künste in Braunschweig. Seit 1986 ist der junge Künstler freiberuflich als Karikaturist, Illustrator und Maler tätig. 1989 erschien die erste Publikation über seine Arbeiten; weitere folgten, und seit 1992 sind auch Kunstkalender von Krüger erhältlich. Er gestaltete Titelblätter und Illustrationen für Zeitschriften wie *Stern, Der Spiegel, Music-Express/ Sounds, Kowalski, Petra, L'Espresso* (Italien). Überdies entwarf Krüger Cover für LPs und CDs. Bereits in seiner Jugendzeit entwickelte er großes Interesse für die Musik der Rockgruppe »Rolling Stones«. 1990 wurde das erste Buch mit vielen farbigen Reproduktionen nach Werken Krügers zu den Musikern der »Rolling Stones«, insbesondere zu Keith Richards, veröffentlicht. Dieser schrieb persönlich an den Künstler: »Dear Sebastian. Very interesting work – It must have been a good pencil.« Eine Freundschaft entstand zwischen Krüger und den »Rolling Stones«. Keith Richards war mit dem amerikanischen Schriftsteller William S. Burroughs bekannt, dessen moralische Alptraumbücher der Karikaturist und Maler seit 1979 liest und schätzt, und den er öfter darstellte. Krüger: »Richards, Burroughs und ich lieben Revolver, Wildwestfilme und moderne Malerei. Das verbindet uns.« Von 1987 bis 1992 wurde Krüger durch die Hamburger Agentur Becker-Derouet betreut. Ausstellungen der Arbeiten zu den »Rolling Stones« fanden 1991 in Köln beim Verlag DuMont und 1992 bei der Firma Henkel in Düsseldorf statt. Krüger zeigte mehrere Arbeiten auf der Ausstellung »Karikatur. Europäische Künstler der Gegenwart« im Wilhelm-Busch-Museum in Hannover (November 1991 bis Januar 1992). Weitere Beteiligungen an Gruppenausstellungen im In- und Ausland folgten. Der Künstler lebt bei Hameln.

Krüger 1990
John Ullmann: *Krüger Rolling Stones Pur.* Edition Kunst der Comics, Thurn 1990.

Krüger 1991
Sebastian Krüger: *But where is Ringo?* 500 Exemplare: 50 Exemplare H. C., 20 Exemplare E. A., je 1 Exemplar Mick Jagger, Keith Richards, Charly Watts, Ron Wood und Bill Wyman. Instant Portfolio Riedel + Krebs, Frankfurt am Main 1991.

Krüger 1992
Sebastian Krüger/Kassandra: *Alles wird gut!* Semmel Verlach, Kiel 1992.

Krüger 1992 (Kalender)
Krüger. Ein Lappan Kunstkalender 1993, Oldenburg 1992.

Krüger (1989) 1993
Sebastian Krüger: *Malzeit!* Mit einem Vorwort von Agnes von Steinheim. 3. Auflage (Erstauflage 1989), Semmel Verlach, Kiel 1993.

Krüger 1993 (Kalender)
Stars von Krüger 1994. Ein Lappan Kunstkalender, Oldenburg 1993.

Krüger 1994
Sebastian Krüger: *Stones.* Mit einem Foreword/Vorwort von Wolfgang Niedecken. Edition C, Zug, Lappan Verlag, Oldenburg 1994.

Krüger 1994 (kleiner Kalender)
Alles wird besser! 1995. Karikaturen von Sebastian Krüger. Ein Lappan Kunstkalender 1995, Oldenburg 1994.

Krüger 1994 (großer Kalender)
Stars by/von/par Krüger '95. Ein Lappan Kunstkalender 1995, Oldenburg 1994.

Ausst.-Kat. Hannover 1991/1992
Herwig Guratzsch (Hrsg.): *Karikatur. Europäische Künstler der Gegenwart.* Eine Ausstellung des Wilhelm-Busch-Museums Hannover, Deutsches Museum für Karikatur und kritische Grafik. Veranstaltet vom Arbeitskreis selbständiger Kultur-Institute e.V. – AsKI, Bonn, und der Wilhelm-Busch-Gesellschaft e.V. Hannover. 3. November 1991 bis 12. Januar 1992. Konzeption: Herwig Guratzsch und Gisela Vetter. Mitarbeit: Stefani Schulz. Erschienen im Verlag Gerd Hatje, Stuttgart 1991. Darin über Sebastian Krüger: Abb. S. 73 (Kat. 117), S. 74 (Kat. 121), S. 75 (Kat. 118); vgl. auch das Verzeichnis der Werke mit Kurzbiographie (Stefani Schulz) auf S. 194 (Kat. 116–121).

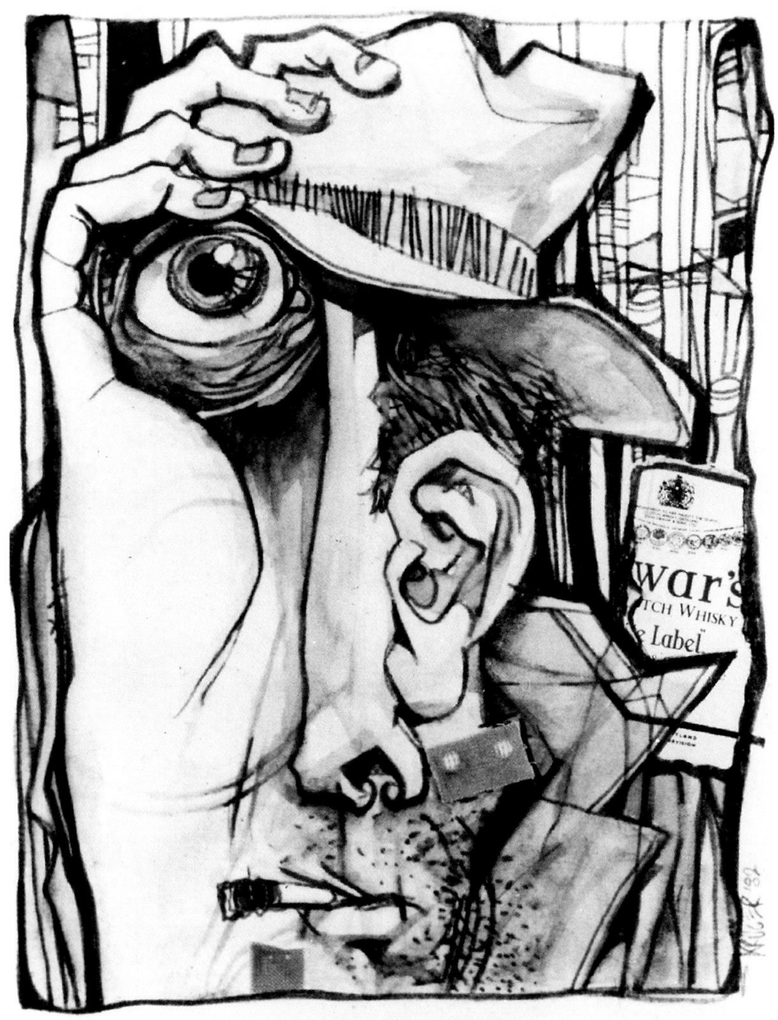
war's
TCH WHISKY
Label